三三医书

裘庆元 辑

内科秘本六种

评琴书屋医略
中风论
咳论经旨
脚气治法总要
驱蛊燃犀录
疝癥积聚编

中国中医药出版社
·北京·

图书在版编目（CIP）数据

内科秘本六种/裘庆元辑 . —北京：中国中医药出版社，2019.5（2023.4重印）
（三三医书）
ISBN 978-7-5132-4464-0

Ⅰ.①内… Ⅱ.①裘… Ⅲ.①中医内科学 Ⅳ.①R25

中国版本图书馆 CIP 数据核字（2017）第 237003 号

中国中医药出版社出版
北京经济技术开发区科创十三街 31 号院二区 8 号楼
邮政编码 100176
传真 010-64405721
河北新华第二印刷有限责任公司印刷
各地新华书店经销

开本 880×1230 1/32 印张 12 字数 422 千字
2019 年 5 月第 1 版 2023 年 4 月第 2 次印刷
书号 ISBN 978-7-5132-4464-0

定价 59.00 元
网址 www.cptcm.com

服务热线 010-64405510
购书热线 010-89535836
维权打假 010-64405753

微信服务号 zgzyycbs
微商城网址 https://kdt.im/LIdUGr
官方微博 http://e.weibo.com/cptcm
天猫旗舰店网址 https://zgzyycbs.tmall.com

如有印装质量问题请与本社出版部联系（010-64405510）
版权专有 侵权必究

出版说明

近代著名医家裘庆元先生编辑的《三三医书》（又名《秘本医学丛书》），不仅保存了大量珍贵的中医孤本秘籍，而且所选书目多为家传秘本，疗效独特，简练实用，自1924年刊印以来，深受中医读者欢迎，对推动中医的发展起到了积极的作用。1998年中国中医药出版社组织有关专家、学者对此书重新进行了整理出版，使此书得以更广泛的传播，影响日增。

然而，美中不足的是，原著三大卷，洋洋近五百万字，卷帙浩繁，所收的99种书籍又都随意编排，没有分类，给读者阅读、研究带来极大不便。有鉴于此，我们又对原著重新进行了整理编排：

1. 根据原著所收99本书每本书的基本内容，按中医学科重新进行分类编排，分为《医经秘本四种》《伤寒秘本三种》《诊法秘本五种》《本草秘本三种》《方书秘本八种》《临证综合秘本五种》《温病秘本十四种》《内科秘本六种》《外伤科、皮科秘本九种》《妇科秘本三种》《儿科秘本二种》《咽喉口齿科秘本四种》《针灸、养生秘本三种》《医案秘本十五种》《医话医论秘本十五种》，共15册，改为大32开简装本，分别刊印，以满足更广大读者的需求。

2. 全书改为现代简体横排。每本书的整理仍以上海书店影印本为底本，以现存最早刻本、影印本或近期出版的铅印本为参校本。除系底本明显由刊刻、抄写等导致的错误，经核实确认后径改（不出注），以及因版式改动，某些方位词如"左""右"相应改为"上""下"外，目录根据套书内容做相应调整，其余基本忠实原著。原书刊印时为填补版面而增加的"补白""告白"之类也予以保留。

限于水平，加之时间仓促，整理编排难免有错漏，欢迎读者批评指正。挖掘整理出版优秀的中医古籍是我们的重要任务之一，我们将一如既往，继续努力，为传播、弘扬中医药文化、知识做出更大贡献。

中国中医药出版社
2018年3月

内容提要

《三三医书·内科秘本六种》包括《评琴书屋医略》《中风论》《咳论经旨》《脚气治法总要》《驱蛊燃犀录》《疝癥积聚编》等六部著作，主要论述了内科诸病的证治。

《评琴书屋医略》载述了三十余个内科常见病的辨证要点及治疗方药，部分附有医案。《中风论》专论内科杂病之"中风"，根据中医基础理论，引述《内经》《伤寒论》之内容，详辨中风的因、证、脉、治及用药，并附医案数则。《咳论经旨》将《内经》《难经》《针灸甲乙经》《金匮要略》《伤寒论》等著作中有关咳嗽的原文及王冰、滑寿、赵以德、方有执等历代医家的注释汇编成书。《脚气治法总要》论"脚气病"（也包括下肢关节炎一类的病）的由来、病源、证候类别、治疗宜忌、处方用药及针刺法等，并列治脚气方四十余首、若干医案。《驱蛊燃犀录》主要论述"蛊"之定义、病状、生死脉象、预防、治疗等，并载医案五十余则，列简便治方五首。《疝癥积聚编》论述了疝、癥瘕、积聚的病因病机、证候、治法、方药，论述详细，尤有心得。

除《评琴书屋医略》论述了内科常见病证以外，其余五本书均为内科证候的专著，分别讲述了"中风""咳嗽""脚气""蛊""疝""癥""积聚"的病因病机、治法方药,为读者临床诊病提供了专而详的参考资料。

作者简介

裘庆元（1873—1948），浙江绍兴人，近代著名医家。16岁时进钱庄当学徒，因患肺病，遂发奋专攻中医学，并广收医籍秘本，造诣日深。后渐为人治病，每获良效，名声大振。

逢国内时局动荡，遇事远走东北，得识日本医界名士，获睹大量祖国珍本医籍，深慨祖国医籍散佚之多，乃有志于搜求。民国初年返绍，易名吉生，遂以医为业，以济世活人为己任。当时受外来文化影响，民族虚无主义思潮泛滥，中医药事业处于危急存亡之秋，先生毅然以复兴中医为己任，主持绍兴医药联合会，与何廉臣、曹炳章等创办《绍兴医药学报》，兼编《国医百家丛书》，并任绍郡医药研究社副社长。1929年废止中医事起，先生赴南京请愿，积极参加反对废止中医药的斗争。1923年迁居杭州，成立三三医社，出《三三医报》。先生深慨罕世之珍本秘籍，人多自秘，衡世之书，人难得见，叹曰："医书乃活人之书，何忍令其湮没，又何可令其秘而不传。"于是，或刊广告，或询社友，征救全国收藏之秘籍，得书千余种。乃精加选辑，于1924年刊《三三医书》，共3集，每集各33种，每书各撰提要，使读者一览而知全书概况。

后先生又精选珍贵孤本90种，于1935年复与世界书局商定，刊行《珍本医书集成》第一集。其第二、三集编目虽已确定，但因抗战爆发，被迫中止。

内科秘本六种

总目录

评琴书屋医略 / 1

中风论 / 79

咳论经旨 / 131

脚气治法总要 / 253

驱蛊燃犀录 / 287

疝癥积聚编 / 345

三三医书

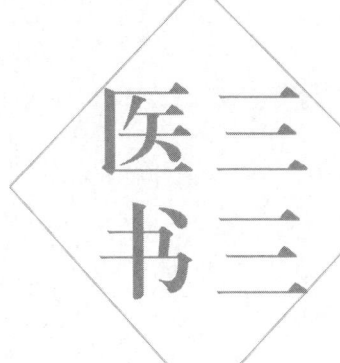

评琴书屋医略

清·潘名熊 撰

提要

　　《医略》三卷，番禺潘兰坪著。外感内伤已备其要，潘氏因儿侄辈从师羊城，恐功课之暇，风寒不慎，饮食不节，因订外感、春温、暑、湿、泻、痢、疟七症方与之，服后多效，爰增为三十三症，以利家者利世。说理通达，立方平稳，既无伏邪之患，亦无伤元之变。得此一篇不难，按病拣方，可免庸医药误，其功溥矣。细观全书，简明赅备，不偏不倚，而感冒分四时论治，春温不从叶法，尤有心得。

自叙

儿侄辈从师羊城，余虑其功课之余，风寒不慎，饮食不节，因订外感、春温、暑、湿、泻、痢、疟七症方与之，庶免临渴而掘井。后据云服之多效，即馆友亦有遵此法而除病者。余闻其验，遂翻阅自著旧方，皆从平稳立法，既无伏邪之患，亦无伤元之忧，始则欲便子侄，继则思并益同人，因复增入头、心、腰、腹、胁、脚、耳、牙、疝气、痿躄诸痛，小便、大便、衄、吐诸血，又消渴、呕吐、噎膈、反胃、霍乱、黄疸、淋浊、癃闭、遗精、咳嗽诸症。大抵少年辈，起居饮食不谨所致者，共成三十三症，此外证治虽尚多遗略，但此中数症，实人生所易患，且又每见时医误治，而世人受其害者不少，是以不必求其全，而思撮其要，拟付梓人，公诸同好，俾不知医者，亦得自为调理，不致为庸医所误。凡初起轻恙，按法服之，谅易就痊。至若久恙、重恙，又不敢谓能尽奏效也。

番禺潘名熊兰坪氏自序于西村之评琴书屋

凡例

——是书专为不知医者备，临时急用，因加圈点，以便或忙中检阅证治，仅从粗浅立论，方药亦从平稳立法。

——书中列证，只就少年辈饮食起居不慎，七情六气易伤，拟方商治，故妇科、小儿科与高年久恙诸证治，一概不参入。

——方下列应加药味中有列至八九味之多者，非谓必须尽数加入，倘于所见症有相合，不过加入两三味耳。盖方内药味，或宜于因症加减，不必尽照原方与分钱之数也。

——凡医家订方选药，必须先求无过，然后再求有功。况此《医略》为未涉医者，巾箱便用，选药尤宜谨慎，是以方立只取平淡，不尚神奇。但因症加药处，又不得不选入大辛热、大苦寒之品，以防剧恙，倘看书者，能小心因症酌加，谅亦调剂得当也。

评琴书屋主人谨识

序

医之道微矣，四难未审，二反遽施，毫厘之差，滋蔓弥甚。自张仲景垂范，援证立方，本论阐于伤寒，杂治编于金匮，晰奇胲于针鼻，转愈死于麦芒。千祀以还，咸资准的。然而传经中络，受病固殊，辛热苦寒，施剂尤剧。偶遇嚏齁，讵假乌头作帝，才逢痎痞，即推蜈母为君，斧伐或致伤元，升提因之耗液，欲登仁寿，厥道无由，此吾友潘君兰坪所以有《医略》之作也。原夫风寒异中，汤别桂麻，表里殊攻，治归经脉，而浊从鼻入息，只透于膜原，寒以阳舒气，或蒸为内热。毫毛所中，讵由关膈之经，洒淅为淫，末入支兰之藏。君乃别伤为感，异热于寒，取冲淡以养和，杂芳香而逐秽，列柴胡于八阵，方嗤景岳之粗，厘暑热于三焦，全守河间之法。复以湿蒸痁起，痢重泻溏，辨呕吐之实虚，审制消于水火，不贪污下，微判清温，则以外感温热立法，而湿疟、泻痢、消渴、呕吐诸证附焉。自是以还，不胫而走，执简问明堂之诀，叩门求禁要之方。君复删掇《外台》，折衷诊籍，以为户枢不转则痛扰诸官，主藏失调则血凌百脉。不分部次，何殊隔幕之觇？未酌盈虚，卒有溃川之变。况复郁蒸成疾，癃闭为灾，州都无气化之官，水府窒司冥之令。轩辕失驭，浊黄溢于龙门；金火相刑，虚白伤其虎穴。爰分痛血，逮夫浊淋，辨燥湿于疳遗，别风邪于咳喘。集方七十七首，列证三十三门，不须五诊之能，悉合六微之旨，洵可家藏笥箧，人免襆氛矣。或者谓扁鹊善医，随俗为变，邯郸贵妇为带下医，雒阳重老为耳目痹医，咸阳爱小为小儿医。君于诸条未遑举例，不知邪淫客感，病多中于少年。春蚕秋挚，易招于沴气。治惟先乎腠理，患靡入于膏肓。若夫杖乡称耇，庋阁娱珍，颐养当慎于重茵，权与讵资乎百草。婴童周晬，亦传百问之篇；妇女专科，别立奇经之部。无求泛滥，庶便巾箱。至于调和六龆，消息三停，仲氏觇毫，长兄治色，占无妄之有喜，以不药为中医，此视人之调剂，尤属君之宏愿也。悉以杀青甫竟，问道于盲，爰以卮言，弁诸卷首。学惭好问，敢污李杲之书；世有史迁，待续仓公之传。

同治四年四月同里李光廷序

附诗并各题赠

儿侄辈遵余所著《医略》,试之颇效,因有学医之志,作诗晓之

小道仍难哉(儿侄曾言业儒之难),谁能信无过,书亦充栋梁,讵易万卷破。无恒不可作,良庸分勤怠,医良能济人,医庸必贾祸。证不疑似分,药味彼此妥,误用同操刀,敢信无因果。知之惟最佳,业之未必可,学也禄在中,医岂富而驽?作歌晓尔曹,儒术斯慰我。

陈古樵明府(璞)云:作者精于医而戒其子不为医,此真实本领,绝大见识,慈悲心事,其语不徒训子,可与世上一切学医者读之。

荷花生日日适《医略》著成偶得数韵遣兴

荷香袭书书芬清,仰屋而著初告成,文字有缘遂余欲,豕鱼无讹命儿录。老来文物倍关情,颠连疾苦为之矜,寿纵百年终有尽,吾没何术裨生灵。偶然有得著《医略》,酌古准今述不作,将期拯厄亦扶元,分递水村与山郭。家家养得无病身,皥皥共作太平民,对花沉吟讽不倦,彼苍何时慰吾愿。

蒋湘渔上舍(灏)云:仁者之心,仁者之言,愿与众生佛前焚香赞诵。

黄铭石广文(德华)云:本平素之净修,垂普渡之宝筏,

如诵长阿含经，使彼诸天增益五福，直合佛手仙心，并传不朽。

张韫玉明经（仕辉）云：先生工诗，诗言其志；先生明医，医会其意。锦囊青囊，不忍自秘，总勒成书，（先生另续刻评琴书屋吟草二卷，故云）举以问世，得公之诗，将见愈愚，传公之医，犹能醒眯。

崔寿如茂才（廷森）云：兰坪先生禅理深邃，时于吟咏见性真，所著《医略》一书，不异金绳宝筏，以之拯救众生，是能具大法力者。

弟尧臣明府（亮功）云：兰坪大兄《医略》一书，证辨而方良，慈航普渡，其禅而医乎？复读诸作，一片慈悲心事，情见乎词，大菩萨心肠，善知识法施，如是如是。

目录

评琴书屋医略·卷一／13

　　外感症／13

　　春温症／15

　　暑症／17

　　湿症／19

　　泄泻症／20

　　痢症／21

　　疟症／23

评琴书屋医略·卷二／30

　　消渴症／30

　　呕吐／31

　　疸症／33

　　头痛／35

　　腹痛／37

　　心痛／40

　　胁　痛／43

　　腰　痛／45

　　脚气痛／46

　　耳痛／48

牙痛 / 49

评琴书屋医略·卷三 / 50

淋症 / 50

遗精 / 52

便血 / 53

小便血 / 54

衄血 / 55

吐血 / 56

咳嗽 / 62

附寄冯蕙庭君调养脾胃论 / 68

评琴书屋医略·卷一

番禺潘名熊兰坪著
绍兴裘庆元吉生校刊

外感症

即伤风症。稍贪风凉,最易感受,见症头痛鼻塞,或发热咳嗽,因时用药,治法较妥,今即春夏秋冬,订方列左。

春日外感

经云:春伤于风。又云:春伤于温,谓春日受风,其气已温,须防夹入春温一症,温邪忌汗故也。春主升,夏主泄,即外感亦忌大发汗(春温症见下。倘口干舌燥,壮热烦冤,便是春温的症,当从下篇春温法治)。

北杏仁一钱半　紫苏梗一钱半　嫩竹叶四钱,鲜取剪碎煎　建神

曲一钱半　细甘草八分　栀子壳一钱半

加葱白四钱，淡豆豉三钱，同煎。

头痛，加连翘、钩藤；有痰而渴，加鲜竹茹、瓜蒌（皮仁任用）；不渴，加半夏、芥子；咳，加桔梗、杷叶；食滞，加莱菔子、麦芽；曾食肥腻，加山楂；实热加芩、连（栀壳改用栀仁）；夜热加丹皮、地骨。倘气虚中寒者，独用葱豉汤加党参四五钱，生姜四五片，煎服。便合其黄芪、神曲，亦可酌加。若气血两虚而见微寒微热者，用参归桂枝汤加陈皮煎（方即桂枝汤加人参、当归）。

夏日外感

夏伤于湿，当佐以去湿；夏易感暑，当佐以清暑。

北杏仁二三钱　川滑石三四钱　青蒿梗二三钱　建中曲一二钱　甘草梢七八分　冬瓜皮四五钱

加鲜莲叶三四钱、葱一二条为引。

湿盛，再加苍术，或茵陈、苓皮；小便黄短，加栀子、木通。另有见症，当加药，与气虚中寒者，当看前春日外感所列。

秋日外感

秋伤于燥，辛温药宜少用。

北杏仁二三钱　神曲一二钱　杷叶二三钱　梨皮三四钱　甘草七八分

加鲜莲叶三钱，鲜紫苏叶一钱，为引。

发热而咳，加土桑白皮三四钱，地骨皮三四钱；燥渴加麦冬、知母或鲜活水芦根、生粉葛肉（二物代茶亦佳）；兼受秋暑气，加滑石、冬瓜皮，或乘露取鲜嫩竹叶。另有见症，当加药，与气虚中寒者，仍看前春日外感所列。

冬日外感

冬伤于寒，且秋主收，冬主藏，用药辛散些不妨，但冬温症非所宜耳（冬温症见下春温症注）。南方风伤卫者多，寒伤营者少，如确伤寒，自有仲景师伤寒证治，可考不复赘。

北杏仁二三钱　神曲二三钱　苏叶二三钱　防风一二钱　甘草七八分

加生姜二三片，葱一二条为引。

另有见症，当加药，与气虚中寒者，仍看前春日外感所列。

春温症（冬温同论症治）

冬伤于寒，春必病温。盖寒邪久伏，已经化热，且入春感于少阳，大旨以清凉为主，故古人用黄芩汤、清心凉膈散，诚以苦寒坚阴为正治。此症初起，壮热烦冤、口干舌燥，必然并见。最忌辛温散药，劫伤津液，与寻常外感治法不同。若外邪先受，引动在里伏热，必先用微辛凉以解新邪，如葱豉汤最为捷径，表分肃清，然后进苦寒以清里热。此法时医不讲，动用柴、葛、羌、防发汗伤津，以至谵语神昏（元神寄养于津液之中，若津液伤，则神失所养而昏），幻症百出，终归莫救，诚堪浩叹。冬应寒而反热，亦有是症，其名冬温。见症同，治法同，均忌汗。

白芍二钱　连翘一钱半　栀子一钱半　北杏仁一钱半　黄芩一钱半　甘草八分

加鲜竹叶三钱，剪碎同煎。

渴加麦冬、莲子心、鲜梨皮、鲜芦根、花粉等；胃热，加知母、石膏、粳米。若舌绛干、恶饮，为热伏心营（喉燥舌干、喜饮水者，热在气分；喉燥舌干、恶饮水者，热在血分），加犀角、生地、银花、麦冬、天冬（去芩、芍、杏、栀，用竹心代竹叶）；夜热，加地骨、丹皮、青蒿、生地（去栀、芩）。又兼风者，名风温（其症兼见汗出、咳嗽），加入薄荷梗、牛蒡子之属；兼湿者，名湿温，加入鲜芦根、川滑石之流。倘此外更有兼症，宜参考叶氏书治之。

暑 症

未夏至为病温，已夏至为病暑，发热而心烦为暑热的症，前人有伤暑、中暑之分，因有阴暑、阳暑之辨。伤阴暑者，其脉虚，症见发热恶寒，手足微厥，腠理开则洒洒然寒，闭则蒸蒸热闷，治有三物十物香薷饮、清暑益气汤等法。中阳暑者，其脉洪大或洪而弱，症见大发热烦渴，自汗面垢，体倦气息喘促，日晡病减，治有六一散、白虎汤加人参加竹叶、麦冬等法（阳暑大忌香薷温散，叶氏亦有小用而佐以黄连者）。至若种种传变，前贤各有精义可参，兹不重悉。秋后更有暑热伏气之病，《临症指南》邵新甫引述颇详，当参考之。兹拟方仅为阳暑症，轻者立法商治（若阴暑症，当用前所列阴暑三方加减主治，拟方不合用，若汗频泄者为暑伤元气，当用清暑益气汤加减治之，倘已成暑疟，下疟症论之已悉，可参考）。

川滑石四钱　绵茵陈一钱半　青蒿梗三钱　甘草梢八分　细木通一钱半　北杏仁一钱半

加鲜莲叶三钱，鲜丝瓜叶三钱，并剪碎，同煎。

气分有实热，酌加石膏、知母，或栀子、芩、连；心热烦渴，加麦冬、莲子心，或鲜竹心、鲜芦根（去木通、茵陈，若烦渴甚，用西瓜汁、淡水梨汁代茶，亦佳）。如舌绛赤，暑已入心营，加犀角、麦冬、生地、银花、连翘、元参，少佐菖蒲三四分（去杏仁、青蒿、木通、茵陈），其鲜嫩竹叶、西瓜翠衣、冬瓜皮、绿豆皮，暑热皆堪酌用；如无汗，即阳暑，亦不妨少佐香薷六七分，叶氏谓香薷佐丝瓜叶能祛暑中之风。暑风外袭，肺胃气阻，即阳暑，亦有无汗者，凡暑日发热兼咳嗽者，名暑风，不须风药过散，即本方少佐香薷或参入桑白、杷叶、桔梗、薄荷梗便合。

附　案（暑邪变疟）

暑之阴阳，治各不同，其分别固为最要，复思长夏湿热交蒸，暑必夹湿，夏热人喜当风，易感暑风，更当分别，何者轻重？余在羊城，诊琴友杨君星门暑邪变疟一症。初患暑时，医谓外感重而暑湿轻，用柴、葛、羌、防，从风治（暑风作冬日风寒治，谬甚）；更医谓湿重，用苍术、茵陈；又更医谓热重，用芩、连、知、柏，终归罔效，以致暑热不解而成疟。邀余诊，以三说询余，余曰：是不难辨，即君亦能自辨之。古人谓伤风恶风，伤寒恶寒，伤食恶食，推之，凡察其所恶，即知其所伤。今君喜披襟当风，是不恶风，非伤于风可知。渴喜凉饮，饮多无痞满之患（湿病多饮，必觉胸脘痞满），且进西瓜、梨汁，更觉胸脘畅适，是不恶湿，非伤于湿可知。疟来身热炽，且心热而烦（暑先入心，心烦是暑的症），贪凉而恶热，是伤于暑热可断，况脉亦洪大耶！但暑热无质无形，本伏三焦气分，后医未读刘河间先生书，不知治暑法，程徒用苦寒作六经实热主治，故仍不效耳。兹拟方，遵河间治暑热当先清肃上焦气分法，选辛凉轻清之品，投剂谅无不效。果服二剂病减，四剂病痊。方用石膏、知母、麦冬、鲜嫩竹叶、滑石各三钱，莲子心、甘草各八分，香薷五分，同煎服。其出入加减，亦不过地骨、莲叶、洋参、粳米。

湿 症

湿有中湿、寒湿、风湿、酒湿、湿热、湿温、湿痹、湿痰之名，理宜分内因、外因之治。兹订中和渗湿之剂，当察其所因而加减治之。凡湿症，舌多白，脉濡缓，湿郁则脉象兼呆钝。仲景师云：湿家忌发汗，汗之变痉厥，患湿者不可不知。

茯苓皮四钱　绵茵陈一钱半　北杏仁一钱半　大腹皮二钱　白猪苓二钱　闽泽泻一钱半

加栀子一钱、淡豆豉二钱引。或用通草五六钱，先煎汤，去渣，将汤代水煎药。脾虚受湿，加白术、苍术（去栀子、杏）；舌白恶饮，或周身尽痛（此湿阻气机，以至气不能运行，故周身尽痛），宜加白蔻仁、马兜铃，或藿香梗、滑石；湿热加黄柏、黄芩；寒湿，加附子、干姜（去栀子、腹皮、杏）；风湿，加防风、藿香叶；湿痹，加防风、狗脊；湿温重，用鲜芦根、通草煎汤代水（去猪、泽，加滑石、甘草）；

酒湿，加枳椇子、葛花；湿痰，加制半夏、陈皮。

又湿在上，宜防风；湿在中，宜苍术；湿在下，宜利小便（即本方或再加滑石、车前便合）；湿在周身，宜乌药、羌活、狗脊等；湿在两臂，宜灵仙、桑枝、桑寄等；湿在两股，宜牛膝、防己、萆薢等。审其患湿之处，而方中加以主治之药为引导，则发药治病无不效矣。

泄泻症

书云：湿成五泻（飧、溏、鹜、濡、滑）。又云：气滞为胀，湿郁为泻，可知泻不外乎湿。然有腹痛，必兼食积；无腹痛，但湿郁阳明。

苍术一钱半　云苓三钱　陈皮一钱　木瓜一钱　防风一钱　猪苓二钱　腹皮一钱半　泽泻一钱半

方内苍术，不觉燥加多，觉燥减少。至若腹痛则加木香，或槟榔、藿香梗；食积，加厚朴、神曲，或莱菔子、山楂（或去腹皮、木瓜）；酒积，加干葛；热，加芩、连；寒，加桂枝、吴萸、附子（去猪苓、腹皮、防风。凡大辛热、大苦寒药，未涉医者，宜逐味渐加为稳；书首凡例已经列明）；脾虚，加人参、白术、附子（去腹皮、猪苓、泽泻）；若五更后泻，且有定时者，为脾肾皆虚，宜四神丸，加人参、茯苓、白术、附子、粟壳之类。又凡痛而泻，泻而痛减者，食积。若痛而泻，泻而痛不减者，乃土衰木乘（脾虚故泻，肝实故痛），宜用土炒白术三钱，炒白芍二钱，陈皮一钱，防风一钱（此名痛泻要方），或更加木瓜一钱，炒莲叶二钱同煎，人参、茯苓、炙甘草、煨干葛皆可酌加。久泻者，须少佐升麻数分（二症上拟方皆不合用）。

痢　症

见症里急后重、腹痛、欲便不便。湿热食积相并，则成此症。痢色有赤、有白之不同，亦因其受病有热重湿重之各异。热胜于湿，则伤胃之血分而为赤痢；湿胜于热，则伤胃之气分而为白痢；若赤白各半，则气血两伤。治法当宗刘河间先生调气和血之旨（和血则脓血自愈，调气则后重自除），兹因将赤痢、白痢、赤白痢，分症处方治之。

赤痢方

金银花三钱　建神曲一钱半　山楂核二钱　当归身一钱　红曲米一钱　生甘草八分　云黄连一钱

或加陈茶、结糖各三钱同煎。

痢色赤甚，或酌加红花六七分，地榆七八分引。热甚，黄连、银花各再加一二钱；湿，加滑石、防风；食滞，加莱菔子苗、厚朴；腹痛频，加木香数分；便涩滞而大痛，加酒炒大黄数分或钱零。若久痢，微痛、涩滞而燥渴者，为下多伤阴，加生地、阿胶、黑芝麻、白芍（去二曲、山楂、连），或独用六味地黄汤主治。凡痛缓积稀，为热滞渐去，当和血，生熟地黄、生制首乌、当归、白芍、黑豆、黑芝麻为要药（去二曲、连、山楂）。

白痢方

川滑石三钱　炒银花二钱　建神曲一钱半　泡苍术一钱　绵茵陈二钱　生甘草五分　防风肉一钱

加炒香莲叶二钱为引（鲜干任用）。

湿微或渴，减苍术；湿盛不渴，加苍术，或再加白术、茯苓；另有见症，当加药，当看前赤痢症所列。

赤白痢方

银花三钱　建神曲一钱半　青皮五分　防风八分　滑石三分　黄连七分，土炒　陈皮五分　甘草八分

加当归五分、苍术五分为引。

如赤多于白，当归倍苍术（或再加多些银花、黄连）；白多于赤，苍术倍当归（加多些防风）。服二三剂后，若得痛缓积稀，加白术、茯苓、当归、白芍，以调和气血（去滑石、青皮，或再去黄连、苍术，减少银花，或再加木瓜，甘草改用炙）。

另有见症，当加药，乃看前赤痢所列。

凡久痢仍脉数有热，香连丸最佳。倘赤白将尽，症转脉虚

自汗，真人养脏汤、诃子散在所必用。

经验赤白痢方：银花、滑石、白糖各等分，多煎代茶漫饮（又赤痢银花倍滑石，白痢滑石倍银花）。痢已久，便仍滞，加打破黑芝麻同煎；口干渴，加生粉葛肉同煎。

附论时行传染二症

痢症惯有时行与传染二种，尤当分别治之。时行者，从皮毛而入，症必兼见微恶寒。邪风所过，行于一家则一家病，行于一乡则一乡病。当宗喻嘉言初用辛凉解表、次用苦寒清里法，宜败毒散加减。传染者从口鼻入，症不见恶寒。秽气所触，染一人则一人病，染一方则一方病。当宗刘河间调气行血法，宜芍药汤，或参入藿香正气散加减治之。

疟　症

疟一日一发者，其邪浅；两日一发者，其邪深；三日一发者，名三阴疟，流连难愈。其邪原伏少阳，入与阴争则寒，出与阳争则热。争则病作，息则病止。其邪仍伏本经，寒热之来，必应期而至。若寒热模糊，来势混而难分，此邪气重而正气怯。若寒热相等，作止有时，斯邪气轻而正气不甚虚，兹拟方先从正气未虚者商治。

建神曲二三钱　黄芩一二钱　青皮八分　法夏曲二三钱　青蒿

二三钱　甘草八分

春冬加姜枣，夏秋加莲叶（久疟与冬月皆去青蒿，加柴胡）。

寒多，加草果或桂枝；热多，加知母或石膏（凡发热无汗最忌石膏，慎之。又有汗忌丹皮，无汗忌白芍，均不可不知）；渴，加花粉、麦冬（去二曲）；痰多，加瓜蒌，夏曲改用半夏；夜热，加丹皮、地骨（去二曲）；夏日湿盛，加滑石、茵陈；不渴寒多，加苍术；兼暑热，加滑石、黄连；秋燥（去二曲、青皮、芩），加桑白皮、地骨皮、麦冬、杷叶，或鲜芦根、冬瓜皮、梨皮。若正气虚者（拟方不合用），宜用补中益气汤加减治之。又单寒无热，宜用附子理中汤加柴胡；单热无寒，宜用白虎汤少加桂枝。

此症发于夏秋者，暑湿为患者居多。暑必夹湿，当分暑与湿何者为重。暑热重者，疟来时，必热重而寒微，唇舌必绛赤，烦渴而喜凉饮，饮多无痞满之患，当宗桂枝白虎汤法，及六一散加入辛凉之品治之（凉如麦冬、竹叶、莲叶类，辛如青蒿、香薷类）；湿邪重者，疟来时，虽则热势蒸燔，舌必有黏腻之苔，渴喜暖汤，胸脘觉痞胀、呕恶，当宗藿香正气散及二陈汤去甘草，加北杏仁、白蔻仁、生姜之类治之。

凡首列拟方，原为轻症投剂。更有偏于寒者，主以大剂姜、桂、附；偏于热者，主以大剂石膏、芩、连。王太仆云：

热之不热，是无火也，益火之源以消阴翳；寒之不寒，是无水也，壮水之主以制阳光。赵养葵遵之，以八味丸益火之源，六味丸壮水之主。治久疟多以此法收功（六味是益阴和阳法，脉与症确，阳胜于阴而后用此阴药，方无贻累，慎之）。

倘间日一发者，非疟期日，不宜用表药祛邪，亦不宜蔽固其邪。有湿者去湿，有热者清热，有滞者行滞，总以疏荡其邪为主。若气血虚者当佐以扶元，至期日然后用表药以祛邪外出，服药宜早三个时许。三阴疟之治法亦然，期前后两日亦但当扶正，至期日然后少佐表药以祛邪。即春夏令主升泄，柴胡亦当少佐。凡久病必入络，须用当归、桃仁，少佐红花（上三味活络血，下三味疏经气）、草果、桂枝、柴胡，自能透邪外出。

兹拟因暑热成间日疟者，立一法治（其余各因可推）。

间日疟期前一日、后一日服方（剂宜轻小）：

建神曲一钱半　夏曲一钱半　陈皮三分　甘草三分　生扁豆三钱，不打

加鲜莲叶三钱，切碎，同煎。

热，加鲜竹茹；渴，加麦冬、芦根；湿，加茵陈；食滞，加谷、麦芽；虚，加参、术；寒，加生姜、煨姜；有痰，倍夏曲。

疟期日，即用上初拟治疟六味原方，并参所列加减法治

之。体虚者，用补中益气汤加减。

三阴疟，余每用补中益气汤与何人饮法加减治之，疟期前后两日治法专主扶正。

三阴疟期前两日、后两日服方（亦宜轻剂）：

党参三钱　首乌一钱，制　神曲七分，炒　陈皮四分　当归一钱

加生姜一二片（有痰，加半夏；脾虚，加白术、大枣，或更佐人参）。

三阴疟期日服方（早三个时服或五更服亦佳）：

人参随用　白术一钱半　桃仁八分　柴胡八分　黄芪二钱　首乌三钱　红花二分　黄芩八分　当归二钱　桂枝八分　草果八分　青皮五分

加生姜二片，大枣三枚煎（方中如用党参，宜四五钱，丽参二三钱，人参酌用之）。

凡方中用人参，如野山土木、关东、吉林、高丽、防党、潞党，须因人、因症用之。其分量轻重亦然，即凡方药中之轻重皆然。如原方服不知，则分、钱倍用（此三阴疟方，宜于温补药中分、钱倍用）。倘轻症与幼科，其分、钱或减半用之。

热多者，加柴胡、黄芩（参、芪、术、归、桂、草果略减少）；寒多者，加桂枝、草果；单寒无热者，柴、芩不用（少壮者，此法多效；老弱者，当遵下列高鼓峰法）。

高鼓峰先生云：三阴大疟最难治。余于岁月未久者，用参汤下二妙丸（橘红、半夏二味，神曲和丸），服至半月、一月自愈。如年深月久，尪羸不堪者，大剂养营汤吞八味丸，仍于汤中加附子一钱，十贴必除（久疟用补中益气不效，必须遵此法）。

附　案（暑邪变疟）

黄君于飞，余旧知也。余尝学琴于其尊人太原广文，于飞时少，亦同学焉，今复同道而学医也。其尊堂夏日偶患暑疟症，适于飞外出，延医某治之，误用小柴胡，再加苦寒升散药，服二剂，病增剧，寒多，呕恶不食，汗大泄。于飞旋里，频进温补，继复邀余同诊。六脉弱而无神，面唇舌俱白，且有一种寒冷象。阅近服方，多用六君加归、耆、草果、姜、枣等。余曰：药从温补，病宜渐轻。于飞曰：仅得纳食，而疟至之苦依然也。疟将作必先频呕，疟止而呕仍不即止。家慈最苦者呕，君先除之。余曰：此呕原过服羌活、柴胡，升动肝风所致。肝风既欲动，更乘疟势一作，益挟之，以肆其升逆之威。夫木动必乘胃土，邪阻胃降，呕斯作矣。用术、草、枣而培胃虚以制肝，用黄芪而维阳气以固卫，原治久疟汗多善法，但现苦频呕，有升无降，此等究属升提守中。愚见姑拟暂停，专取降逆理虚一法。方用生左牡蛎块一两，吉林参三钱，同煎，当归五钱，桂枝、陈皮、制半夏、生姜片各一钱。于飞见信，果一服疟即不复作。疟止后，仍用于飞参、芪、术、归、草、枣旧方法，加入附子，温少火以生气，而调养复元。

又 案（疟后辨寒热）

吾友黄云裳之女，十二岁，秋杪患疟，医以柴、葛、羌、防，治而愈之，已进饮食。后复发热，渴饮，微汗津津。医误认复感，仍用表散，热愈炽，渴愈甚。邀余，诊脉得右关独数。余曰：此食滞耳，非外感也。原治疟时，辛散过用，燥伤胃津，胃液不充，因食纳而化迟，渐生积热，以至壅压营卫而不能相和。胃为阳土，故独发热。儿辈病初愈，即频进饮食，每多此症。倘仍苦寒以伤胃，辛散以却津，斯变幻立殆矣。治法宜选甘凉以养胃生津，胃津充则谷食自化，营卫自和，而肌热自解。仿人参白虎法加减：丽参五分同煎，麦冬（连心）、鲜嫩竹叶（剪碎）各二钱，生扁豆（不打）三钱，知母、石膏各一钱，甘草三分，石膏研末，白沙糖拌炒，后下，煎服。一剂渴热稍退，三剂全愈。云裳曰：吾今始知伤食亦有寒热也。余曰：更不止此。云裳曰：君能为我备述乎？余曰：试为君略举之。风寒伤于表，营卫不能运行于外，而寒热生；暑湿秽浊与燥气，口鼻吸入，阻其气机，营卫不能转旋，而寒热亦生；食滞阻气之升降，实火扰气之流行，营卫因失其循行之度，而寒热亦生。又况阴虚生内热，阴盛生内寒；阳盛生外热，阳虚生外寒；重阴则热（阴盛格阳），重阳则寒（阳盛格阴）；而阳维为病，更苦寒热，有不关于营卫之和与不和，而急当讲究夫育阴以和阳者耶！云裳曰：然则阴虚寒热与外感寒热，究何以辨别而治之？余曰：以有汗、无汗为别。有汗属营卫不和，因营卫不充，循行失度，故或发热，或寒热。叶氏论治，谓若用桂枝汤，当重用白芍以敛阴和营。无汗属肝肾奇经，以至阴深远，难隔越诸经以达于阳分而泄其汗也。叶氏论治，谓当用芳香轻清之品以宣通八脉，滋阴益血之药以调养奇经，倘参入当归桂枝汤法治（即桂枝汤加当归），亦须去白芍，芍酸不走络也。云裳曰：君诗云：证不疑似分，药味彼此妥。诚然。

《评琴书屋医略》卷一终

评琴书屋医略·卷二

番禺潘名熊兰坪著
绍兴裘广元吉生校刊

消渴症

消有三消之分：饮水多而小便少，为上消；食谷多而大便坚，为中消；饮一溲一，小便如膏，为下消（上中二消属热，下消属寒）。前贤治法，上消用人参白虎汤，中消用调胃承气汤，下消用肾气丸。其实皆津液干枯病。故赵养葵先生谓，凡大渴大燥，无分上、中、下，用大剂六味地黄汤加肉桂、五味（名加减八味丸），连剂频进饮，渴自止。白虎、承气皆非所宜。此赵论虽变古人成法，其中实有妙义。盖人之灌溉一身，全赖两肾中水火，少火能生气，则真水自升，而渴自止（加肉桂正所以温动少火，前贤治下消用肾气丸者即此意），然临症总贵因脉变通。上消较多，先拟清燥法。

大麦冬五钱，连心　大天冬三钱　白粳米四钱　大生地五钱　雪梨干八钱　乌梅肉四分

加生蜜冲服。渴仍照方频进。蜜不拘多少，与乌梅酸甜合病者口味为妙，酸甘盖取其化阴。

服三四剂仍渴，倘脉洪大而数，喜冷饮者，加石膏、知母；仍渴，再加黄连、甘草。脉沉弱而迟，喜热饮者（拟方不合），宜遵养葵法（或肾气丸）。中消用调胃承气汤合四物汤（或去芎、硝，君以石膏）。下消宜肾气丸。若骨瘦腿疼，宜知柏八味加杜仲、人参、天冬、五味。

呕　吐（霍乱呕吐见下腹痛症，与此不同，切勿混治）

呕吐一症，属足阳明胃经，有寒，有热，有虚，患此最宜明辨。其因寒而呕吐者，脉必迟（唇舌白，恶饮）；因热而呕吐者，脉必数（唇颊赤，口燥渴）；因虚而呕吐者，脉必虚（唇白，面黄，倦怠，嗜卧）。果能因脉辨症施治，必效。兹拟症近于热者，立一安胃降逆轻剂，以便因症加减。

金钗斛五钱，先煎　制半夏一钱半　细甘草三分　结云苓三钱　化橘红四分　鲜竹茹三钱

加生姜一钱同煎（或去甘草，甘能守中，壅气发呕，因

石斛苦，故少佐耳)。

如确审得脉数热盛，加石膏、粳米，或麦冬、鲜芦根（经验方：石膏、粳米、麦冬、芦根，煎代茶，止热呕颇佳）。方内生姜、橘红，或减少，或不用。若脉迟有寒者，去石斛、竹茹，加砂仁或蔻仁，或独加方内生姜，用三四钱或五六钱。寒重者，加至两零必效；若脉虚属中气虚者，去石斛、竹茹，加白术、人参、大枣。虚而兼寒者，再加附子、干姜。至若呕吐而寒热往来者，少阳症也，宜另用小柴胡汤主治。

附论噎隔反胃

呕吐症中，更有病名噎隔、病名反胃者。其人于饮食之际，气忽阻塞，曰噎；心下隔拒，或食到膈间不得下（故古人亦有名之为膈者），曰隔。古人谓津液干枯为噎隔病源，忌投温补可知。误用参、芪、术以培补之，愈增其隔；误用姜、桂、附以温暖之，益速其亡。选药必须用清润之品，以急救阳明胃阴为主（高鼓峰谓治隔一阳明尽之），如牛乳、人乳、沙参、天冬、麦冬、地黄、芦根、茅根、韭汁、陈酒最为要药。选方当遵杨乘六用左归饮去茯苓加当归、生地主治。然吾尝用大半夏汤合麦门冬汤治之，亦间有获效者。倘刺痛、大便干结（大肠无血），当遵鼓峰法，熟地五钱，当归、白芍、桃仁、麻仁各三钱，以润之（如其人形体尚壮，加大黄一二钱，以助血药更妙）；或用酒大黄、桃仁、归尾，炼蜜为小丸，茅根浓煎汤送下，以缓下之（大肠润利，胃口自开。然此症年五十下或可治，五十上难医；初病或易治，久病难医）。若饮食方下咽，气即上逆，或刺痛，启膈饮之重用沙参以开肺气之郁，又不可不讲究也；若朝食而暮乃吐，暮食而朝乃吐，其大便甚利或溏者（与膈症分别处，验大便为最要），此中、下二焦火衰，反胃症也（王太仆云：食不得入，是有火也；食入反出，是无火也），宜吴茱萸汤、附子理中汤或六君子汤加姜、附治之。高鼓峰亦主王太仆之论，用八味丸主治。然余治内人患此，用大小半夏汤、吴茱萸汤，三方合用而痊（除噎膈症外，凡治呕吐，药中磨沉香汁三四分，其效倍速）。

疸　症

即发黄症，遍身、面、目、溺皆黄。原有五疸之分（黄疸、谷疸、酒疸、女劳疸、黄汗），阴阳虚实之别，而究湿热气蒸为患者居多。治法必从气分宣通乃效。兹拟渗湿清热，佐以宣通气分方法（此症渴难治，不渴易治）。

苓皮五钱　滑石三钱　黄芩一钱　北杏一钱　茵陈三钱　栀子一钱半　蔻仁四分

加淡豆豉三钱，同煎（或重用鲜田基黄、白连草煎汤，去渣，将汤代水煎药）。

热盛，倍用栀、芩；湿盛，加苍术；周身尽痛，湿阻气机也，宜倍用蔻仁以开肺气，肺主一身之气化故也。炒银花、泽兰叶、藿香、叶梗、猪苓、泽泻、木通、萆薢、海金沙、腹皮，皆芳香逐秽、渗淡除湿之品，可因症参入加减。

但所因不一，治法颇多。即女劳瘀血难疗，自有方书可考（沈金鳌《尊生》引述颇详，可参考。且分别黄肿与黄疸证治亦佳）。似不烦多赘。然窃念阳黄、阴黄，清温各别，每见误治者，难免伤人，是不得不明辨。夫阳主明，故黄如橘子色，治胃（脉或数、或缓，必有力）即宜用上拟方，并参以所列加减各法治之。阴主晦，故黄如曛，黄色治脾（脉必沉弱且身冷）。罗谦甫先生以茵陈四逆汤主之。高鼓峰用四苓散加炮姜、茵陈治之，重者加附子。又有脾液外越而发黄者（脉弱，体倦无神，但面、身黄，目、溺不黄），贫而劳苦者多（劳则伤脾，脾虚不能收摄真气故也），宜香砂六君子汤加减治之。

附案二

酒肉连绵之会，适暑湿交蒸之时，稍不谨慎，最易犯此湿热疸症。拟方七味，连服数剂便可全愈。余尝医故交谢司马侄，年少患此，初起即进原方二剂，病已减半。间数日再进二剂，渐愈。惟目尚黄，只多饮乌龙茶（此茶芳香，能辟暑湿秽浊之气），与薄味调养而痊（此症忌酒肉厚味）。

叶案治疸症，有云不宜下，恐犯太阴变胀。不知亦问其症之宜与不宜耳。琴师左君逢源患此症三月余，服药罔效，延余治。自述每三四日始一更衣，今已五日矣。能食，脉有力，余用茵陈蒿汤加芒硝治之，方用大黄三钱，茵陈四钱，栀子、芒硝各二钱，煎好，冲入酒二杯服，服后大泻。明日硝减半，服再泻，病稍退。隔四日，仍苦便难，前方去硝，加桃仁三钱，服二贴，仍泻二次，继以薄味调养而收全功。

头　痛

头为诸阳之会，与厥阴肝脉会于巅，故头痛一症，半由厥阴风火挟诸经火上扰所致。兹即是议订一方，其风、寒、虚三者，亦非尽无，然六淫、五贼之分，气血虚实之别，前人成法，自有可稽，即沈芊绿《尊生》一书，引述颇详，可因其援引而博考之。至若偏正头风，当遵叶天士先生育阴和亢阳、柔润熄内风一法，参入商治。

北杏三钱、连翘二钱、蔓荆子一钱、钩藤五钱，打白菊一钱半、鲜莲叶四钱，用边，切碎煎。

热盛加羚羊、苦丁茶各三钱，煎。兼感受暑气，加六一散三钱引。

知确非由外感（无发热、恶寒、鼻塞、声重、脉浮等），去北杏、连翘、荆子，转用生地、熟地、天冬、麦冬、玉竹、胡麻、阿胶、龟版、鳖甲等，选择三五味配入本方治之，此养肝体佐以清肝用法，阴虚火浮最宜，即偏正头风亦可治。叶案所谓育阴和亢阳、柔润熄内风者，此也。此等症或全用静药，羚羊、钩藤、菊花，或亦不用，或少佐之。

附论偏正头风

偏头风多属少阳，以少阳行身之侧故也。误投柴胡多致损目，以升散少阳，耗竭肝阴故也。朱丹溪以左属风、属火，主血虚；右属痰、属热，主气虚，遵之亦有效有不效。其初起者，不论左右，用鲜红根地胆草头五钱（如无，以白茅根代之），当归、羚羊（二味先煎）、木贼、天麻、荆子、菊花各一钱，川芎、白芷各四分，黑豆百粒，煎服多效。

另有一种正头风，数日一发，或数月一发，此乃风毒客于髓海，服药难达病所，故年深难愈，宜用菊花、陈茶蒸浓汁，仰卧冷注鼻中（或用生莱菔汁），或甜瓜蒂五分，皂角二分，细辛一分，真麝香二厘，蜜小丸，绵裹，塞鼻中，涕湿则易之，得嚏或出浊涕，窍通而痛自解。

风毒傍于脑海之旁，亦令偏头痛，倘用育阴和阳、柔润熄风法不效，上从鼻治三法，皆可选用。左痛从左治，右痛从右治（亦有主左痛治右、右痛治左者，当并试之）。又或用肉桂一分，人言一厘，麝香二厘，辛夷、细辛各五厘，胡椒十粒，为末，枣肉为丸，如豌豆大。一粒放膏药中心，贴准太阳穴，一日当见效（因风寒而起者更妙）。如壮年火盛者，愈后服黄芩、大黄泻火，则目自愈。

腹　痛（中脐及脐上下痛同考）

脐上属太阴（脾），脐中属少阴（肾），脐下属厥阴（肝），当分别治之。凡一切痛症，虚者喜按，得食则止，脉无力；实者拒按，得食愈痛，脉有力。

藿香梗三钱　草决明四钱　生白芍二钱　川楝子一钱半　大荞麦三钱　细甘草七分　旧青皮八分，醋炒　加橘柚叶二钱（鲜取剪碎）同煎。

脐上痛，加木香五六分，炒谷芽三四钱；中脐痛，加吴萸五六分，炒山甲一二片（皆去藿梗、青皮）；脐下痛，加海螵蛸四钱，茜根一钱，或再加制香附二钱，炒山查核三钱（去藿、决、荞、芍、草五味；倘按之冷，仍须加吴萸或肉桂；若女子患此，则当归、杞子、蒺藜、灵脂不可少。下附奇经心痛案可参）。又腹痛恒有因饮食不慎而致者，如肉食伤，宜山查、蓬术、阿魏；食饭伤，宜神曲、麦芽；食面伤，宜莱菔子；生冷伤，宜草果、苍术、厚朴；宿食伤，宜枳实、黄连、蓬术、槟榔，因其所伤之物，而以主治之药为君，助以余药，兼以化气，痛自愈矣。然而腹痛之因，更有不止此者，腹满痛而大便闭为实，有厚朴三物、厚朴七物与大黄附子汤法；腹满痛而下利为虚，有理中汤法；雷鸣切痛而呕吐为寒气，有附子粳米汤法。慎疾者，宜小心察之。

附　案

香邑黄阁乡麦树基，每日交酉必腹痛（脏腑十二时流注说以酉属肾经），将交戌痛乃渐止，病年余，无有能愈之者。一医会作热积治，用朴、枳、连、柏，渐增肠鸣（寒气），更或时吐时泻。又更一医，治以自制小丸，此后则诸恙倍增，肠鸣虽远坐亦闻，腹痛每至于闷死，必酉刻将尽，始渐醒而痛缓，日日如是，无有间者。危急之际，邀余诊，脉无神，结见两关左尺。拟附子粳米汤加味治之，熟附子三钱，炒粳米、制半夏各四钱，丽参、木瓜、炙草、南枣肉各一钱。是晚痛虽止，而肠尚鸣，亦将交戌而其鸣乃息。翌日诊，原方加土炒白术五钱，枣肉改用三钱，木瓜改用一钱半，是晚诸恙俱安。隔年余，适到黄阁，复邀诊，据述今年上半载无恙，后半载每月复发一二次，因痛不比去年之甚，故加味复方，仅服半剂，而自能渐安，余仍用附子粳米汤合理中汤加味，为小丸，令其常服，以防后患。防党参、白术各四两，附子、当归各一两，丽参、半夏、干姜、木瓜、甘草各五钱，用大枣、糯米煎稠粥，为小丸，每服三钱，早用淡盐汤送。后闻连服五料，乃收全功。

附论霍乱症

霍乱腹痛一症，又当用藿香散等法治之。王肯堂云：霍乱不吐泻，或腹胀如鼓，不得用别药，惟益元散可服。炮汤冷定，时时呷之，或连末服下，此药能降邪气，消食坠痰，和胃调中，但闻腹中有响声即是好消息，不下则吐，不吐则下，乃霍乱中妙药也（大忌姜汤、米汤、乌梅、梅酱）。余遵是法，遇霍乱症或未吐泻，或已吐泻，用藿香叶、建神曲、大叶茶各三钱（皆能和中）、泽泻、木通各一钱（皆能降浊）、柴胡、羌活各七八分（皆能升清），煎汤，冲益元散三四钱，俟将冷服之。倘腹仍痛，仍依法进（有湿必须加苍术），或佐以藿香散法，无不获效。又古人谓，凡暴病，毋论其脉，但从其症，此诚确论。霍乱症与一切痛症、急症，脉多伏者，斯言不可不记。又谓，凡病来迅速者，俱属肝经主病（五行中最迅速者，莫若风火。肝为风火之脏故也），此虽不仅为腹痛而言。然肝主筋，亦主痛，则痛症亦不得谓无关于肝也。霍乱症本迅速而起，故亦须少加柴胡以疏肝，或佐青皮以伐肝。

附论疝气症

腹痛亦有因疝气连及脐下（厥阴肝）、中脐（少阴肾）、脐上（太阴脾）及两胁（少阳胆）而痛者，宜遵丹溪议，专治厥阴、肝主筋、主痛故也。疝虽有七（寒疝、筋疝、水疝、气疝、血疝、狐疝、癫疝），治法总以辛香流气、疏泄厥阴为主，金铃子散、左金丸、五苓散三方当合用而加减治之。凡暴疝多寒，久疝多热。如寒则重用吴萸、桂枝，或再加小茴、肉桂；热则重用黄连、川楝，或再加黄柏、木通；其南木香、青木香（即兜铃根）、橘核、鲜橘叶、鲜黄皮枝、鲜田基黄，皆辛香流气、宣络舒肝之品，合参入为佐使（沙参一两，同猪小肚煎羹，治疝气效。沙参清肺，能令肺金清肃之气下行，肺与膀胱通气化故也。三层茴香丸用沙参即此意）。倘欲再佐宣活络血之法，兼欲引药力直走至阴之域，则桃仁、归须、山甲、薤白、雄鼠矢，在所必用。至若老弱久疝，睾丸下坠，又当温散奇经，升举奇阳（经云：任脉为病，男子内结七疝，女子带下瘕聚），固本补虚，又为最要，当归羊肉汤、滋肾丸、虎潜丸，皆治本法也。其小茴炒当归（小茴拌水炒，当归能通肝脏脉络之阳气）、菟丝子、关沙苑、杞子、鹿茸、鹿角霜、桂枝尖、白蒺藜，皆可因症商用。

心　痛

心痛者，非心痛也，真心痛不治，乃心胞络与胃脘痛耳。订方遵苦辛降通一法，通则不痛矣。当更参后列各见症，辨其所因而加减治之。

　　丹参三钱　　川楝一钱半　　麦冬二钱，连心，打破，朱砂拌匀　　香附一钱　　延胡一钱半　　乌药一钱　　佛手二钱

　　加春砂仁三粒，连壳打破，同煎。

　　或磨檀香汁些少冲服，或加百合同煎（百合、乌药，名百合汤；川楝子、延胡，名金铃子散；丹参、砂仁、檀香，名丹参饮。三方皆治心痛）。凡心痛症，用猪心一个，煎汤，去猪心，将汤代水煎药更效。久痛者，方中必须加当归、桃仁以活络血（若得食则痛缓，此由于积劳而营血虚，归、桃外再加柏仁、胡麻、圆肉，原方减去川楝、延胡、乌药、春砂）。倘心痛彻背（此胸痹症），宜栝蒌薤白半夏汤。

　　又痛因痰（痛而恶闷、呕出痰饮即宽者，为痰），加半夏、贝母、瓜蒌仁（去丹参、麦冬、香附）；因食滞（觉饱时嗳气，直至饥而后缓者，为食滞），加草果、枳实、槟榔，或麦芽、神曲（去丹参、延胡、乌药）；因寒（痛时饮热汤、热酒而痛缓者，为寒），加干姜、良姜（去麦冬、丹参）；因郁（痛应背心者为郁，见症似胸痹，宜燥宜润，当辨），加川贝母、川芎（去乌药、砂仁）；因虫（心头急痛、唇白、毛竖、口吐黄水者，为虫），加雷丸、君肉、乌梅、黄连（去丹参、麦冬、乌药、延胡、砂仁），或用槟雄丸治之；因瘀血（心头结痛，气逆上冲，唧唧有声者，为血），加苏木、三棱、蓬

术，或加桃仁、红花、降香（去麦冬、砂仁、乌药）。

又有心痛频发，痛极闷死，必吐涎水而后醒者，乃寒痰积于心脾，用炒栀子一两，煎加竹沥、姜汁各一杯，冲服。有卒然大痛，无声，手足冰冷，且气冷面青，咬牙噤齿，此乃真心痛，因寒邪直犯君火，仅对时即毙，如用猪心汤煎麻黄、官桂、附子、干姜急服，或有得生者（此法出王肯堂《医镜》，谓此乃秘要妙法）。

附　案（奇经心痛）

顺邑马苏隐方伯第五妾据苏隐述，每戌亥必腹痛（戌亥为至阴之时，肝肾为至阴之脏，奇经八脉皆发源于肝肾故也），其痛始脐下，渐绕脐上及两胁，以至于心，天晓则安然无恙。平日惯以八珍汤获小效，而自能渐安，今陆医与之诊，谓脉近有力，当清其源，然后永无再发，转用苦寒剂，痛益增。明日再诊，谓倍有力，论脉当清，前剂轻小，药力不到耳，古人谓通则不痛（至若寒者温之使通，虚者补之使通，医似不晓），且每三两日始一更衣，此治必合（幽门气钝血燥，医似未明）用大承气汤加桃仁、川楝子大剂进服，大便泻后，日夜皆痛（阴阳两伤），且频呕不食，特延君愈之。余脉之曰：症属虚寒，理宜温补。苏隐曰：脉鼓指否？余曰：鼓指。曰：脉若是，安能补？余曰：未进承气前纵似有力，未必鼓指。曰：诚如君言，何也？曰：此真气虚而邪气实耳。夫胃气充足者，其脉缓，今苦寒攻伐，胃气愈伤，是以鼓指。凡实热脉重，按仍有力，今重按则软，且唇白而困倦无神，岂有余症耶？少腹痛必心痛者，经云：阴维脉病苦心痛也。奇经八脉皆发源于肝肾，原当治下，因苦寒更伤中州，法不得不中、下兼顾，使急逐其寒邪而复其胃气。愚见拟用吴茱萸汤合附子粳米汤加减先进。方用野山丽参四钱，吴萸、附子各二钱，炒粳米、半夏、生姜各三钱，大枣二枚，一服吐止，痛减。次日诊，仍用前方加于术三钱，炙草一钱，煎服。三日诊，脉象和缓，痛减八九转，用当归（小茴五分拌炒，仍用同煎）、紫石英（生研）各五钱，潞党、杞子各四钱，盐水炒破故子、制香附、制蕲艾叶各一钱，服四贴后，间或加天生术、关沙苑同煎，或加野山土术、人参、北鹿茸末各一钱，另炖，冲服。调养将一月而瘥。半载后因房事，痛复发，且少腹胀，左尺弦劲（肾虚风动），用转方七味，去潞党、石英、故子，加海螵蛸、白蒺藜各四钱，茜根一钱，蝎尾梢一分，二剂渐愈，后仍用归杞七味方，与配人参、茸、野术、砂仁、熟地，出入而调养，以收全功。

胁 痛

胁痛多属少阳、厥阴，以两胁属少阳，又肝脉络布于胁也。治主宣络，佐以平肝。

川楝子一钱半　夏枯草三钱　旧青皮一钱，醋炒　延胡索一钱半　台乌药一钱　粉丹皮一钱，去心　双钩藤四钱

加鲜橘柚叶、剪碎青葱管寸断各三钱。

凡久痛必入络，须加桃仁、红花以活络血，或参入旋覆花汤以降络，或佐入苏子、生薏米、降香（叶氏三味惯并用）、芥子以通络。王肯堂谓：大忌陈皮、生姜、细辛，服之即令肝胀，以其能补肝故也。用青皮宜醋炒，酸能破结，直入肝经故也。痛甚者，加醋半酒杯，冲药服。

凡痛亦当知在气在血，见症各有不同，痛而不胀，按之愈痛，痛无时，止瘀血作痛也。痛而且胀，得嗳即缓，痛有止时，怒气作痛也。怒气作痛，加醋炒柴胡，佐青皮以伐其肝，少加木香，佐乌药以开其气，红花、当归又或酌用，以和其血也（或去钩藤、延胡）。瘀血作痛，加桃仁、归尾、红花（去钩藤、乌药、青皮、枯草，或少佐醋炒柴胡、川芎），或加苏木、山楂、蓬术等，若痛甚，加大黄下之。此气与血见症所由，亦气与血用药所宜辨也。若微痛着于一处，此为痰痛，上拟方药不合用，必君以芥子，佐以竹沥、姜汁治之，其丝瓜络、白蒺藜、浙贝、胆星、蒌皮、青皮、黄连等，亦合佐使。

腰 痛

腰者，肾之府，在内为少阴（肾），在外为太阳（膀胱），故腰痛必从二经主治。一表一里，治法攸分须明。夫邪自外来而痛者，属膀胱；虚由内生而痛者，属肾，宜填、宜补、宜温、宜通，法原不一。余尝拟补肾一方，相传而服者多效，先录存之。愚见再参末分治。

金狗脊四钱，去毛　菟丝子三钱　破故子五分，盐水拌炒　关沙苑四钱　牛膝肉二钱，酒炒　厚黄柏五分，盐水拌炒　生杜仲三钱

或用猪腰一对，煎汤代水煎药。

热，黄柏倍故子，寒，故子倍黄柏（或二三倍）；痛已除，再加入熟地、杞子、胡桃或鹿茸、鹿角霜，多服数贴，方免复患。凡腰痛、脉沉而细者，当治少阴。时痛时止，肾精亏也，即用上拟补肾方主治；时痛时热，肾水亏也，宜另用知柏八味汤治之。若脉浮而紧者，当治太阳。背肉刺痛，风客于肾俞穴也，麻黄、细辛、独活、防风、生地、当归、白芍以疏其风；郁痛畏冷寒，客于气海俞也，麻黄、附子、细辛、当归、炙草以验。其寒痛重难移，湿着于藏精所也，麻黄、苍术、白术、当归、杜仲、牛膝、茯苓、薏米、炙草，以逐其湿。

脚气痛

此名壅疾，谓湿气壅塞经络致痛也，忌用补剂。若专事温补，必成废疾。有寒湿、风湿、湿热之分，宜细按后列脉症加减拟方治之。

当归三钱　旧木瓜二钱，酒炒　细木通一钱半　羌活一钱半　生薏米五钱　紫苏梗一钱半　防风一钱半

加生赤小豆皮五钱，同煎。

临夜发热而痛，脉濡而数者，为湿热，加黄柏、麦冬同煎；昼夜憎寒作痛，脉濡而迟者，为寒湿，加苍术、干姜、附子、防己、加皮（去木通、苏梗）；其肿痛走注无常，或踝，或膝，或胫，脉濡浮兼数者，为风湿，加生地、牛膝（去木瓜、薏米、苏梗），不效，再加入芒硝、大黄同煎。若嗜酒而伏酒湿毒者，辨脉与症，或兼寒、兼热、兼风，遵上三法选药施治，重加枳椇子、干葛花，以解酒毒；或用巴戟五钱（糯米拌水炒干去米），大黄一两炒，同为末，蜜丸（名巴黄丸），温水送下五七十丸（仍须戒酒）。凡脚痛，山甲、地龙可加作引；若走动而痛上臂手，须加灵仙。另有干脚气痛，不肿而蜷缩枯细，当润血清燥（宜玉竹、生地、麦冬、天冬、胡麻、石斛、牛膝、归须、鳖甲、阿胶等）；又有阴虚脚痛，足跟焮肿而红，当补肾养营（宜龟版、生地、熟地、当归、天冬、

杞子仁、杜仲、玉竹、巴戟、黄柏、知母、牛膝等）。二症与脚气湿症大相反，彼此误治，必增剧。

附论痿躄症

脚气痛外，又有所谓痿躄者。方书谓：痿症无痛。不知兼湿重者，则筋缓而痿软；兼热多者，则筋急而作痛。余见痿症，惯有兼痛者，医用祛风药（丹溪谓：断不可作风治）、渗湿药作风湿脚气痛治，无不增剧，是以特附此症于脚气痛条中（汪石山治一人痿兼痛者，用人参二钱，黄芪一钱半，白术、茯苓、生地、麦冬各一钱，当归八分，黄柏、知母各七分，连服数贴，而痿痛愈）。夫痿有脉痿、筋痿、肉痿、骨痿之殊，原不止痿于足（更有头痿、手痿、腰痿、一身俱痿），而经谓：诸痿生于肺热（肺主一身气化，肺燥热则血液涸而不能营养筋骨，故痿）；又谓：治痿独取阳明（阳明主润宗筋、束筋骨以利机关。虚则宗筋弛纵，手足痿而不能用）。纵诸痿商治，概可悟矣。若痿躄在下，则肝肾病多（肝主筋，肝血伤，血不营筋，则四肢不用而筋骨拘挛。肾藏精，精血相生，虚则不能灌溉诸末而营养筋骨），而肺胃亦宜兼顾，大补阴丸、滋肾丸、虎潜丸、二妙丸（若肺燥，苍术可勿用）、人参固本丸皆堪选用。其玉竹、巴戟、杞子、杜仲等，可参入五方加减治之（《三指禅》注经验方：地黄四两，黄柏、知母各一两，肉桂一钱，炼蜜为丸。方书有谓：血虚，四物汤、二妙丸合用；气虚，四君子汤、二妙丸合用），加龟版、虎骨、当归、地黄（可知二妙丸亦治痿症要药）。若痿症见于上，则肺热居多，东垣清燥汤在所必用，即麦冬、沙参、粳米，每日煎粥饮，似极平淡，究属神奇也（此法治消渴亦佳）。

耳　痛（耳鸣、耳聋同辨证治）

肾开窍于耳，心亦寄窍于耳，胆脉络附于耳。老弱与久病，皆属体虚失聪（聋鸣而不痛），治在肝肾；少年或暴病，总属邪干闭窍（痛鸣聋皆有），治在胆经。即本是议酌方，先拟清少阳络法。

羚羊角三钱，先煎　连翘壳二钱　粉丹皮一钱　苦丁茶一钱
牛蒡子一钱半　香白芷二分

加鲜莲梗三钱，寸断，鲜莲叶边三钱，剪碎为引。

气闭则耳鸣耳聋，薄荷梗、夏枯草、蔓荆子、钩藤、菊花、马勃、木通皆通窍之品，可参入加减。火郁则耳痛，菊叶、桑叶、银花、栀子亦可任加。然原方已属统治，至若肝肾虚而为聋、为鸣者，宜用磁石六味丸加龟板、五味、远志、菖蒲主治。人参、当归、杞子、菟丝、沙苑、杭菊亦可因症选用。

牙 痛

上齿脉络属足阳明胃，下齿脉络属手阳明大肠，有风痛、热痛、虫痛、寒痛、痰毒痛、瘀血痛之分，备载本门可考。惟风热痛为尤多，因订一清络热方法。

金银花三钱　双钩藤四钱　粉丹皮一钱　丝瓜络三钱　连翘壳二钱　生甘草八分

加生柏叶三钱引（上齿痛，或加石膏、知母；下齿痛，或加生地、秦艽）。

风痛，加荆芥、防风；水亏火亢，加生地、天冬、麦冬、元参（去丝瓜络、连翘、钩藤）；食饭后倍痛，胃火旺也，必须君以石膏、知母；大便结者，加生地七八钱，风化硝二三钱（亦去丝瓜三味）。

外治法：芒硝、五味、牛膝、荆芥、银花各三钱，煎水含漱。又法：牙皂五分，梅片一分，麝香五厘，点入牙缝，其痛立止。虫痛、寒痛，加川椒四五分；痰火痛，加芒硝一钱，共研末。

《评琴书屋医略》卷二终

评琴书屋医略·卷三

番禺潘名熊兰坪著
绍兴裘广元吉生校刊

淋　症（浊、癃闭同考）

"淋"有五淋之分，"浊"有精浊、便浊之别，总属肾病。肾有二窍，一出溺，一出精。淋出溺窍，而属肝胆；浊出精窍，而属心肾。不得混治。

治淋症方（可统治五淋，宜辨症加引）。

赤茯苓四钱　当归梢一钱　山栀仁一钱　川草薢四钱　甘草梢一钱　石菖蒲三分

石淋，下如沙石，用银硝、朱砂、滑石，等分研匀（朴硝一味，宜隔纸炒，炒至纸变黄色为度），每服三钱（或加发灰、石首鱼头内石灰），即将此汤送下，甚则日服二三次（另用海金沙、木通煎汤送）；膏淋，下如膏脂，加乌药、益智仁（冲盐些少）；气淋，气滞不通，脐下闷痛，加荆芥、制香附、麦芽；劳淋，从劳力而得，加人参、黄芪、白术，少佐升麻、柴胡（归改用全归，草改用炙草）。血淋，瘀血停蓄，茎中作痛，加牛膝、郁金、桃仁，或冲韭白汁小杯同服。

至若点滴俱无，症名癃闭，加北杏三四钱，麻黄一钱，同煎（夏月麻黄用四五分）。若癃闭而不渴，此法不宜，须另用通关丸主治（即滋肾丸）。

附案二（石淋）

黄阁乡张某，年七十余，患石淋，小便点滴而出，痛甚，少腹胀，气微喘，能食。医用清利法罔效，求余治。左尺弦大，直上左关。余用大补阴丸合滋肾丸治，龟版一两，地黄五钱，知母、黄柏各三钱，肉桂六分。张畏桂性热，减其半，服后小便稍通，腹胀略减，而痛不除。再求治，余谓必须佐桂六分乃效。信服之。小便大利，出石数粒如橘核大，遂愈。

明经乡周韶石叔令昆，年将三十，石淋阻塞溺窍，点滴不通，以至腹胀如鼓，痛楚不堪，卧床不起。危急之际，延余治。脉呆钝不甚应指（气不升降转旋失职故也）。余用京柿炭一个（连霜蒂煅），朱砂三钱（二味方得自杨溶马虞阶孝廉，谓凡小便不通皆合，用粥水送下。余用治血淋屡效。今又仿之以治石淋），芒硝三钱，同研末。用杜牛膝五钱（时药店无，以鲜土牛膝一两代），怀牛膝、川滑石、黄柏、桃仁、大韭白各三钱，甘草梢、石菖蒲各七分，煎汤送下。服后出石一条，长约一寸，大如粗箸，小便遂频出，床地俱湿，腹胀顿消而愈。

治浊症方

建莲米四钱，连心　麦冬一钱，连心　石菖蒲五分，盐水炒　云茯苓三钱　益智八分　远志肉八分，青黛拌水，煮干　川萆薢三钱　乌药八分　甘草梢八分，盐水炒

湿盛，加苍术、白术、黄柏（去麦冬、远志、莲米）；便浊，加猪苓、泽泻或海金沙、滑石（亦去麦冬、远志、莲米）；精浊，加菟丝子、桑螵蛸、生龙骨，或关沙苑、山药、五味（去草梢、萆薢、乌药、益智）；赤浊，加生地、当归、天冬（去萆薢、乌药、益智）；白浊，加人参、黄芪、白术，或苍术、猪苓（去萆薢、麦冬、乌药，或再去远志、莲米）。凡茎中痛，必须加盐水炒黄柏为引。

遗　精

此症当辨有梦、无梦与湿热之因。有梦治心，无梦治肾，湿热治小肠、膀胱。阴虚者填精，阳虚者补气，阳强者泻火。故前贤治法，有宁心益肾、填精固元与清利湿热之别。兹先拟

一宁心益肾固摄之剂，以便因各见症加减治之。

桑螵蛸二钱　云茯神三钱　大麦冬二钱，连心　建莲米五钱，连心　熟枣仁一钱半　远志肉五分，制

加龟版（打碎）五钱，生龙骨（打碎）三钱，二味先煎，或加菖蒲、云连各三四分，为佐使（如有梦加多些黄连，无梦但加五味、人参）。

阴虚，加熟地、天冬、阿胶、当归等（去枣仁、远志、茯神）；阳虚，加人参、黄芪、杞子、杜仲、白术等（去龟版、麦冬、龙骨、桑螵蛸）；阳强，加生地、知母、黄柏（去枣仁、远志、茯神）；遗泄频频，宜佐以固摄之品，如菟丝子、五味子、覆盆子、金樱子、莲须之类，选入一二味为佐使；至若精遗，因湿热者，宜另用猪苓汤法治之（其芡实、山药、沙苑、莲米，凡遗泄症皆可常食）。

便　血

此症有风淫肠胃，有湿热伤脾。始则脏腑受伤，久则阴络亦损，治原不一（肯堂《医镜》、芊绿《尊生》引述颇详，当参考之），兹即大肠受热者订一方，俟因症加减。

大生地六钱　黄柏炭七分　槐花一钱半　赤小豆四钱　地榆炭七分　银花一钱半

加木贼一钱，乌梅二个同煎（梅或煅炭用）。

热甚，再加黄芩、莲叶，或桑叶、丹皮；如服二三贴，血仍见，必须用黑芝麻（洗净打破）、生首乌各四钱，加入同煎（去木贼、梅）。因湿加防风、白术（去生地）；因风，加荆芥、当归、防风（去银、槐花）；若血下色淡者，另用四物汤加龟版、生首乌、制首乌，煎服便合；倘便血流连，止而复发，用生首乌末，米糊丸，每服三四钱，甚效（用京柿、黑豆煎汤送下更佳）。《金匮》分别粪前下血为近血，用赤小豆散；粪后下血为远血，用黄土汤。果于脉症有相合，则于古法自堪师。余尝治戴姻兄便血，或粪前或粪后无定，用生首乌、制首乌、大生地各四钱，白术、防风、木瓜、白芍各一钱，当归、陈皮各七分，一帖血减，三帖全愈。凡便血，京柿、黑豆、绿豆、赤小豆、黑芝麻、莲米可常服（或糖作羹，或选入同猪精肉、柴鱼或猪大肠煎汤，俱佳）。

小便血

即尿血，溺窍病也。其源由于肾虚，非若血淋，由于湿热。其分辨处，以痛不痛为断。痛属血淋，不痛属尿血。余订是方，施治颇效，因录存之。且此方不但治尿血，方中乌梅炭、当归、菟丝子皆倍用，生地改用熟地，其当归、莲米二味同用黑米醋煮透，炒干，妇女崩漏久不愈，亦曾迭效。

龟腹版一两，先煎　菟丝子四钱　大生地五钱　鹿角霜三钱，先

煎　白当归一钱半　　建莲米五钱，连心用，打破煎

加乌梅炭二个（米醋泡洗）为引。

如阴虚火炎，加知母、黄柏各一二钱（此配入大补阴丸法）。用猪腰子汤、京柿黑豆汤、旱莲草汤（方书有独重用旱莲治此症者）代水煎药俱佳。此等闲药少用则无功，多用则碍方药煎，故酌用煎汤代水一法（前芦根通草汤即此意）。

王肯堂《医镜》主心经受热，遗热小肠，用五淋汤加石莲、麦冬，而君以黄连治之。余思此方可治血淋，似难治尿血，姑录以俟考。因《直指》云，小肠有气则小便胀，小肠有血则小便涩，小肠有热则小便痛。可知无痛则无热。尿血无痛，故疑王论。沈芹绿亦主肾虚，以太极丸主治。

衄　血

肺火上蒸，则血从鼻出，名曰鼻衄。大肠与胃热上逼，则血从齿出，名曰齿衄。均宜清降，方可统治。但齿衄血症最轻者，可服药，可不服药。

干白茅根四钱，鲜者倍用　大生地三钱　元参三钱　正土桑白四钱，鲜者倍用　大麦冬三钱，连心　牛膝一钱半

加鲜竹茹、青远茶各二钱，同煎（方平淡，宜多煎代茶）。

服二三剂血不止，加童便一小杯冲服，令引热下行，必

应。热盛，钗斛、天冬、丹皮、黑栀、白茅花可任加。

倘鼻衄不甚者，亦等齿衄，均无足虑。若其甚者，与吐血无异。盖漏血过多而不止，则非关血热，实由气虚不能统摄，急当补气以摄血，补气以生血。宜用当归补血汤法，黄芪一两，当归三钱，加姜枣煎（不涉医者，逐杯试之）。此法虽气息奄奄，亦可回生。至于伤寒鼻衄，名曰红汗，瘟疫鼻衄，名曰外溃，皆喜其得衄而自解，不必再商治（凡一切血症，突来太多者，必须于补气法治之）。

吐 血

有内因、外因，究竟因于内，而七情、饥饱、劳力所伤者尤多，攻、补、温、寒，须凭脉证。兹先就阴弱阳亢者拟一方，后参末议。

大生地八钱　干茅根四钱　旧黑栀一钱　大天冬三钱　茜草根一钱　细甘草五钱

加生柏叶二三钱，鲜藕节三个同煎。

服一二剂，倘仍频吐不止，再加生莲叶三四钱，生艾叶二三钱，炮姜五六分，童便一二杯，冲服，或用田三七末六七分，调入；如脉数、热甚，加犀角、黄柏、丹皮；倘症轻者，旱莲、女贞、黑豆皮、浮小麦、麦仁、麦冬、桑寄、知母，可任加；如无外感，鳖甲、龟版、元参、牛膝、秋石，皆可酌用；若咳，胸胁引痛者，加冬瓜仁、生薏米、苏子、降香以降络，桃仁、红花以活络。吐血先见胸痛，血黑成块者，此为瘀血，加桃仁、丹皮、香附醋炒、大黄治之（皆去甘草）。然此特初患治法，高鼓峰云：血症久，古人多以胃药收功。如乌药、沉香、炮姜、大枣，此虚家神剂也。倪漱山亦云：七情内伤，脾胃先病（故多见恶心），固元汤、归脾汤、补中益气汤等法必不可少。而吾见患此症者，医不轻用，补病家尤畏。夫补以至愈后，或数月而复发，或一年而复发，卒至缠绵而莫救者多矣。亦由其元气已亏，营血未能安常而循行经络也。余于见信者，虽属热症以清凉奏功，继主育阴和阳，亦必佐以固本培元之法。如生脉六味、生脉四君与左归饮加参归等，更用归脾丸原方，或遵鼓峰法加减，蜜小丸常服。守此法调养，以至于康健胜常，血永不发者，指不胜屈。肯堂于火症血稍止即用龟版、首乌、地榆加入四物汤治之，鼓峰用六君加当归治之，或加黄芪，谓参耆以回其气，气回血自循行经络，或用重料六味左归等饮，于水中养木，亦必加人参，谓使气自阴生也。又芊绿引《仁斋直指》云：凡气虚挟寒，阴阳不能相守，血亦妄行，宜理中汤加木香、当归、姜（炮黑），血得暖自循行经络。陈修园亦谓，凡吐血服寒凉及滋润药益甚，而望其形色有寒冷象者，是阳虚阴走，亦主理中汤加木香、乌药，或木香、当归。要之所因不一，亦难尽述，欲通变达权，温清各当，当于本门所载博览之。

附　案（肝病误治胃）

凤浦冯君蕙庭，人瘦而长，咳嗽继以吐血。医与温胃劫痰药，血益甚。延予治，脉得左坚右弱。予曰：贵恙乃肝肾阴虚而生内热，熏蒸脉络，致血不得宁静。前贤谓瘦人之病，虑虚其阴，今服燥药，即犯虚虚之戒，阴愈亏，阳愈炽矣，故血益甚。愚见主先治肝，方用复脉汤去桂、姜（参用丽参），加白芍二钱，生牡蛎块五钱。次日诊，仍用前方，加田三七末四分，冲服，另用淡菜、黑豆、冬虫草煎猪精肉汤作饭菜。再诊，脉缓血止，惟咳痰难出，转用醒胃汁以涤痰饮一法，麦门冬汤加钗斛二钱（与丽参同先煎），五六贴，诸恙俱安。继用归脾去木香，加陈皮、白芍、五味、麦冬、杞子，为小丸，常服。痰咳渐除，身体日健。

又　案（胃病误治肝）

凤浦胡君易堂，夏患痰咳失血，医用胶、地等作肝肾阴虚生内热治，不效，且痰增胃减。延余诊，脉得右坚左弱。余曰：前人主左坚填肝肾，右坚理肺胃。今右坚，治胃为要。炎夏阳气方升泄，胃阴虚而无镇压之权，势必震动胃络，络伤则络中之血因随阳气上升。倘云三阴热蒸，脉必征于左部，据理论治，药宜选淡薄味，以调养胃阴，曾服腻药太多，须佐以宣畅脘气，方可消痰安谷。生扁豆（用粒不打）五钱，丽参一钱，麦冬、茯神各三钱，石斛、谷芽各二钱，陈皮、甘草各四分，服三贴。再诊，血止脉缓，惟时或心悸，或汗微泄，主兼理心营肺卫。黄芪、沙参各三钱，丽参、麦冬各二钱，五味、炙草各三分，麦仁、枣肉各四钱，多服调养。仍用归脾丸加杞子、五味，蜜小丸，常服。精神自此日旺，体健胜于平时。吾因思胡、冯二君皆先服清而后受补，故血不复发，实赖参、芪以回其气，气回血得守其常度而循行经络也。夫患血而畏补者，多是以终难了局，因存此二案醒之。

又　案（苦寒过服元气受伤）

羊城宋君勉之，知医，素喜清凉，涉稍温补不敢服。久患咳血，所服药饵，无非清降，以致年余反复不已。近服犀角地黄汤，纳谷渐减，因邀余相参。诊右脉空大无神。余曰：《金匮》云：男子脉大为劳，谓阳气虚未能收敛也。即据君述症，咳频则汗泄，显是气失统摄、络血上泛之征，倘依然见血投凉，见嗽治肺，胃口从兹败坏矣。愚见主急固脏真，正合仲景师元气伤当进甘药例。能守此法，胃土自安，肺金自宁，吐血痰咳亦自止。方拟黄芪四钱，人参、麦冬、白芍各一钱，五味、炙草各七分，杞子、南枣肉各二钱，勉之。见信，连服四贴，血止，胃渐进，此后从余言，自用归脾汤加减调养而获愈。

续附丁卯新案（虚阳升泄逼血妄行）

同里黄和叔君，好学士也。夏五暑热炎蒸，正天地大气泄越，时（天地气机泄越，人身气机亦应之）月之廿四，倚窗挑灯勤诵（劳伤心阳，亦暗吸肾阴），初交亥，忽吐血碗许。群季皆通医理，廿五早，自订四生丸服，交亥见血如前，且增恶寒。廿六自转用甘草干姜汤加味，进炙草、炮姜、五味各钱半，白术、防风各三钱（方佳，但欠镇摄），交亥仍见血如初，惟恶寒略减。廿七延医某治，某称转方佳，独嫌五味收敛（怪论，真气泄越，理合收摄），原方减此加当归更妥，是晚亥血来滋甚（归，辛动上升，无五味以敛之，地以滋之，龟、附以镇导之，故滋甚）。廿八邀予，诊六脉弱、尺为甚，询足冷否？曰：将交亥足渐冷，冷气上少腹（肝位，肝藏血），则气喘（气呼出心肺，吸入肾肝，肝肾阳升，吸气艰于入，故喘）而血溢。予曰：据脉与述症，且血必见于戌亥，实肝肾病多（戌亥为至阴时，肝肾为至阴脏，故日则无恙而交亥则病作），原真阴有亏，孤阳无偶，失守上走，血亦随之。夫阴阳互为其根，无阳则阴无以生，无阴亦阳无所附，法当引导其阳，兼镇育其阴，则孤阳有归，而血自安其位。方用熟地、龟版各五钱，土木参、当归、附子、炮姜各一钱五分，五味子、炙甘草各一钱，中有疑暑月吐血而用参、附，且会服归而益甚者。余曰：尺弱足冷，显是肾虚阳不潜藏，徒滋填其阴而不固守其阳，必难奏效。古人原有补气以摄血法，人参、附子，参附汤也，能固守肾气；当归、附子，归附汤也，能固守营气，血去已多安，得不佐温补以固守脏真？群季曰：善。遂服之。廿九诊，据述昨夜戌亥血虽不来，而足冷、气促仍未尽除。余仍用廿八方去炮姜，倍用附子，加胡桃肉四钱，覆盆子二钱，以摄助纳。服三贴，复邀诊，已诸恙俱安，但夜难熟睡，拟兼理心营，廿九方去龟版、附子、胡桃、覆盆，加杞子三钱，茯神、枣仁各二钱，麦冬一钱，炙草、五味改用四分，连服数贴，后参入杜仲、黄芪、防党、白术、鹿茸，因脉症加减，而调养复元。

选录王肯堂先生论痰中见血一症

肯堂云：其血或一点之小，或一丝之细，语其势，若无可畏，而病根反深。此血非由胃出，乃肺脏中来，肺本多气而少血，是以出者亦少。今因火逼而随痰以出，则肺虑其枯，而无以主一身气化矣，其害不滋大乎？治法于除痰中加入止血药，如贝母、瓜蒌仁、茯苓、麦冬、元参、竹茹、苏子、薏米之类以治痰，犀角、阿胶、柏叶、黑栀之类以止血，黄芩、黄连之类以降火，调花蕊石末四五分，徐徐服之。又法用竹沥一碗，入阿胶二两，溶开，将石膏煅过一两，蛤粉一两，青黛半两，好墨一两，共为尘末，调和丸，如黍米大，每服一钱，香茗送下，其效甚速。

咳 嗽

咳为气逆，嗽因有痰，内伤外感，所因不同，五脏六腑，受病各异，兹先就寻常患咳嗽者，订一降气除痰剂，以便因各见症加减。

茯苓三钱，钗块　薏米四钱，生用　陈皮五分　北杏一钱　半夏一钱半，制　苏子一钱半　甘草五分

渴，加麦冬、瓜蒌（皮、仁任用，半夏易川贝，陈皮易橙皮。橙皮甘苦多于辛，异橘柑皮之辛燥）；痰多不渴，倍半夏、陈皮，加生姜，或瓜蒌、薤白；咳、胸胁痛，加芥子，少佐姜汁、炒黄连，或醋炒川楝子；热，加石膏、知母，或黄连、黄芩；寒，加益智、生姜，或干姜、五味、细辛（去杏、苏子）；风，加防风（苏子改用苏梗）；湿，加防风、苍术；脾虚，加人参、白术、当归（去苏、杏、薏）；肝肾虚，吸气短（气吸入肾、肝），加熟地、当归、五味，或杞子、胡桃、牛膝（去苏子、北杏、薏米，或再去甘草）。

又因咳而后有痰，宜顺气，治在肺。肺主气，肺恶温燥，

麦冬、橘红（橙皮更佳）、川贝、知母、桑白、紫苑为要药。

因痰而后致咳，宜消痰，治在脾。脾藏痰，脾恶寒润，白术、苍术、制南星、制半夏为要药，清火兼之（宜姜汁炒黄连）。

久嗽不愈，用麦冬为君，川贝、知母、茯苓、竹茹、黄芩、苏子之类为佐，少加五味、甘草、灯心服之（因风寒虚而咳，忌服）。

凡咳嗽、发热不休者，不治；咳而汗泄者，不治（此脏真不藏，气泄而为热、为汗，治当固摄脏真，如人参固本丸，复脉汤去姜、桂加生龙骨、生牡蛎、磁石等治之。亦幸有获愈者）。左不得眠为肝胀，右不得眠为肺胀，俱属难治。阅叶氏《临症指南》又非仅主肝胀、肺胀一说，症有疑似，病有实虚，论治者其慎之（叶氏治右不得眠，用麦门冬汤，谓胃津虚无以养肺，肺病降已不及而复右眠遏之，故咳更甚。左不得眠，用复脉汤去姜、桂，加生牡蛎、麦仁治之，谓肝阳升逆太过，安能左眠以遏其升逆之威，故咳更甚，治咳血症多用此法）。若果肝胀、肺胀，宜疏、宜清、宜敛，自有各家，本门可考，不复赘（即沈芊绿《尊生》，著述证治颇详，可参）。

附　案（咳嗽而喑）

凡治病，问其见症如何，问其致病之因如何，似较望、闻、切为倍要。余尝医郭廉访夫人,年约三十外,廉访久以计偕宿京,得第补外,因接眷赴任,夫人得喜信后,忽患喑症,咳多痰少,夜里每觉火升,喉舌微痛,而日间饮食无碍,遍访名医,迭治罔效。延余诊,余曰:贵恙咳先乎?抑喑先乎?家人曰:喑先,余恙后渐起者。余复问曰:起此恙日,曾多饮醇酒乎?曰:无。偶因夜坐,看木鱼书劳神,明早即觉音破耳。余诊其脉,两尺动数有力,阅旧服方虽多,亦不外清肺疏肺、止咳除痰,中上两焦药。余转用上病治下一法,龟版八钱,大生地、黄柏各四钱,知母、茯苓各二钱,羚羊、丹皮、泽泻各一钱。余曰:据述病因与脉相对,沉疴似易起者,药不十贴,当见效。家人速于赴任,闻余言,喜甚。时吾友谢司马茹坪偕余往,郭其戚也,独讶余言,曰:痰咳而用龟、地,谅难见效。且重用黄柏,更属不通。余笑曰:子姑验之。次日初七复到诊,是夜已不觉火升、咳呛、舌痛矣。仍用前方,黄柏减一钱,再服。初八诊,两尺渐缓,声音渐起,仍用前方去丹、泽,方中改用龟版四钱,羚羊、黄柏各八分,加鲜菖蒲五分煎,调入真珠末七分,连服三贴。十一日复到诊,音出已亮,但欠清耳。又转用清肃上焦气分方法,沙参八钱,丽参、黄芪、天冬、麦冬(连心)各一钱,白菊、杭菊各四分,加南枣四枚,鸡子白一枚,同煎(鸡子先蒸熟,去壳、去黄,取白煎),仅服四贴,声音渐清而愈。茹坪曰:药已效矣,吾究未得其解也。余曰：此忖情度理耳。夫妻契阔数年，一旦相聚有期，谁复无情？况夜静独坐，倍易触拨情思，且我粤之木鱼书多艳写男女之私，以过去之情，感未来之情，相火尤易妄动，脉更得两尺动数，症亦由迅速而起（五行中最迅速者，莫若风火），谓非龙相火而何？龙火一动，势必上升，上升必凌烁肺金，金空则鸣，金实则无声矣。夫肾脉循喉绕舌，厥阳惯从子丑奔腾，此喉舌夜痛所由来也。余用地以滋之，龟以潜之，知、柏、丹、泽、苓、羚以降之泄之，而复疏通之（羊角最灵动，能疏泄火邪之入络者），斯龙雷潜伏而安其位，肺金清肃而守其常，其喑又安有不速愈者？茹坪曰：善！审问之，慎思之，明辨之，作医之道，亦当如是乎。

选录王肯堂辨十嗽与五脏咳以便参考

火痰嗽者，咳必面赤，用力久而后出者是也。不宜用半夏、南星，以其太燥也。惟以贝母、知母、瓜蒌仁、竹茹之类以化痰，黄芩、黄连、山栀之类以降火，苏子、橘红、茯苓之类以顺气。

湿痰嗽者，喉中辘辘有声，嗽而易出者是也。不宜用元参、阿胶、知母，以其滋润也。惟以苍术、防风之类以燥湿，半夏、南星、姜汁、竹沥之类以去痰，枳壳、橘红之类以顺气，黄芩、山栀之类以降火。

郁痰嗽者，胸臆胀满，连嗽不出，喉中有喘声，夜不得眠，上饱下饥者是也。不宜用五味、麦冬，以其补肺也。惟以枳壳、桔梗、便浸香附之类以开郁，川贝、瓜蒌、半夏之类以治痰，苏子、杏仁之类以定喘，茯苓、黄芩、山栀之类以降火。

顽痰嗽者，胶住咽喉，挥咯不能出，必努力大嗽而后出少许，如脂膏之状者是也。不宜用煎剂，宜以散子消磨之，如青黛、蛤粉、浮海石、风化硝、瓜蒌仁、礞石、明矾之类为极细末，以竹沥、姜汁调服。以其胶固不开，非轻剂所能愈也。

清痰嗽者，必待嗽而后出，其痰不稠黏者是也。宜用缓药治之，如贝母、花粉、茯苓、黄芩、竹茹、橘红、苏子、竹黄之类。

风痰嗽者，肺气壅盛，必顿嗽而后出，其痰浮而有沫，状如津唾而略稠者是也。宜用轻浮之剂以治之，如薄荷、柴苏（梗、叶）、桑白、防风、半夏、黄芩、枳壳之类，少加麻黄、甘草（用麻黄宜配北杏以降气）。

寒痰嗽者，得于秋冬之交，或伤于入水宿露，或伤于冷雨冷风所致。其嗽必哮喘，或肩背觉寒，得热汤饮之即缓者是也。宜用芦吸散，如肉桂、雄黄、鹅管石、款冬花、甘草等分，为极细末，用芦管挑药，轻轻含之，吸入喉内，徐徐以清茶过口，或以此药蜜丸，如鸡豆大，含化亦妙。若热嗽，去肉桂，用井泉石。若用煎剂，宜半夏、南星、陈皮、茯苓、款冬花、生姜、甘草之类。

酒痰嗽者，因醉后感冒风热，腹中有酒积，饮浊酒即发者是也。宜用山栀、黄芩、黄连以治火，贝母、瓜蒌、半夏曲之类以治痰，蛤粉、花粉、绿豆粉之类以消酒（枳椇子、干葛花更能解酒毒，亦不可少），紫苏梗、苏叶、陈皮之类以顺气。

食积痰嗽者，每食后即嗽，其痰稠黏，觉有甜意，胸膈不宽者是也。宜以枳实、莱菔子、神曲、麦芽、山查之类以消食，陈皮、木香、砂仁之类以顺气，半夏、南星之类以消痰，石膏、黄连之类以降火，加生姜、竹茹为引。

干咳嗽者，平素阴血不足，虚火有余，喉中常痒，痒即频嗽，有声无痰者是也。宜以麦冬、知母、川贝母、元参、阿胶之类为主，治以黄柏、茯苓、花粉、山栀、甘草之类，加灯心、竹茹，服之甚效。

又有嗽而两胁痛者，名曰肝咳。有嗽而腰轻痛者，名曰肾咳。有嗽而中脘作疼者，名曰脾咳。有嗽而鼻流清涕者，名曰肺咳。有嗽而口苦、舌干者，名曰心咳。又有嗽而遗溺者，气虚也。嗽而五心烦热者，血虚也（果一一细审而后发药施治，谅无不效矣）。

又肯堂云：诸嗽皆宜桔梗，乃肺经本药，不可不用，亦不可多用，以其为舟楫之剂，上而不下，不用不能引诸药至肺部，多用则又承载诸药而不能行，更能作饱，故不宜多用。若治喉痛，与元参、甘草同用。若开郁，与香附、枳壳、川芎、苍术、川贝母同用。若作吐药，只与甘草等分，为一大剂服之，自卷痰而出矣。汪药洲先生云：王氏谓诸嗽皆宜桔梗，此语不能无弊。骤咳者，用之或宜。若久咳者，肺气无有不虚，方将敛之、补之不暇，尚可用桔梗升提辛散，而犯虚虚之戒乎！吾见久咳者服之而金破者有矣，咳血者服之而血益甚者有矣，虚喘者服之而气暴脱者有矣。何也？凡上逆者，法宜降之也。即喉痛亦须降痰、降火。仲景师虽主以甘桔汤，今法之只可作佐使，必君以芩、连类之苦降，元参、风化硝类之咸降，然后升提之品无疑碍也。先生此论自注于王氏《医镜》中者，因录存之，以俟同人参考。

药洲先生品高雅，文章医学并见重于同道，好勉人为善，著有武帝觉世真经诗行世。字鸣岐，又号凤山，吾邑汪益斋太史（鸣谦）之四弟也，世居羊城。

附寄冯蕙庭君调养脾胃论

余脾胃素弱。语云，无脾胃弱老翁。余窃虑焉，因常留意调养。迄今年及六旬，饮食虽不加，而精神无或减，且微恙亦少见者，知未始非调养力也。凡人欲调养脾胃，必先察夫脾胃性情，明夫脾胃体用，而后调养有方。书云：胃阳弱而百病生，脾阴足而万邪熄。似治胃专究夫阳，理脾专究夫阴，不知脾体阴而用阳，胃体阳而用阴，此太阴湿土得阳则运，阳明阳土得阴自安，前贤所为，特申明其用也。夫脾能升而后能运，阳气馁则无以升，胃能降而后能和，阴液亏则无以降。达其性情，明其体用，于以知纳食主乎胃，时知饥而少纳（脾阳不伤，故知饥；胃阴有伤，故少纳），宜调养胃阴，当用麦冬、天冬、沙参、玉竹、山药、扁豆、糯米、南枣、钗斛、甘草等以养之。知运化主乎脾，时能食而少运（胃阴不病故能食，脾阳有病故少运），宜温通脾阳，当用人参、白术、茯苓、陈皮、益智仁、炒粳米、炒莲叶等以醒之，虚且寒再加干姜、附子、肉桂以温之，此固无病培养善法，亦病后调治善法也。脾胃为后天，养生者宜爱惜，更常戒生冷物、难化物以保护之。延年之方，莫善于此矣。慎之，勉之。

《医略》所用方，开列于后，以便查阅（分量、炮制、加减、服法以及治证未尽载明，欲知其详，当于《名医方论》等书参考之）。

黄芩汤

黄芩 白芍 甘草 大枣

白虎汤

石膏 知母 甘草 粳米

葱豉汤

葱白　淡豆豉

栀豆汤

栀子　淡豆豉（叶案云：栀豉汤能除沈腐湿热，秽浊郁结，非此不除）

六一散

滑石六钱　甘草一钱（又名天水散，加辰砂名益元散）

雄槟丸

雄黄　槟榔　白矾等分

研末，捣饭为丸，每服五分，小儿减半，饭远服。亦治胃痛因虫者。

桂枝汤

桂枝　白芍　甘草　生姜　大枣

生脉散

人参　麦冬　五味

二沈汤

茯苓　半夏　陈皮　甘草

猪苓汤

猪苓　茯苓　泽泻　阿胶　滑石

四苓散

猪苓　茯苓　泽泻　白术

五苓散

即四苓加桂

左金丸

黄连姜汁炒，六两　吴萸盐水泡，一两

滋肾丸

黄柏一两　知母一两　肉桂一两　又名通关丸

五淋汤

山栀　当归　白芍　赤茯苓　甘草梢

二妙丸

黄柏八两　苍术切片，黑芝麻打破，拌匀，饭上蒸五次，去芝麻，焙干，三两

虎潜丸

熟地　当归　牛膝　龟版　虎胫骨　黄柏　知母　锁阳　白芍　陈皮　羖羊肉

清燥汤

黄芪　人参　当归　生地　麦冬　苍术　白术　黄柏　黄连　茯苓　猪苓　泽泻　陈皮　柴胡　升麻　神曲　五味　甘草

何人饮

首乌　人参　当归　陈皮　煨姜

固元汤

人参　黄芪　当归　白芍　炙草（加煨姜枣）

四物汤

地黄　当归　白芍　川芎

归脾汤

黄芪　人参　白术　当归　龙眼肉　枣仁　茯神　远志　木香　炙草（高鼓峰去木香加白芍钱半，甚好。然嗽血归脾，全在木香，受燥者当用。咳加麦冬、五味，郁加川贝，脾虚发热加栀子、丹皮）

四神丸

补骨脂四两，酒炒　肉豆蔻面煨，去油　吴茱萸泡去黑水　五味炒　三味各二两（用红枣五两，生姜五两同煮，去姜，将枣去皮、核，捣烂为丸，如桐子大。每日五更服三钱，临卧服二钱，米汤下。再加人参、白术、附子、罂粟壳为丸，更效）

理中汤

人参　白术　干姜　炙草（丸方同）

六味汤

地黄　萸肉　山药　茯苓　丹皮　泽泻　又名六味地黄丸（丸方同）。

八味汤

即六味加附子、肉桂（又名附桂八味，亦名肾气丸）。

左归饮

即六味加杞子、炙草，去丹皮、泽泻。

复脉汤

人参　阿胶　地黄　麦冬　麻仁　桂枝　炙草　大枣　生姜　又名炙甘草汤。

八珍汤

即四君子、四物汤合用。

启膈汤

沙参　川贝　丹参　郁金　石菖蒲　茯苓　砂仁壳　干荷蒂　杵头糠（布包煎）

大极丸

黄柏二两六钱　知母一两四钱　补骨脂二两八钱　胡桃肉一两二钱　砂仁五钱　蜜小丸，空心盐汤送下三十五丸。

败毒散

人参　羌活　独活　柴胡　前胡　川芎　枳壳　桔梗　茯苓　甘草（即人参败毒散）

芍药汤

白芍　黄芩　黄连　大黄　归尾　槟榔　木香　肉桂　炙草

香连丸

黄连二十两，吴萸十两，水拌同炒，去吴萸，加木香四两八钱，不见火。共研末，醋糊丸。（此为治痢总方，惟在表忌用者，邪犹未入里也。久痢勿用者，恐重伤其生气也）

诃子散

粟壳　诃子　干姜　陈皮　为末，空心服。

黄土汤

生地　阿胶　黄芩　白术　附子炮　甘草各一钱五分　灶心黄土四钱（或黄土易赤石脂，附易炮姜，热加生柏叶）

赤小豆散

赤小豆浸出芽，晒干，一两　当归四钱　研末，粥水送下三钱。

旋覆花汤

旋覆花　青葱管　新绛纬

茵沉蒿汤

茵沉　栀子　大黄

金铃子散

金铃子（即川楝子）　元胡索

小半夏汤

半夏　生姜

大半夏汤

半夏　人参　白蜜

吴茱萸汤

吴茱萸　人参　生姜　大枣

小柴胡汤

柴胡　黄芩　半夏　人参　甘草　姜　枣

麦门冬汤

麦冬　人参　半夏　甘草　粳米　大枣

四君子汤

人参　白术　茯苓　甘草

六君子汤

即四君子汤加半夏、陈皮。

大补阴丸

黄柏　知母　熟地　龟版　猪脊髓

小承气汤

大黄四钱　厚朴二钱　枳实钱半（此主荡实，故君大黄）

厚朴三物汤

厚朴四钱　大黄二钱　枳实钱半（此主散满，故君厚朴）

厚朴七物汤

即厚朴三物加桂枝、甘草、生姜、大枣。

调胃承气汤

大黄　芒硝　炙草

大黄附子汤

大黄　附子　细辛

生脉四君汤

即生脉散、四君子汤合用。

生脉六味汤

即生脉散、六味地黄汤合用。

磁石六味丸

即六味地黄汤加磁石。

知柏八味丸

即六味地黄汤加知母、黄柏（汤方同）。

当归补血汤

当归三钱　炙黄芪一两（或加附子二三钱，更神效）

当归羊肉汤

当归　生姜　羊肉

香砂六君汤

即六君子汤加香附、砂仁。

补中益气汤

炙芪二钱　人参　白术　当归各一钱　陈皮　炙草各五分　升麻　柴胡各三分　加煨姜、大枣煎。

人参固本丸

人参　天冬　麦冬　生地　熟地

人参养营汤

人参　白术　茯苓　甘草　陈皮　黄芪　当归　白芍　熟地　五味子　远志　肉桂　煨姜　大枣

真人养脏汤

人参 白术 当归 白芍 肉桂 粟壳 诃子 肉豆蔻 木香 炙草（一方无当归）

附子理中汤

即理中汤加附子。

附子粳米汤

附子 粳米 半夏 炙草 大枣

清暑益气汤

人参 黄芪 白术 苍术 当归 陈皮 青皮 神曲 麦冬 五味 炙草 黄柏 泽泻 升麻 葛根 生姜 大枣

藿香散

藿香 苍术 半夏 茯苓 陈皮 厚朴

藿香正气散

藿香 苏叶 白芷 陈皮 厚朴 白术 夏曲 茯苓 腹皮 桔梗 甘草（加姜、枣）

四物香薷饮

香薷 厚朴 扁豆 黄连（忌热服）

三物香薷饮

即四物香薷去黄连（凡香薷热服必泻）。

十物香薷饮

即三物香薷加黄芪、人参、白术、茯苓、陈皮、甘草、木瓜（五物香薷独加苓、草）。

茵沉四逆汤

茵沉　附子　干姜　炙草（四逆汤无茵沉）

桂枝白虎汤

即白虎汤加桂枝。

人参白虎汤

即白虎汤加人参（暑热伤津，再加麦冬、鲜嫩竹叶最佳）。

清心凉膈散

连翘　黄芩　栀子　薄荷　桔梗　甘草　鲜嫩大竹叶剪碎煎（去桔梗，加大黄、芒硝、薄荷、生蜜，名凉膈散）

栝蒌薤白半夏汤

瓜蒌皮、仁各三钱　制半夏二钱　干薤白三钱（生者倍用）白酒三杯　同煎。

《评琴书屋医略》终

三三医书

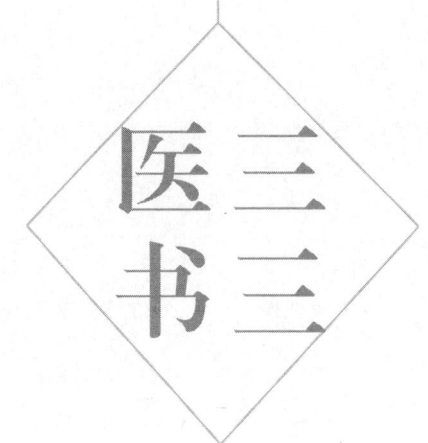

中风论

清·熊笏 撰

中风论

提要

　　医界公言，尝云国医之学，其可疵者，在无科学系统，往往徒凭理想立论，殊鲜实际。如中风一证，聚讼纷纭，主寒主热，主虚主实，对于治法，莫衷一是，遑论病理。本社裘吉生君，藏有陈修园先生鉴定熊叔陵先生《中风论》一卷，独出心裁，论中风之病所病因，原原本本，切切实实，如洞见症结，不谋而与西医曰脑出血同，特名词上有异耳。爰亦刊入本集，以备中西大家之参考。

自序

　　昔，神农、黄帝、岐伯、俞跗，以神圣之资，阐阴阳之奥，创兴医籍，拯济疾苦，实与教养政治相辅而行，故三坟之书先于五典。盖医之学，备在君相矣。厥后有伊尹汤液，亦其类也。东迁以来，君相罕有知者，而其学遂降为艺术。若医和、医缓、扁鹊之俦，皆其最也。始皇焚百家之说，不禁医卜，故《灵枢》、《素问》、《神农本经》、扁鹊《难经》犹传于世。汉之太仓公、华元化、张仲景之徒，皆精其术。仓公、元化无传书，惟仲景有《伤寒》《金匮》两书，实与《本经》《汤液》《灵》《素》《难经》相为表里，此医学之大成也。晋太医令王叔和，错解义例，篡乱原文，而医学始晦。相沿至今，卒无起而正之者。虽有诸家辈出，各抒所见，究与《灵》《素》《难经》不能符合。其弊在于不信古经，不明内景，枉逞胸臆。是以得不偿失，名不副实。著作虽多，去古愈远矣。近世医方、本草诸书，专执心、肝、脾、肺、肾，颠倒金、木、水、火、土，满纸空谈，毫无实义，莫不家置一册，沿为习俗，牢不可破。此时即起轩岐、卢扁诸圣贤而正之，不目为怪，则斥为妄耳。笏学术浅陋，惟于古圣之书，颇曾究心，观其诊病脉法，经络营卫，内景脏象，皆与后世诸论不同。盖理寓于气，气寓于形。后人舍形气而言理，故其术肤浅而不适于

中风论

用。古人求实理于形气之中，故其术精切而多奇中。今欲实从形气中以求治病之理，不得不详之如左，以就正于高明，庶不至于按剑相诧也夫。

　　　　　道光辛巳孟春江右熊笏叔陵甫自叙

序

《中风论》一书，安义熊叔陵先生著，闻向无刊本也。戊寅夏间，余从里中世医郭君秋泉借阅其家藏抄本，喜是书明于内景，不独为中风立论，即中风一症，灼有见地。全卷无一模棱语，因手录之。嗣询此书所由来，秋泉云：嘉庆季年，吾闽陈修园先生治疗出一时名医右，熊君耳其名，不远千里来证所学，修园下榻，钦其绪论，即知熊有撰述，奈深自谦，秘不肯示人。一日熊外出，修园门下士私发其簏，得此书传钞之。欲再检他本，诘朝熊束装归矣。余于客冬购得叔陵辑注《难经》，读其中精义名言，悉从《灵》《素》体会而出，与《中风论》相表里，欲合刻而公诸世，未逮也。今夏，家端植兄拟刊医书，余以此论告，即欣然出资付梓，并自任校雠之役，一字之疑，必来参酌。欬劂竣事，属叙缘起。余思熊氏书出，当有目共赏，固无待余之表彰，而端植隐于市廛，能不没前贤之美，俾悬瓠家获指南，可多得哉！惟读《难经辑注》，知叔陵先生尚有《伤寒金匮合注》《医案一隅录》两种，肆中遍访无此书，端植能一一搜罗，襄刻《熊氏全集》，尤余之厚望也夫。

时光绪甲申八月子庄林庆祺谨序

目录

中风论·全卷 / 87

  论藏象 / 87

  论经络次序 / 91

  论经络浅深 / 93

  论奇经八脉 / 94

  论总 / 96

  论宗气 / 97

  论营气 / 98

  论卫气 / 98

  论脉诀 / 102

  论病因 / 105

  论中风 / 106

  论八风 / 107

  论轻重 / 109

  论寒热 / 110

  论证候 / 111

  论风脉 / 117

  论治法 / 118

  论药饵 / 122

  附案 / 128

中风论

中风论·全卷

江右熊笏叔陵辑
长乐陈念祖修园定
浙江裘吉生刊行

论藏象

肝藏魂,属足厥阴经,有正络入肝络胆。主春木风令,旺于春。以胆为腑,属足少阳经,有正络入胆络肝。七情主怒,声主呼,液为泪,五官目。(凡脏腑之相表里者,因诸经相属相络也。后世用五行干支相配,亦属凿空腐谈)

心藏神,属手少阴经,有正络入心络小肠。主夏君火热令,旺于夏。以小肠为腑,属手太阳经,有正络入小肠络心。心君无为,五官舌。

心主无形,代心君行事,属手厥阴经,有正络历膻中,偏历三焦。主长夏相火暑令，旺于夏。以三焦为腑，亦无形，属手少阳经，有正络历三焦络膻中。七情主喜，声主笑，液为汗。

脾藏意，属足太阴经，有正络入脾络胃。主四季湿土令，寄旺于四季。以胃为腑，属足阳明经，有正络入胃络脾。七情主忧思，声主歌，液为涎，五官口。

肺藏魄，属手太阴经，有正络入肺络大肠。主秋金燥令，旺于秋。以大肠为腑，属手阳明经，有正络入大肠络肺。七情主悲，声主哭，液为涕，五官鼻。

肾藏精与智，左藏智，右藏精，属足少阴经，有正络入肾络膀胱。主冬水寒令，旺于冬。以膀胱为腑，属足太阳经，有正络入膀胱络肾。七情主恐惧，声主呻，液为精，五官耳。

五脏以心为君、为主，心君无为，寂然不动。其脏坚固，邪不能侵，侵之则神去而死。凡心之用，皆手厥阴心主代为用事也。

心主即膻中宗气也，但有气而无形，专代心君用事，故名之相火，譬如宰相代人君施政也。后世错认右肾为相火，考之《灵》《素》《难经》及仲景书，皆无此说。此因叔和脉法，将三焦配入右尺。三焦本属相火，故遂错认右肾为相火耳。心主是本名，因心主无形可指，故《素问》借任脉之膻中穴，名之曰膻中，是从其外而名之也。《灵枢》借护心之脂膜，名之曰心包络，是从其内而名之也。二者皆是借名，非本名也。唯心主二字，乃是本名。因其代心君行事，为性情之主，故曰心主。

三焦亦有气而无形，即卫气之间行于腑者也。扁鹊名为原气，乃肠胃中行津化液之气也。盖心主是宗气，《内经》所谓大气积于胸中，命曰气海者是也。凡肝之怒、肺之悲、肾之智、脾之思，皆秉此气为用。三焦是卫气，《内经》所谓卫出下焦，间行于六腑者是也。凡上焦之饮食主纳，中焦之主腐化，下焦之二便主出，皆秉此气为用。此二者皆有气而无形，马元台谓三焦有形如脂者，妄也。

肾有两枚，其左者为肾，右者为命门。男子以右肾藏精，女子以右肾系胞。此言出于《难经》，不见于《内经》，然《内经》谓冲脉为血海，循腹右系于肾。又谓男子二八，太冲脉盛，精始至；女子二七，太冲脉盛，月事以时下。又谓男子无月事，冲脉不泄，则上荣而生髭须；女子有月事，冲脉下泄，则髭须不生；宦者，损其冲脉，则须亦不生。观《难经》"男以藏精，女以系胞"之语，则右肾为命门者，即《内经》之冲脉循腹右下行，系于右肾，谓男女之天癸所以传生者也。犹曰此生生受命之门耳。则命门乃水也，非火也。后世沿叔和之谬，谓左肾为水，右肾为相火，已属大谬。李时珍反用此法诋毁《难经》，可知后世医家于内景脏象全然不识，而犹妄意著作，其书尚可信乎？

或问：子以命门为天癸，然则肾中无火矣，无火则肾中真阳又是何物也？曰：肾中真阳即是卫气之根。《内经》谓卫出下焦。《难经》谓肾间动气，又谓生气之原者是也。此两肾皆有之，且膀胱亦有之，奈何专属之右肾耶？

《内经》曰：初生之来谓之精（男女媾精，万物化生。即右肾藏精也），两精相抟谓之神（阴阳合而神明生，即心藏神也），随神往来谓之魂（神明动而知识生，即肝藏魂也），并精出入谓之魄（精血充而运动生，即肺藏魄也），心有所忆谓之意（脾主思，故藏意），虑善而动谓之智（肾为技巧之官，故藏智）。此五脏之所藏，谓之五神，所谓性也。

凡五脏皆不可病，而心脏为最。然《内经》《难经》论病，多以五脏为言者，乃指五脏所主之病，非谓五脏为受病之地也。譬如怒为肝之所主，其受病之地乃在卫气、宗气之上僭，《内经》所谓气有余善怒也。又如恐为肾之所主，其受病之地乃在卫气、宗气之下陷，《内经》所谓气不足善恐也。俗书不知从受病之气分施治，而辄从五脏用药，则误矣。

五脏为藏神最密之所，而名为阴者，以其为阴经所属也。六腑为传受渣滓之所，而名为阳者，以其为阳经所属也。唯胆为清净之地，不受秽浊，而亦名腑者，亦以其为阳经所属也。《内经》谓脏腑皆取决于胆，故胆为决断之官。

论经络次序（此宗气领营血所行也，营行脉中）

经脉发源在左乳旁下，以手按之有动脉者是也。《素问》名为胃之大络虚里穴，《灵枢》名为脾之大络大包穴。盖脉本营血，乃水谷所主，故以脾胃互称。此只一穴，在左乳旁下，若右乳旁下则无有，不论男女，人人皆然。此等要紧之穴，《内经》言之甚清，验之此身亦甚明，乃诸家竟不知此为何事，可为浩叹（虚里出渊腋下三寸，大包在腋下六寸）。

第一，手太阴肺经，从左边虚里穴上注肺，由左腋间走左手大指（寸口脉即此），是从胸走手也（正络入肺）。

第二，手阳明大肠经，从寸口脉后斜分至腕臂（反关脉即此），走上至头，是从手走头也（正络入大肠）。

第三，足阳明胃经，从头上接前脉，由胸前而下至足背，是从头走足也（正络入胃）。

第四，足太阴脾经，从足指接前脉，由膝而上至胸，注心中，是从足走胸也（正络入脾）。

第五，手少阴心经，从胸中接前脉，由臑间而至手小指，是从胸走手也（正络入心）。

第六，手太阳小肠经，从手小指外侧接前脉而上至头，是从手走头也（正络入小肠）。

内科秘本六种

第七，足太阳膀胱经，从头上接前脉，由背而下至足小指，是从头走足也（正络入膀胱）。

第八，跻脉（男用阳跻，女用阴跻），从胫上接前脉，上至背俞，转从腹冲下行于足（正络无）。

第九，足少阴肾经，从足心接前脉，由膝内而上至胸，是从足走胸也（正络入肾）。

第十，手厥阴心主经，从胸中接前脉，由臑而至手中指，是从胸走手也（正络散入膻中）。

第十一，手少阳三焦经，从手指背接前脉，由手腕外上至耳侧，是从手走头也（正络历三焦）。

第十二，足少阳胆经，从头上耳侧接前脉，由身之旁下至足，是从头走足也（正络入胆）。

第十三，足厥阴肝经，从足下接前脉，由膝而上至胸中，注于肺，是从足走胸也（正络入肝）。

以上诸脉各有两条，先行于左者毕，然后再注肺，由右腋间走右手太阴经、手阳明经，以次至足厥阴经，亦如其左，不复繁缀，然后再交于督脉。

督脉，从右足厥阴经上头而来，由头顶中间入颈，循脊中直下至尾骨，分两支入前阴，合交任脉（此脉只一条，无正络）。

任脉，从前阴接前督脉，由腹中间上胸，复注于肺，为周而复始（此脉亦一条，正络无）。

以上左右十二经、两跻、督、任，凡二十八脉，共长十六丈二尺，一息六寸计，二百七十息即遍一度，凡人一日一夜有一万三千五百息，则遍五十度也（凡营血随宗气行于脉中者，用此审次第。详后营行）。

论经络浅深（此卫气所行也。卫行脉外）

人身头与手足是一壳子，五脏六腑皆在壳子之内者也，十二经络皆在壳子之外者也，然此壳子又有浅深不同，今分列于后。

第一层为太阳所行之地，手太阳二，足太阳二，阳跻二，督脉一，凡七脉为卫气极盛之地。

第二层为阳明所行之地，手阳明二，足阳明二，凡四脉为卫气总汇之地。

第三层为少阳所行之地，手少阳二，足少阳二，凡四脉为卫气初出之地。

以上三层皆名为表，少阳近里，为半表半里之界。

第四层为太阴所行之地，手太阴二，足太阴二，凡四脉为卫气初退之地。

第五层为少阴所行之地，手少阴二，足少阴二，凡四脉为卫气退藏之地（任脉亦在此层，当云五脉）。

第六层为厥阴所行之地，手厥阴二，足厥阴二，凡四脉为阴尽阳生之地（过此则入脏矣）。

以上三层皆名为里。

凡卫行脉外者，用此察浅深，详后论卫气篇，知此则知偏枯之风专在卫矣。

凡十二经脉，各有支脉通于脏腑者，名为络，凡风之入脏者由此。

凡十二经脉，其阴经、阳经相交接处，名为交经别络（如手太阴交手阳明，足阳明交足太阴之类）。其阳经交阳经者在头，阴经交阴经在腹，则无别络。

凡十二经脉，各有小脉从气穴旁出者，名为孙络（又名小络，又名血络）。共有三百六十五气穴，即有三百六十五孙络，其病最轻。

论奇经八脉

阳维，即手三阳、足三阳诸气穴旁出之孙络也。

阴维，即手三阴、足三阴诸气穴旁出之孙络也。

阳跷，即足太阳之别支，通少阴者也。男子脉度以阳跷为经，阴跷为络。

阴跷，即足少阴之别支，通太阳者也。女子脉度以阴跷为经，阳跷为络。

督脉，即背脊当中一条，督脉之孙络。

任脉，即胸前当中一条，任脉之孙络。

以上六者，共有三百六十五气穴，此皆旁出孙络，不入营行之度。

冲脉为血海，循腹右下行，与右肾相通，男子以之藏精，女子以之系胞。胞即子宫，为月事所从出，即天癸也。《难经》谓右肾为命门，即此。冲脉行腹右，与左乳虚里穴相对。盖人身血液分为两途，其从左乳下随宗气动而行于十二经脉之中者，名为营血，所以荫形而生肌者也；其从腹右下注冲脉通于右肾者，名为天癸，所以种子传生者也。营血从左乳下发源，行于脉中，故左乳旁下有动气应手；冲血从腹右下注于右肾胞中，其血本静，故右乳旁下并无动气，此左右之所以不同也。营血养身，故不可伤，伤之则死；冲血传生，原有可泄，故阉宦者流，虽伤冲血，亦不死。此营血为病所以独重，而冲血为病所以较轻也。

带脉横通于腰，所以联络诸经者也。

以上二者，皆不入营行之度，与诸经孙络相似，故亦列于奇经。

凡此八者，皆血之积而不流者也，《内经》名为奇邪血络，《难经》则名为奇经。盖血之行于脉中者，如川河之流；血之溢于孙络者，如湖海之会，古人用此以审病耳。譬如阳维之血溢于上,则为鼻衄、齿衄之类;阴维之血溢于下,则为圊血、淋血之类;两维同病,则为吐血、呕血之类,其孙络上贯于膈也。冲带为病,则为崩漏、带下之类。《内经》《难经》分析甚明,李时珍辈乃谓另有八脉,考之古经既不合,证之此身亦不确,又假此为修真之说,无识者流,莫不被其诳惑,往往因修炼而成痨瘵,生平所见亦多矣,故详辨之。

以上诸条,皆形体实义也。凡病,惟络病最轻,经病稍重,腑病又重,脏病最重。此审病轻重之大法。

形体实义既明,然后附于形体之气血阴阳始可得而知之矣。有宗气、有营气、有卫气,另详于下。

论　总

人身养生之气有二:一曰呼吸天气。盖人在天地气交之中,如鱼之在水也。鱼在水中而不见水,人在气中亦不见气。试观平人扼吭则绝,无天气也。试观暴绝人,气回则苏,通天气也。无形而至刚,故古之圣人有服气却谷之法。天气至清,全凭呼吸为吐纳。其呼吸之枢,则以肺为主,《内经》所谓天气通于肺也。天气有春温、夏热、秋燥、冬寒,及四季湿土不同,得其平则能养人,失其平则病,《内经》所谓天食人以五气是也。一曰饮食地气,即胃所受水谷也。试观平人绝谷则饥,试观尪瘵人美食则肥,则地气之养人可知矣。地气养人有形而至柔，故形体丰肥者其气反弱。地气至浊，全凭喉舌为出入，其饮食之权则以脾为主，《内经》所谓地气通于嗌也。地气有三：食谷者智，人为万物之灵也；食肉者勇，鹰虎之属也；食草者力，牛马之属也。又有五味：属木者酸，属火者苦，属金者辛，属水者咸，属土者甘，《内经》所谓地食人以五味是也。凡婴儿在胎中，亦有天气、地气为养，盖其呼吸、饮食皆资于母也。地气有形，故医书多言之，若天气无形，医家多不知为何物，故诸书皆置而不言，无怪医术之多陋也。

论宗气

宗气者，乃呼吸天气所生，其所居在胸膈之间。《内经》曰：宗气出于上焦。又曰：呼则气出，吸则气入。其大气之抟而不行者，积于胸中，名曰气海是也。凡人身之力，惟胸膈间最大，此即宗气也。凡头背手足之力，皆取络于胸膈，此气又名膻中，又名心包络，即心主也，常代心君用事，称为相火。盖心为君火，端拱无为者，性之体也；膻中宗气为相火，代心君行事者，情之用也。情动则气必随之，即宗气也。《内经》谓心之合在血脉，正指宗气代心君用事，与营血俱行脉中耳。其领营血行于脉中也，即从左乳旁下虚里穴起，以次行于各经。一呼一息，一息行六寸，已详于经络次序。

论营气

营气,即营血也。血不自行,必赖气以行之,即宗气领率之也,故称之曰营气。此饮食地气所生,乃水谷之精液,故《内经》曰:水谷入胃,清者为营血。又曰:水谷入胃,游溢精气,上输于脾,脾为胃行其津液,乃化为血,以奉生身。又曰:营气出于中焦。中焦即腐化水谷之地也。中焦生血,化为两途,其从腹右注于冲脉者为血海,其血静而不动,即天癸也。其从腹左乳下随宗气走于二十八脉者为营血,此则动而不止者也。凡营血行度,手之三阴从胸走手,手之三阳从手走头,足之三阳从头走足,足之三阴从足走腹,先行左十二经,后行右十二经,其行度左右交通,是以凡病之在营分者,病左则必及于右,病右则必及于左,断不能左右各分也(营行脉中为阴)。

论卫气

卫气又名人气,以其纲维群动,为知觉运动之主也。又名阳气,以其温养一身也。合而凝之则为卫阳,此受命养生之主也。乃合呼吸天气与饮食地气所生,天气无形而至刚,卫气兼之,故其性慓悍。《内经》又名之曰悍气,与营血专资地气,其性精专者判然不同。《内经》曰:饮食入胃,浊者为卫。浊字正言其慓悍耳。因其慓悍，故不能行于脉中，而必行于脉外，此卫阳之所以不同于营阴也。

卫气有体、有用。所谓体者，卫气之根也。其根在肾，《内经》谓卫气出于下焦，常从足少阴之分，间行于脏腑者是也。《难经》称为肾间动气，后世称为丹田真阳，即此。卫气无形，必有所附而始留，下焦乃脂膏最多之地，卫阳即附于脂膏中，故曰卫气出于下焦。譬如灯附于油，则长明不息也。故后人又指为水中之火，不独人也。凡物之膏皆可燃火，则凡有生之物，莫不各有阳气附于膏中矣。所谓用者，卫气之枝叶也，其义繁多，另详于下。

其一曰：间行于五脏则五神生。从下焦而合于上焦宗气，应于心，则生神，而为喜、笑；应于肺，则生魄，而为悲、哭；应于肝，则生魂，而为怒、呼；应于肾，则生智，而为恐、呻；应于脾，则生意，而为思、歌。总名之曰慧也。

其一曰：间行于六腑则水谷化。从下焦而上合于宗气，应于胃则主纳，应于胆则主决，应于小肠则主腐化，应于大肠则主传送，应于膀胱则主渗利。总而名之，则曰三焦，所以行津化液也。凡大小二便之开合，皆三焦卫气之所司，《难经》谓之原气。

其一曰：出入于经络则瘠麻分。方其出也，从肾脏行于少阴之分（少阴为卫气出入之门户），由太阳、阳跻上注于目，则目张而寤矣（此二脉皆上至于目之精明穴）。然后行于阳经，而五官为之用（凡阳经皆上于头）；行于手经，而手为之用；行于足经，而足为之用；间行于脏，而慧生；间行于腑，而饮食入。此卫气之出，而为寤也。两边齐出，且一时分驰者也。方其入也，从太阳、阳跻而下走阴跻，由少阴之分而注于肾，则目合而寐矣。故寐者，无五官之用，不在诸阳经也；无手足之用，不在手足诸经也；无饮食之需，不间行于腑也。唯从肾注心，从心注肺，从肺注肝，从肝注脾，从脾注肾，循环而已。然虽内注于五脏，而在外之经脉不为用，则不能丽于实而生慧，但游于虚而为梦。凡人夜之所梦，多属昼之所为者，卫气之所习也。其呓语者亦然。此卫气之入而为寐也，亦两边齐入，且一时并收者也。若卫气欲入于阴而寐，而勉强持之，使出而为寤，则必呵欠。《内经》谓：阴引而下，阳引而上，阴阳相引，欠者是也。

其一曰：卫行有浅深。卫行脉外，《内经》所谓卫外而为固者也，《难经》名为守邪之神，然有浅深之别焉。其法分躯壳为六层：外一层为太阳，次阳明，三少阳，四太阴，五少阴，六厥阴（凡伤寒传经即此）。寅、卯、辰三时，行三层少阳；巳、午、未三时，行一层太阳；申、酉、戌三时，行二层阳明；亥、子、丑三时，行四层太阴；子、丑、寅三时，行五层少阴；丑、寅、卯三时，行六层厥阴。故太阳卫气最盛，少阳为初进，阳明为初退，若三阴则敛藏矣（此法《难经》不载，出仲师《伤寒论》篇）。夫同此卫气，既有寤寐开合，又有行度浅深，何也？曰：《素问·生气通天论》曰（此篇专论卫气）：阳气者，若天之有日，故天常以日光明。可见寤寐者，譬犹日行南陆为冬，行北陆为夏也。浅深，譬犹日出为晨，日中为午，日入为昏也。《内经》又有一刻少阳，二刻太阳，三刻阳明，四刻三阴之法，则推求更密矣。盖卫气慓悍，行度迅急，故大开合之中，复有小开合。《内经》比之于日，诚不诬矣。

其一曰：卫分行左右。卫气行度，但有寤寐浅深之法，并无左右交通之法。其出而为寤也，则两边齐出，故两目亦齐开；其入而为寐也，亦两边齐入，故两目亦齐合。其出也，一时分驰，故手足、五官之动亦无先后；其入也，一时并收，故手足、五官之静亦无先后。其浅深也亦然。可见卫行是左右分布矣。是以病之在卫分者，病右则不及于左，病左则不及于右。仲师云：风则伤卫，即是指此。此中风所以独有偏枯之症也。李东垣不识此中至理，乃分左为血，右为气，然则人身有病，左不关气，右不关血乎？此等浅陋之见，诸医不能斥之，反从而附和之，殊可怪。

以上皆从《灵》《素》《难经》《金匮》诸书考证确凿，施之诊治，历有明效，故记之。

论脉诀

后世知斥高阳生之讹诀，而不知辨王叔和之《脉经》，总由不读《灵》《素》之过也。《灵》《素》谓：人迎为颈脉。即结喉两边之人迎穴也，叔和则指为左手脉名。《难经》谓：阳得寸内九分，阴得尺中一寸。并无关脉地步，叔和则强分三段，又将奇经八脉概附两手，分为九道。种种虚诞，真堪捧腹。至分左寸为心、小肠，左关肝、胆，左尺肾、膀胱，右寸肺、大肠，右关脾、胃，右尺命门、三焦，其法并不见于《灵》《素》《难经》，即后之仲师书中，亦无有也。后世又有各自为法，颠倒安置者。呼！五脏六腑本生成之物，可以任人提挈，视如傀儡乎？今试诘之曰：仲师谓尺寸俱紧者，名曰伤寒。若以此部位论之，则是五脏六腑皆病，何以止言曰太阳病耶？吾知其必无应矣。然则诸家脉法，皆欺人之语，不足信也。惟《灵》《素》《难经》、仲景之脉，乃古圣所贻，各有至理，且其法相同，谨摘其要如下。

一曰经脉诊法，即手足阴阳十二经也。外病必先起于经脉，内病亦必发现于经脉，故为诊病第一要法。经脉有三阳，可以审卫气，以卫气盛于阳经也；经脉有三阴，可以察营血，以营血盛于阴经也。《内经》取结喉旁人迎穴为阳明脉，以候三阳经及卫气；取两手寸口，又名气口，为太阴脉，以候三阴经及营血。其法：人迎盛于气口一倍，为少阳病；二倍，为阳明病；三倍，为太阳病。气口盛于人迎一倍，为少阴病；二倍，为厥阴病；三倍，为太阴病。《难经》则括其法，于两手尺寸中，以寸候三阳，尺候三阴。关为阴阳之界，其尺寸相较法，亦如《内经》，以人迎、气口相较也。仲师之法与《难经》同。

一曰脏气诊法，分浅深为五层。第一层，极浮者为肺。《内经》谓：皮毛为肺之合。又谓：脏真高于肺。《难经》谓：三菽之重。仲师同。第二层，略浮者为心。《内经》谓：血为心之合。又谓：心藏血脉之气。《难经》谓：六菽之重。仲师同。第三层，浮沉之中者为脾。《内经》谓：肉为脾之合。又谓：脾藏肌肉之气。《难经》谓：九菽之重。仲师同。第四层，略沉者为肝。《内经》谓：筋为肝之合。又谓：肝藏筋膜之气。《难经》谓：十二菽之重。仲师同。第五层，极沉者为肾。《内经》谓：骨为肾之合。又谓：肾藏骨髓之气。《难经》谓：按之至骨。仲师同。

凡此五者，以见阳脉为腑病，见阴脉为脏病。如三菽见洪为大肠，见细为肺，余可类推。又以轻者为腑病，甚者为脏病。如三菽略涩为大肠，涩甚为肺，余可类推。

凡此五者，各有主脉：肺涩（又名毛）、心洪、脾缓、肝弦、肾石也。如三菽见洪，为心火刑金，余可类推。

以上二法，平人则不见，惟病人乃见之。如病在经脉，则寸尺之诊必变于常；如病在脏腑，则菽数之诊必变于常。随其所变见而断其病，十不失一。

一曰平脉败脉诊法。平脉者，春微弦、夏微洪、秋微毛、冬微石，四时旺脉皆有和缓胃气，故曰微也（微也，勿认为弱）。败脉者，春但弦、夏但洪、秋但毛、冬但石，四时旺脉皆无和缓胃气，故曰但也（但也，勿认为强）。盖脉本营血，随宗气而动，宗气即呼吸天气所生，天气有春温、夏热、秋燥、冬寒之递嬗，宗气应之，亦有春弦、夏洪、秋毛、冬石之递嬗。若营血乃饮食地气所生，其性精专有常而不变，与宗气相融，故反泯其迹，而为微弦、微洪、微毛、微石，故曰胃气也。若无胃气，则无营血相随，脉中仅止宗气独行，但见弦、洪、毛、石而已，故曰败脉也。凡见败脉者，为无胃气，虽不病，亦不可救，是名真脏脉。凡脉有胃气者，虽极危之病，亦有可生。故曰：人病脉不病者，生；脉病人不病者，死。即此义也。此法，以伤寒初起必见邪盛之脉，则审胃气之法更当细辨。若伤寒十日以后，亦可用此法。

一曰脉体诊法，其法有三。

一是呼吸数诊法：一息四至为平，五六至为数，二三至为迟，数极为散，数时一止为促，迟时一止为结，止有定数曰代。

一是手指轻重诊法：轻取曰浮；重取曰沉；浮沉皆有，中独取无，曰芤；浮沉皆无，中独取有，曰牢；浮无、沉有，曰伏；浮有、沉无，曰革；有力曰实；无力曰濡。

一是脉动形状诊法：流利曰滑，凝滞曰涩，大曰洪，小曰细，过指曰长，不及曰短，劲疾曰紧，从容曰缓，端直曰弦，厥厥而摇曰动。

以上凡二十四脉，精而熟之，可以该诸书诊法。但其断法甚多，难于详载，故仅录其脉名。

以上皆详《灵》《素》、仲师、藏象及诊脉审病之法。若夫病之所由起，或从外因，或从内因，但取切要于中风者，详于后。

论病因

病有外因，如六气之风、寒、暑、湿、燥、热，八方之温、热、燥、寒是也；有内因，如饮食饥饱、喜怒哀乐、爱恶欲是也。凡此者，皆各有所及之经，有某经之脉象（如寸主阳经，尺主阴经之类），即有某经之见症（如三阳有头痛，三阴有腹痛之类）；且各有所应之脏，有某脏之脉象（心病则六菽脉洪，肝病则十二菽脉弦之类），即有某脏之见症（心病多笑，肝病多怒之类），此皆确有几兆，无难洞见者也。但久病者，邪正俱衰，则见症与脉象多不如初起之明白清楚，然其大要则固可知也。如见症虽不似初起，总必有一二未除；脉象虽与初起不同，而其可愈、不可愈，总必有胃气可据（脉以和缓为胃气）。此从古圣贤相传要诀，历试不爽者也。病之多门，不及详论，今专以风门论之。

论中风

风为八邪之长，夫人而知之矣。至于伤寒之中风，与偏枯之中风，其所以判然不同之故，则自晋迄今千百余年，竟无一人道及，可见历来诸家多愦愦也。殊不知出在《灵》《素》，特未许浅见窥及耳。夫伤寒之中风，乃六气之风，详在《素问·五运行大论篇》，此系四时天气与宗气相召（宗气即呼吸天气所生，领营血行于脉中者也），其感于人也，必入营中，故初起必有恶风发热等症，且营血本左右递注，故病则左右俱病，断无偏枯之症。偏枯之中风，乃八方之风，详见《灵枢》黄帝与岐伯论八风篇中，此是四方贼风与卫气相袭，其入于人也，但在一隅，而不及营血，故起首无恶风发热等症，且卫气本左右分布，两边各出，故病左者不及右，病右者不及左，此所以有偏枯之症也。知此则风之源头清矣。再专就八方风论之。

中风论

论八风

其法分东、西、南、北为四正，又分东南、西南、东北、西北为四维，合计为八方，各有主气，南风热、东风温、西风燥、北风寒，东南风温而热、西南风燥而热、东北风寒而温、西北风寒而燥，此其平也，太过者则贼风矣。贼风轻，其中于人也，亦轻；贼风重，其中于人也，亦重。乘卫气之隙而袭入之也（贼风又名邪风）。

八方之温、热、寒、燥，只以东、西、南、北辨之，不论四时皆有，与六气之春温、夏热、秋燥、冬寒各主一时者不同也。

卫气温养形体，《内经》所谓卫外而为固，《难经》所谓守邪之神也。卫气固密，则百邪不能侵，若少有罅隙，则邪即袭之矣。其隙在头，则中于面，但为口眼㖞斜而已，其手足固无恙也。其隙在手经，则中于臂，但为腕臂不举而已，其头足固无恙也。其隙在足经，则中于髀枢，但为步履迟重而已，其头手固无恙也。其隙在左，则中左而右无恙；其隙在右，则中右而左无恙。中足少阴，则舌枯而语言蹇涩（少阴之脉上萦舌本）；中手厥阴，则神倦而多健忘（手厥阴心主本代心君行事也）；中手少阳，则三焦不利而多噫气，且大便不行；中足太阳，则膀胱不清而多溲浊，甚至小便癃闭而不能出，以膀胱气化全凭卫气渗利，卫气为邪风所袭，不能渗利，故癃闭也。种种诸症，难以枚举，总各视其隙之所在耳。《内经》曰：邪之所凑，其正必虚。以比斫材，木坚者不入，脆者皮弛，正谓此也。是以此症多发于中年以后之人，以其卫气不无少衰也。若少壮之人，则百中无一，以其卫气正盛也。后人不明卫气之义，乃有左血右气之说，失之远矣。又有谓血虚生内风者，亦不甚切，殊不知内风之生，乃卫气之虚而有隙，如谷虚则生风耳。非血虚也。虚则有隙，而邪风入之，故曰内风感召外风也。卫气出于下焦，为生风之根，即《内经》所谓肾间动气也。其开合寤寐出入间，皆以足少阴经为门户，少阴即肾之经脉也。其经有两条，左右各一，故卫气之行躯壳、行于脏腑者，亦左右分布。凡人之始，初结胎时，其形如两甲，即两肾也，而卫气寓焉，故其开合寤寐出入间，行亦必左右分布，此内景之确而可信者，特粗工不能识耳。

动气之根，即是肾气，然必曰肾间动气者，以其为知觉运动之主，故加一动字以称之。若两边卫气平均，则知觉运动自然爽健精明。若一边卫气无病，一边卫气有病，则知觉运动必不能如平日之爽健精明矣。语云：众擎易举，独力难胜。可以为譬。

风中于左，则病在左；中于右，则病在右。独口角之㖞斜则不然，中左者，口必右；中右者，口必㖞左。所以然者，左则左边卫气不用,而经脉驰缓不收,右边卫气独用,而经脉牵引拘急,故必㖞右(口角经脉是阳明经环于唇口者,左右各一)。其中右者仿此。

论轻重

两边齐中,左右俱不仁者最重,不能运动,不知痛痒者,名为不仁,此即仲师所谓卒病(卒病者,陡然猝发,昏不知人也)。或左或右,但中一边者稍轻,此即仲师所谓偏枯也(详《金匮》)。此二者,皆病之大经者也,若中风入脏,则不可救矣。或但口眼㖞斜,或但臂不举,或但足不用,或但舌喑不能言,或但麻木有定处(麻木即不仁),此五者,皆病之在孙络者,若久而不治,亦能渐入大经矣(左右二十八脉名为大经,三百六十五穴名为孙络)。故在脏者极重,其生死只在二三日间;在大经者稍轻,往往连年累月始可渐愈;在孙络最轻,有不药而亦能自愈者。

以上从病之所在论轻重也。

人身卫气,应于五神则为知觉,温于四体则为运动。原是左右齐应,两边合用,故能使耳目聪明,心思精详,手足便利。若风邪伤卫,有一处不相应,即有一边不为用,则知觉运动皆为之迟钝矣。所谓一马不行,百马休也。所以中风之后,往往多滞钝之病,虽平生极性急爽利之人,亦变而为迂柔宽缓。盖心欲前，而身不与之俱前，以志不能率气（卫气），气不能率形也，是以知觉多错乱迷忘，运动多艰难迟钝。此皆论病后邪风已衰，卫气未复原也。当夫初起之时，则全视邪风之微甚，以定病情之轻重。其邪风之甚者，昏不知人；即邪风之微者，亦昏不知人。其风中一边者，昏不知人；即风中小络者，亦昏不知人。以卫气猝为邪风所袭，不能自主也。一二日后，或七八日后，邪风少衰，卫气之已伤于左者，虽未能骤复，其未伤于右者，则必运动，而人事始渐清醒矣。再数日后，或一二月后，未伤之卫气必渐溉及已伤之卫气，于是偏枯者亦渐渐灵活矣。若治之得法，则未伤之卫气既可渐溉相助，而已伤之卫气又可逐日生发，如是则两边均平，而知觉运动依然复旧矣。其辨轻重之法：初起昏不知人，痰鸣气促，一日之后即能平静清醒，此受邪极微，病之最轻者也；或一二日后，始能平静清醒，此受邪略甚，病之稍重者也；或七八日后，或十余日后，始能平静清醒，此受邪较甚，病之重大者也；或仍不能平静清醒，而反息高鸣喘者，此受邪最重，直入于脏，正气尽去，病之不可救者也。

以上从邪风之微甚诊轻重也。

论寒热

偏枯之风，以四方之位，定八风之寒热。伤寒之风，以四时之序，分六气之寒热者，绝然不同。盖八风之寒热，不拘四时皆有也。夫八方之风，其几微渺，非神圣不能察识。如黄帝明堂一篇，后来诸家，俱茫然不知其所指，又安能察识八风哉？吾辈虽不能审之于未形，未尝不可辨之于已著，则当据初起之症为断。如风之变乎常者：从东来，则面必青，舌必紫，甚者舌卷囊缩，筋必惕（惕者，动也。俗言肉跳），目珠多斜转；从南来，则面必赤，舌必焦，甚者生芒刺，肌必热，目之白珠必有红处；从西来，则面必白，舌必燥，甚者如白霜、积粉，皮必粟起（谓毛发竖立也），目珠多上视翻白；从北来，则面必紫，舌必黑，甚者裂缝，息必鼾（如寐者呼吸有声，俗言寒睡也），目之白珠必有黑处；从中央来（此四维合并者也），则面必黄，舌必黄黑，甚者多涎垢，肌必潮湿粘手，目之白珠必黄。其东南、西南、东北、西北来者，各以其方之法为断。

以上诸症，但见一二症便是，不必悉具也。此皆从所受之风而定其寒热也。

论证候（初起时所必有者，凡七症。或有或无者，凡十七症）

初起猝发，必昏不知人。

必有痰涎壅盛。痰涎即人身津液，本随卫气布一身者也。

风伤卫，则不能行津布液，于是津液皆随宗气进居膈中，与呼吸之气相上下，故壅于喉间也。凡风之寒者有之（此宜温），即风之热者亦有之（此宜凉）。俗医多用热药开痰者，非也。（笏）尝治此症，投以大凉剂，立开。

必有皮肤发亮。八风虽有寒热之不同，然总为阳邪。以阳邪而动卫阳，两阳相合，故发亮。

必有短气。卫气不能行津布液，则津液皆聚膈中，而宗气之呼吸为之不利，故短气。

必有自汗。风为阳邪，不闭腠理，故自汗。汗即卫气所布之液也，风邪伤卫，不能约束皮毛，汗孔空，故汗自出（亦有无汗者，热甚也）。

必有半身不动（详论八风）。

必有体重。两边卫气皆用则身轻，有一边不用则身重。

以上七症，初起时所必有者也。若无以上诸症，则非中风矣。

或语言蹇涩，或喑不能言。少阴为卫气出入门户，其脉上贯膈，络会厌穴（此发声之地，如笙之有簧也），萦于舌本，卫为风所伤，重则喑不能言，轻则蹇涩。

或大便自遗，或大便燥结。卫气间行于腑者，为三焦原气，伤重则不能约束，故自遗；伤轻则不能传送，故闭结。常见有仅闭一二日，而大便干燥如石者，此热胜也；有闭至二十

中风论

余日而仍溏者，此湿胜也。

或小便遗溺，或小便癃闭。卫气唯下焦为盛，其间行于腑者为三焦，然必先从膀胱起，故《内经》以三焦与膀胱并称。膀胱有出窍，而无入窍，凡三焦水液之注入膀胱，全凭下焦卫气蒸渗而入，乃从小便而出。若风伤卫，则卫外之卫气（即行于经络者）皆进入膀胱。渗利太过，则为遗溺；不能渗利，则为癃闭。俗书谓遗溺为肾绝者，非也。尝见有遗溺而仍愈者矣。凡小便中，久澄之而有如膏发粉者，乃下焦有热，蒸铄水液，有如煎膏者然，故初出甚清，澄久则稠。盖初出尚热，如膏之热则不凝也；澄久则冷，如膏之冷则必凝也。不可认此为虚寒（小孩小便初出清澄，久变色如白浆，亦此义。以小孩纯阳，下焦多热也。书指为寒，则误矣）。

或阳事暴举。卫出下焦，即肾间动气。卫之在外者，虽为风伤，而在下焦者，反郁闭不泄，故暴举。尝见有中风偏枯之后，反连生数子者矣。然其偏枯犹不愈者，以卫气不能行于表也。

或阳事痿弱。此因在外卫阳已伤，挹取其下焦卫气，外泄则肾间动气不强，然其偏枯转易愈者。昔一友患此，竟不药而偏枯愈，愈后半年，阳事复强。可知此症当缓，以俟其生发，不可用热药损筋。

或心悸善忘。悸，即怔忡也。卫不行津，则津停为水，水停胸下，则令人悸（详《内经》）。

或智虑多疑。卫阳伤，则不能取决，其神不足故也。

或嗳气不食。此非不食，乃腹中不甚饥耳。卫伤一边，则三焦气化不速，不能消水谷也。

或消谷善饥。此惟风淫于内者有之，《内经》所谓风能消谷也。昔一友患此，治以咸寒之药，一日而偏枯喎僻皆愈。

或心烦不寐。卫气浮于外，与风相合，不得行于阴，则目为之不瞑（详《内经》）。

或贪眠嗜卧。此惟风入少阴者有之，仲师曰：少阴之为病，但欲寐。

或呵欠不止。一边已伤之卫气不行于阳，但欲入于阴；一边未伤之卫气能行于阳，阳引而上，阴引而下，阴阳相引，故呵欠。此症最多。

或头痛如箍。此邪风盛于三阳阳经也。三阳之脉皆上行于头，风性上僭，故头痛。

或背反如折。此邪风盛于太阳、督脉、阳跷也。此三脉行于背，风邪入之，则三脉皆急。背反者，身往后仰，俗语所谓角弓反张也。《内经》名为痓。其症兼有目直视，头摇，手足搐搦（即抽掣。中风之搐搦只一边动）。此症较重，乃风邪兼入营分，故兼见此症。专在卫分者，无此症也。

以上十七症，初起时或有或无者也。

中风论

　　凡所必有之症，乃偏枯中风之本症，无此则非矣。或有或无之症，乃因其人受邪有轻重，经络有虚实，人之形体起居不同，故病情亦有不同也。此皆从其初起而言之耳。若夫缠延日久，则人情百变，病情亦百变，虽大禹神圣，亦不能铸鼎象物，穷尽怪相也。然可愈、不可愈，尚可以约略言之，今并附数则于下。

　　——偏枯日久，以致骨节之间、肌肤之内，渐生痰涎，外见浮肿者，难愈。人身生气寄于津液，亦犹天地生气寄于水也。凡天下之无形而有形者，皆水也。《易》曰：天一生水。试看草木、昆虫，莫不皆然。人身津液得卫气以统之，则能生血、生肌，若卫气为风所耗，则形体必瘦。若津液停而为痰涎，注于肢节、肌肤之间，则必始瘦而后肿。《内经》谓：风气客于诸经之络，迫切而为沫。又谓：沃沫聚之则极，肌肤而为肿者是也。沃沫，即痰涎也。俗书不知此理，或指为寒湿，或指为脾虚，误矣。殊不知此症多生于热，譬如以水擦手，热则生泡，以火炙肌，亦生水泡。可知热从风生，沃沫微聚亦如水泡而已。此因日久，卫气大耗，一时难于复旧，故难愈。若无此，则易矣。

　　——偏枯日久，手足拘挛，不能屈伸者，难愈。《内经》曰：阳气者，精则养神，柔则养筋。筋虽为血所养，必得卫气以温之，而后舒卷自如。《难经》谓：血主濡之，气主煦之。

若日久，卫衰营血耗，无以养筋，是由气分而累及血分，由浅入深，故难治。

——偏枯日久，脉见沉细数急者，难治。凡中风之脉，必浮大而缓。考之《灵》、《素》、仲师，皆是如此说。验之诊治，亦是如此脉。有日久而此脉犹不退者，有日久而此脉尽退，独见四时平脉者，有变见迟脉者，皆属易愈。惟变成沉细数急者，最为难愈。所以然者，以其病已入血分也。沉主血分，细为血少，数急为有气无血。盖脉本宗气，领营血而行，宗气无形而悍急，营血有形而迟缓，二者相配，而后脉均。若无血，则宗气独行，故数急也。血不足以充之，故细也。一见此脉，便是营血已伤，故难愈。凡病已入营者，为重也。

以上皆节取大概言之，尚有风痱、风懿、风痹等名，未能详及。然而中风诸义，则已括尽无遗矣。其左瘫右痪等名目，皆立自后人，徒有其名，羌无实义。夫营卫行度，经络浅深，《灵》、《素》、仲师皆言之甚详，后人不知，此处探求，辄暗中摸索。或谓中风为虚，或谓为火，或谓为痰，或谓为气，或谓为风、痰、气三者并合，或谓风、痰、火诸邪夹发，究不能得病源实在。更有以中魔、中暑、中毒，一切混杂邪病，而分为类中、直中者，此皆源流不清，内景不明，纸上谈兵，无济实用者也。

论风脉

中风之脉,其起首必浮大而缓。考之《灵》、《素》、仲师,其言既同,验之诊候阅历,又千人如一。浮以手指轻重取之,大以脉之形状取之,缓以脉之至数取之(至数即一呼四至也)。盖风则伤卫,风为阳邪,故大;卫行脉外,故浮。病初起时,但在脉外之卫分,未入脉内之营分,其脉中之营血、宗气依然照常行度,故缓也。缓是脉之动数。宗气领营血而动,宗气一呼,营血二动;宗气一吸,营血二动;一呼一吸,脉凡四动,是名为缓,乃是无病平脉。因中风但伤卫而不伤营,故脉应照常缓也。然则何以辨邪风之轻重?曰:浮大异常者,其邪重;浮大同等者,其邪轻;浮大略见者,邪最轻。断病之法,只取浮大为病脉,非指缓为病脉也。缓为平人之脉,故不可作病看。然则但言浮大足矣,何必又言缓?曰:古人言此,正以明病不在营耳。若入营,则不能缓矣。后人不识此理,往往将平脉混入病脉,此脉学之所以晦也。

其八风之邪,则又从浮大中兼见之脉别之。如风从东来者,为木邪,主温化,其大中必兼弦象;从南来者,为火邪,主热化,其大中必兼滑象;从西来者,为金邪,主燥化,其大中必兼涩象;从北来者,为水邪,主寒化,其大中必兼紧象;从中央来者,为土邪,主湿化,其大中必兼濡象。其东南、西南、东北、西北四维相并而来者，则各以其方之脉兼见也（如见其弦象、滑象错出，则为风从东南来之类）。凡此诸脉，历断千人，无一遁者，孰谓脉法难凭耳？

八方之风，分为温、热、燥、寒、湿，五等之中，温、热、燥居其三，皆热症也；寒则仅居其一；湿则有从寒、从热之不同。可知中风一症，热病居多，故南人中风较多于北人。而生平疗病，每以凉药奏效，其源皆从此中悟出。近日诸医，但执庸陋俗书，暗中摸索，轻者酿成废人，重者卒致不救，不如勿药为高。

偏枯日久，则脉多变矣。然亦一二年其脉仍浮大而缓者，此风邪与卫气相合而不去，如银之入汞也（水银为汞），其症必将复中。盖阳邪未去，势必再召新邪也。复中则病加剧，若治之得法，不但复中可免，即偏枯亦可愈也。其脉为沉细数急者，难愈；其脉变为迟者，可愈（一息三至名为迟）；其脉浮大全退，而见四时平脉者，易愈。中风在三阳经，则浮大之脉寸部盛于尺部；在三阴经，则浮大之脉尺部盛于寸部；若阴阳诸经俱中，则尺寸俱浮大如一。此分辨经络之法。

论治法

治法无他，专从卫气治之而已。卫气有根本、有枝叶，有表、有里。卫出下焦，为肾间动气者，根本也。从少阴之分，间行五脏,则为知觉性灵;间行六腑,则为三焦气化,此皆里也。温养形体,为守邪之神者,表也。从诸经而行于脉外,则为运动形体,五官得之,而耳目聪明,四体得之,而手足持行,此皆枝叶也。其根本在肾,附于脂膏,则为水中之火,如灯之附于油也。根本治法,有宜补火者,如灯之添草则光焰益大;有宜补水者,如灯之加油则长明不熄。世俗专以补火为事,则油竭者光亦熄矣。其枝叶在经,温于肌肉,则附于汗液,如树木之以皮行津,得春夏阳气,而后浆汁盛也。枝叶治法,有宜用散者,如树之津气通则荣茂;有宜用收者,如树之皮津泄则枯槁。世俗专以敛补为事,则津壅者,树必胀绝矣(如漆树,日久不取漆,则必胀闷而枯。用树皮行津,以比卫阳之汗,其理至确。凡过汗亡阳者,即亡卫阳耳)。是以欲卫气之根本强,则当油草并加,不可专用热药;欲卫气之枝叶盛,则当散敛兼施,不可专用补药。凡治病养生皆然,不独中风也。

八方之风,虽有寒热之不同,然皆为阳邪,况又从热化者,五居其三。人身卫气,即是阳气,以阳邪而与阳气合,则水乳交融,毫无捍格矣。同类相求,而不相争,此偏枯中风者,所以无恶寒、发热等症也。可知中风之伤卫气,乃邪风与卫气相混耳。其所以知觉运动皆为之不灵者,譬如三军之卒,有一军与贼私和,则号令不行,独一军不行也,势必三军皆为掣肘，观望不前矣。故善治中风者，必先从而分之，使邪风与卫气相离，而后风可净，而卫气仍为我用也。此侯氏黑散所以用白矾之意。喻嘉言谓，为填塞空窍。夫白矾善消物，岂是填塞之药？可谓凿矣。

凡风之入，必乘卫气之隙，其隙多起于内热。盖寒则卫气敛，故冬时之人多无汗；热则卫气散，故夏时之人多大汗。寒则腠理闭，故无隙可入；热则腠理开，故有隙可乘。其内热或生于七情，或生于饮食（每见好服温补者，多有中风之病），此所谓以内因而感召外因也。后人有所谓胃热生内风而致者，其言甚是，然不知此为卫气之病，究属一得之见。嘉言谓猝倒不省人事为阳虚，而妄拟参附为治，总由不识卫气有表里之义耳。《素问·生气通天论》曰：阳气者，烦劳则张。此论专言卫气，烦劳即内热也，张即开也。此卫气因热起隙之由也。又曰：辟积于夏，使人煎厥。辟亦开也，夏则腠理汗孔皆开也。煎即烦也，厥者逆也，谓气逆于上，则多热也。此皆言内热。又曰：目盲不可以视，耳聋不可以听，溃溃乎若坏都，汨汨乎不可止。此即形状中风昏不知人之象也。

卫气之隙，由于表气不固，则散药似不可用矣。然用温药为散，则不可。若用凉药为散，乃至妙之法。盖凉则腠理敛，而散则卫气通。尝见偏枯兼有麻木者，《内经》谓：卫气不通者，为皮痹不仁。卫气痹闭，即麻木也。或用滋阴养血之剂而愈者，缘受病本轻，得此甘寒阴药，解其内热耳。若受病稍重者，便难取效。可知此症，非从血治也。其过服温补者，多至成废。盖此症本由于内热，而又多外热之邪也（东风温、南风热、西风燥，四方之气，热居其三）。

南方地土温暖，其人腠理常开而卫气疏，故多中风。北方地土寒凉，其人腠理常闭而卫气密，故中风者少。惟尊贵人，温暖太过者偶有之，然亦易愈也。南人中风后，赴北方而愈者，尝见三人矣（俱服苏合香丸而愈）。《素问》曰：阴精所奉者，其人寿。《西洋志》：欧逻巴以北，地寒，人多寿；葛淄巴处南，四时皆热，其人不寿。非虚言也。凡久病，必先顾其脾胃，以血气之生发，全凭脾胃之运化也。然二者之治法判然不同。脾为阴、为脏，为胃行其津液者也。其治法宜燥，燥则健；宜补，补则强，故其药宜甘温。胃为阳、为腑，为水谷之海。其治法宜润，润则化（凡干土不能腐物，必湿土始能腐物）；宜通，通则运。故其药宜清凉。喻嘉言谓：养胃与补脾有天渊之别。叶天士谓：胃不强者，以凉通之则强；脾不健者，以温补之则健。《内经》曰：胃欲寒饮，肠欲热饮。寒饮即清凉养胃之义，热饮即甘温补脾之义。肠即小肠也，为受盛之地（凡水谷之腐化皆在小肠之内），变腐水谷，而后脾始挹其精微，以生气血（水谷精气上输于脾）。故不言脾而言肠也。

喻氏、叶氏之言，正与《内经》合，特二君皆从治病悟出，故立言不与《内经》同耳。

脾胃之治不同，然则何以别之？曰：即以其病别之。其病起于寒症，而不能食者，则宜燥补脾土，而用甘温药；其病起于热症，而不能食者，则宜润通胃气，而用清凉药。不独始病为然，即久病亦然。譬如偏寒、偏热之病，既退之后，犹不能食，投以凉剂，则胃气立开。世俗只知补脾之法，不知养胃之法，往往见热病不食，辄以凉药碍脾，疑而不敢用，其贻害者多矣。李东垣作《脾胃论》，不能确切分疏，仅为调停之说，亦由传派不清，内景不明耳。

其有先患热病，后变寒症者，则用补脾法；先患寒病，后变热症者，则用养胃法。凡病久脾胃不旺，仍各从其病为治也。

论药饵

昔扁鹊但论脉书（即《难经》），未传禁方，故无方论。因未遇传人，而遽遭李谧之害也（秦国太医自以技不如扁鹊，使刺客害之）。《神农本经》、伊尹汤液又无传书，往往为后世所淆乱。张仲师有《金匮方》，亦多散逸。如葛稚川、孙思邈之徒，皆剽窃《金匮方》而自为书，究不能明其旨。近世如李时珍之《纲目》，未免太杂（虽小说妄谈，亦为采入，以乱其真，故其书太杂)。汪䚎庵之《本草》，未免太迂（淡竹叶，隰草也，乃棣木部，其他舛谬亦多)。方药之道几于晦矣。窃以平生所试验，质诸仲景遗书，充类至尽，固可以意求之也。兹择其切要者列下。

病在卫气，则当从卫分用药。卫气有表里不同，表者行津为汗，温养形体之阳气也；里者受命之根，水中之火，即肾间动气也。肾间动气，即卫气之根，出于下焦，附以脂膏，为水中之火，其治有四法：火衰者，温中以益之，如灯之添草也。其药则有附子、肉桂、胡巴、故纸、干姜、吴萸、及椒、磺、茴香之属；其方则有四逆、回阳、理中、温中之类。火盛者，壮水以制之，如灯之添油也。其药则有地黄、白芍、知母、黄柏、元参、龟胶、及丹皮、芩、连之属；其方则有八味（知柏八味）、六味、封髓（古有三方封髓丹）、固精之类。火离于水，虚阳外浮者，则先用温中，引阳下归于根，后用壮水恋阳，使不复越，则阴平阳秘矣。火郁于水，真阳不伸者，则于益阳之中加以透发，如麻黄附子细辛之意，则阴退阳盛矣。

卫行脉外，为守邪之神，温于肌肉，运于形体，为肌表之阳，其治有六法：或表阳外闭，无汗烦闷，则发汗以疏之，如麻黄、桂枝、羌活、独活之类。或表阳外泄，汗出不止，则固表以敛之，如白芍、龙骨、牡蛎、附子、黄芪之类。或表阳太盛，肌热如灼，则凉肌以解之，如石膏、知母、胡连、地皮之类。或表阳太虚，厥冷恶寒，则温经以助之，如桂枝、干姜、参、芪、香、蔻之类。或卫气盛于阳经，而衰于阴经，上逆者，则苦以降之，如龙胆、栀子、黄连、芦荟之类。或卫气盛于阴经，而衰于阳经，下陷者，则辛以升之，如升麻、葛根、白术、黄芪之类。

以上皆从卫分审病，用药之大略也。若夫中风之治，则又当细辨之。

风为阳邪，卫为阳气，两阳相合，而不相争，故无恶寒发热等症。阳主开，故有自汗。卫为风所淆，则知觉运动俱为之不用，故猝倒不知人。仲景用独活以解外（因其有汗，故只用轻表），白菊、秦艽以解风，白芍以固卫气，归身以附营气，白术以安宗气，尤妙。入白矾以澄之，不使风与卫相浑，以遗日后之患，此侯氏黑散所以为至当至确之法也。但中风必有从寒、从热之不同，则此方亦有加温、加凉之各异，特孙思邈从《金匮》录方时多遗脱耳。

中风之从寒化者，何以辨之？曰：其四肢必厥，必无汗（寒则腠理闭），余症与前同。其治宜峻表，如麻黄汤加三生饮之类。尝用防风通圣散而愈者五人。其方则麻黄、桂枝、防风、羌活、白术、白芍、当归、枳壳、大黄、芒硝也，因药力甚猛，自能分开邪正，故不加入白矾。

中风之从热化者，何以辨？曰：其舌必枯（干裂如错），

中风论

四肢必热，必大汗（热气所蒸），余症与前同。其治宜凉解，如清凉饮子及玳瑁散主之，然总不如白虎汤、竹叶石膏汤为妙。生平尝用此二方治十余人，皆有殊效。亦因药力甚猛，自能分开邪正，故亦不必白矾澄之也。

以上二条，皆初起用药之法，若不如此，多至拘挛痿废矣。其后治之法，又当细辨之。

中风数日之后，人事渐醒，诸症渐减者，邪风衰也。然余邪之与卫气相融者，必不能净，卫气之为风耗者，必难骤复，故往往有偏枯、善忘诸恙。其治又当从养营、养气之中，加入竹沥、荆沥为引，或加姜汁为引（初起从寒化者可加，热化者忌）。然药力既轻，取效必不能速，又宜久服之，乃能有功也。盖竹沥、荆沥，乃草木行津之处，卫气之在表，亦如树木之以皮行津，故用此为引。

中风日久，则卫气必衰，在表之卫气盛，必须益其肾间动气，如树木培其根本，则枝叶畅茂也。若专用芪、术，以补表阳，则宗气必僭而生热，而风之余邪不除（人参、黄芪、白术，皆补宗气之药）。若加入归、芍、地黄以配之，则又仅生营血而已，而于卫气无益。若用桂、附之类，虽能益肾间动气，亦易于生热。昔人创易老地黄饮子，用桂枝、附子，与生地、麦冬、白菊同用，服之亦有效验（必加竹沥、荆沥方效）。然总不如紫河车之妙，其性得血气之余，既非草木可比,且又不寒不热,而为卫气生发之源。盖人身结胎时,其形如两甲,即两肾也。此卫气受生之始,河车即从此两甲而生,以包护于五官、四体之外,即卫气外行躯壳,卫外为固之始,以血肉之属补,为血肉之同气相求,乃无上妙品也。

近日广东出有再造丸,服之亦间有效者,而不知其为何药。后于静芸斋《集验良方》中见之,即苏合丸之加减耳。其方皆辛香行气之药,用之于寒化者则效,用之于热化者多不效。其曰:中左者用四物汤下,中右者用四君子汤下,亦不过沿袭左血右气,为诡遇之计,究非治病正理。

夫人益卫气之法,多主用酒。《灵枢》谓饮酒者,卫气盛,先行络脉,后行经脉,是以知有何脉之动。今验之人事,凡饮酒者,懦夫有强毅之气,愚夫有明决之气,笨人有轻便之气,静者好动,嚅者多言,此皆缘卫气先盛,则知觉运动迥异于常耳。是以扁鹊对齐桓侯有酒醪之语。然则欲益卫气,正不必戒酒,但不可太过,太过反耗气;不可太热,太热反生病(宜别图浸酒之法)。绍酒乃马蓼曲所作,马蓼曲性克削,能荡涤肠胃,非过食油腻者不能受。烧酒虽热,然是水中之火,故为佳,但不宜多饮耳。盖天地无全功,圣人无全能,是在养生者宜自为斟酌也。扬州有百花酒甚佳,京都史国公酒亦佳。

食物不必过拘,不论寒热,皆可取食。盖食杂则无偏寒、偏热之患,若认定一类为食,则偏矣。《素问》曰:物增而久

中风论

（谓专食一物者），天之由也。可以知戒。尝见中风偏枯人，谨守医戒者，虽服药而不愈，其放饭流歠者，虽不药而自愈。可知治病之道，在于得诀，不在于戒口也。唯是习俗相沿，必多疑虑，今亦从俗，但戒动风之物，如雄鸡、鲤鱼、黄鳝、鲜虾、香椿、鲜菌六者而已，其他俱不必戒也。至于日用荤肉蔬菜，与卫气相习已久，戒之则无以养胃气矣。

凡素有小恙，与中风本病无涉者，则不必兼治，反分药力，纵欲除尽，亦必愈后治之。如肠风痔血等症，此血溢于阳明正络而来，《内经》所谓：阴络伤（肠在下，故曰阴络），则血下溢为圊血（大便曰圊）是也。此属血分，与卫气风邪无涉，故不必兼治。且此为轻恙，风为重恙，不可治轻而弃重也。

凡服药饵，有不宜服而服之反无恙者，以其本无甚病，纵误服药饵，亦不过如多食寒物、多食热物而已。盖无病，则人身气血不为之动，故得无恙也。若因其无恙，而辄信为可服，服之日久，未有不增病者矣。此亦物增而久之义也。有不宜服而服之即有害者，以其本有病，稍一误用，则其害立应。盖有病，则人身气血已动，再加误药，以助其病，则病愈剧矣。故曰：不服药为中医。

凡过服药饵者，其效迟，往往寒之不见其凉，温之不见其热，因其胃口与药习惯耳。有连服十数剂，不甚见功，其实已暗受其益，譬如嗜酒之人，一旦使之戒酒，则反难过矣。

附　案

奉新张希良，卒倒不知人，头破出血，喉中痰鸣，遗溺，汗大出，两手两足皆不顺适，众医咸知为脱，已煎参附汤矣。余望其色，面赤而光，切其脉，浮大而缓，急止参附，投白虎汤一剂而痰静，再剂而渐醒，次日左手足能动，而右则否，始知偏枯在右矣。因连服数剂，右手亦愈，但不思食，众疑服药过凉，止之弗听，再服清凉数剂，乃大饥能食，倍于平日，而病全愈。或曰：何以断其必夹火，而面赤之必非戴阳乎？为虚阳上脱，其脉必散，断不能缓，故确知（细急不分至数者为散，若见此脉，须桂、附以纳之）。

新建刘四美，猝不知人，目闭痰鸣，只右手动，余不动，无汗，医者投以参附，三日后遂头摇、舌裂。余用防风通圣散，大汗出而苏。因欲再进，阻于俗医，改用轻补剂，遂成偏枯，筋急不能屈伸，竟废。

南昌卢生，病如刘四美，误服参附已六日矣。亦用前方三贴而苏，再用原方加减，八贴而全愈。可知此症，多受补药之害。

安义尉白映升，年六十余，尚健如壮年，从不服药。癸酉夏月，赴城隍庙烧香，忽跪不起，口中喃喃，语不明白，一家谓受神谴也。舁归，则喉中痰鸣，已僵矣。余视其舌，如错而黑，用大秦艽汤倍生地，加石膏，三日而尽，五剂乃苏，而左半不能动，再用十剂，仍无效，因尽去风药，专用元参、天冬、麦冬、生地、酒芍、白菊、知母，服两月而愈。

奉新李荣光，体肥多痰，生平好服芪、术，虽当归亦不敢服，一日猝倒不知人，口㖞，右手不动，舌黑而干焦，用白虎汤加麦冬、元参、生地、当归、白芍、白菊，四剂而苏，右亦渐动。怕药凉，不肯再服，竟成偏枯，语言蹇涩。

靖安辛文祥，好服补药，因而泄泻。医者谓其脾虚火衰也（时已年六十二），极力温补，而泻愈甚，肌肉消尽而泄，食入即出，卧床一月矣。继而猝不知人，口眼㖞斜，不能言，右半不动。余用生地八两，麦冬四两，白蜜一盏，嘱代茶常服。连服半日，果泄止，遂放心服之，一日尽一帖，二日而苏，再服至六七日，而手足亦动，仍不能言耳。再服一二日，而大便胀急不得出（已十余日不大便），于是改用承气汤加薄荷，服二帖大便通，而手足皆灵，语言亦出矣。再服前方（即生地、麦冬），一月全愈（计服生地三十斤，麦冬十余斤）。或问其故，曰：人身肠胃有三十六曲，岂能食入即出，此明是温通太过，三焦气化转运太速，即火泄也。热积于内，而犹行温补，以致内热感召外风，故猝中邪风。用润药以缓其传送，故泄止；以解其内热，故风息。

姑录数案，以明中风多热病，乃确有所见，非从纸上空谈，且可知一切俗书不足信也。彼《景岳全书》《医门法律》《医宗必读》等书，皆梦呓耳。吾未见其能愈此病也。奈何甘听其诳，而不辨耶。

《中风论》终

三三医书

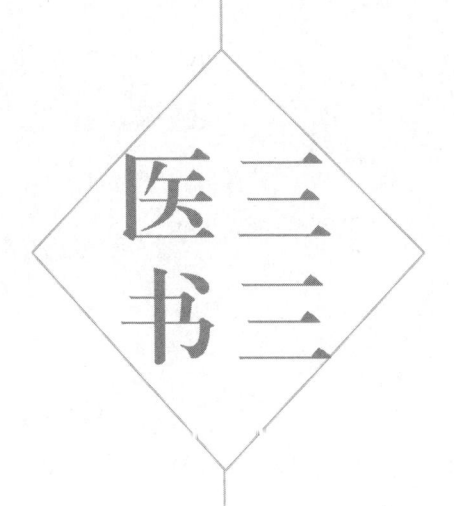

咳论经旨

清·凌德 辑

提要

  《咳论经旨》四卷,清湖州凌嘉六先生遗稿也,以其哲嗣永言社友惠寄。嘉六先生即晓五先生昆季行,著作等身,言医必本于经。本书所辑亦不越于《内》《难》《甲乙》《金匮》《伤寒》,故名经旨。想见先辈之崇古遵经,足砭后世之数典忘祖。嘉六先生遗著存社者尚有多种,因咸系原稿,未曾杀青,致稽搁未刊已有数年。屡荷永言社友驰书督责,深滋负疚。兹特次第刊行,以践吾言不妄。

咳论经旨·卷一

浙湖凌嘉六先生遗著
后学裘庆元刊
男咏永言录存

《上古天真论篇》曰：上古圣人之教下也，皆谓之虚邪贼风，避之有时。（邪乘虚入，是谓虚邪。窃害中和，谓之贼风。避之有时，谓八节之日，及太一入徙之于中宫，朝八风之日也。《灵枢经》曰：邪气不得其虚，不能独伤人。明人虚乃邪胜之也）（新校正云：按全元起注本云：上古圣人之教也，下皆为之。《太素》《千金》同。杨上善云：上古圣人使人行者，身先行之，为不言之教。不言之教胜有言之教，故下百姓仿行者众。故曰：下皆为之。太一入徙于中宫朝八风义，具《天元玉册》中）恬惔虚无，真气从之。精神内守，病安从来。（恬惔虚无，静也。法道清净，精气内持，故其气邪不能为害）

《四气调神大论篇》曰：秋三月，此谓容平。（万物夏长，华实已成，容状至秋，平而定也）天气以急，地气以明。（天气以急，风声切也。地气以明，物色变也）早卧早起，与鸡俱兴。（惧中寒露，故早卧。欲使安宁，故早起）使志安宁，以缓秋刑。（志气躁则不慎其动，不慎其动则助秋刑急，顺杀伐生。故使志安宁，缓秋刑也）收敛神气，使秋气平。（神荡则欲炽，欲炽则伤和气。和气既伤，则秋气不平调也。故欲敛神气，使秋气平也）无外其志，使肺气清。（亦顺秋气之收敛也）此秋气之应，养收之道也。（立秋之节，初五日凉风至，次五日白露降，后五日寒蝉鸣。次处暑气，初五日鹰乃祭鸟，次五日天地始肃，后五日禾乃登。次仲秋白露之节，初五日盲风至，鸿雁来，次五日玄鸟归，后五日群鸟养羞。次秋分气，初五日雷乃收声，次五日蛰虫坏户，景天华，后五日水始涸。次季寒露之节，初五日鸿雁来宾，次五日雀入大水为蛤，后五日菊有黄华。次霜降气，初五日豺乃祭兽，次五日草木黄落，后五日蛰虫咸俯。凡此六气一十八候，皆秋气，正收敛之令，故养生者必谨奉天时也）逆之则伤肺，冬为飧泄，奉藏者少。（逆，谓反行夏令也。肺象金，王于秋，故行夏令则气伤。冬水王而金废，故病发于冬。飧泄者，食不化而泄出也。逆秋伤肺，故少气以奉于冬藏之令也）逆秋气，则太阴不收，肺气焦满。（收谓收敛，焦谓上焦也。太阴行气主化上焦，故肺气

不收，上焦满也）（新校正云：按焦满，全元起本作进满。《甲乙》《太素》作焦满）

《生气通天论篇》曰：秋伤于湿，上逆而咳。（湿，谓地湿气也。秋湿既胜，冬水复王，水来乘肺，故咳逆病生）（新校正云：按《阴阳应象大论》云：秋伤于湿，冬生咳嗽）发为痿厥。（湿气内攻于脏腑则咳逆，外散于筋脉则痿弱也。《阴阳应象大论》曰：地之湿气，感则害皮肉筋脉。故湿气之资发为痿厥。厥，谓逆气也）

《金匮真言论》曰：西风生于秋，病在肺，俞在肩背。（肺处上焦，背为胸府，肩背相次，故俞在焉）西方白色，入通于肺，开窍于鼻，藏精于肺。（金精之气，其神魄。肺藏气，鼻通息，故开窍于鼻）故病在背。（以肺在胸中，背为胸中之府也）其味辛，其类金（性音声而坚劲），其畜马（畜马者，取乾也。《易》曰：乾为马）（新校正云：按《五常政大论》云：其畜鸡），其谷稻（稻坚白）。其应四时，上为太白星。（金之精气，上为太白星，三百六十五日一周天）是以知病之在皮毛也。（金之坚密，类皮毛也）其音商（商，金声也。孟秋之月，律中夷则，大吕所生，三分减一，管率长五寸七分。仲秋之月，律中南吕，太簇所生，三分减一，管率长五寸三分。秋季之月，律中无射，夹钟所生，三分减一，管率长五寸。凡是三管，皆金气应之），其数九（金生数四，成数九。《尚书·洪范》曰：四曰金），其臭腥（凡气因金变，则为腥膻之气也）。

《阴阳应象大论篇》曰：秋伤于湿，冬生咳嗽。（秋湿既多，冬水复王，水湿相得，肺气又衰。故冬寒甚则为咳）西方生燥（天气急切，故生燥），燥生金（金燥有声，则生金也），金生辛（凡物之味辛者，皆金气之所生也。《尚书·洪范》曰：从革作辛），辛生肺（凡味之辛者，皆先生长于肺），肺生皮毛（肺之精气，生养皮毛），皮毛生肾（《阴阳书》曰：金生水，然肺金之气养皮毛已，乃生肾水）。肺主鼻（肺藏气，鼻通息，故主鼻），其在天为燥（轻急劲强，燥之用也），在地为金（坚劲从革，金之性也），在体为皮毛（包藏肤腠，捍其邪也），在脏为肺（其神，魄也。《道经义》曰：魄在肺，魄安则德修寿延），在色为白（象金色），在音为商（商，谓金声，轻而劲也。《乐记》曰：商乱则陂，其官坏），在声为哭（哭，哀声也），在变动为咳（咳谓咳嗽，所以利咽喉也），在窍为鼻（鼻所以司臭呼吸），在味为辛（辛可用散润也），在志为忧（忧，深虑也）。忧伤肺（虽志为忧，过则损也），喜胜忧（喜则心火并于肺金，故胜忧也。《宣明五气篇》曰：精气并于心则喜）。热伤皮毛（热从火生，耗津液故），寒胜热（阴制阳也）（新校正云：按《太素》作燥伤皮毛，热胜燥。又按：王注《五运行大论》云：火有二别，故此再举热伤之形证)。辛伤皮毛(过而招损),苦胜辛(苦,火味,故胜金辛)。天气通于肺(居高故)。愚按:道家云鼻谓玄关之窍,呼吸天气。

《阴阳别论篇》曰:一阳发病,少气,善咳,善泄。(一阳,谓少阳胆及三焦之脉也。胆气乘胃,故善泄。三焦内病,故少气。阳上熏肺,故善咳。何故?心火内应也)其传为心掣,其传为隔。(隔气乘心,心热故阳气内掣,三焦内结,中热故隔塞不便)三阴结谓之水。(三阴结,谓脾肺之脉俱寒结也。脾肺寒结,则气化为水)

《灵兰秘典论篇》曰:肺者相傅之官,治节出焉。(位高非君,故官为相傅。主行荣卫,故治节由之)

《六节脏象论篇》曰:肺者,气之本,魄之处也。其华在毛,其充在皮,为阳中之太阴,通于秋气。(肺藏气,其神魄,其养皮毛。故曰肺者气之本,魄之处,华在毛,充在皮也。肺脏为太阴之气,主王于秋,昼日为阳气所行,位非阴处,以太阴居于阳分,故曰阳中之太阴。通于秋气也。《金匮真言论》曰:日中至黄昏,天中之阳,阳中之阴也)(新校正云:按太阴,《甲乙经》并《太素》作少阴。当作少阴。肺在十二经虽为太阴,然在阳分之中当为少阴也)

《五脏生成篇》曰:肺之合皮也(金气坚定,皮象亦然。肺脏应金,故合皮也),其荣毛也(毛附皮革,故外荣),其主心也（金畏于火，火与为官，故主畏于心也），诸气者皆属于肺（肺脏主气故也）。咳嗽上气，厥在胸中，过在手阳明、太阴。（手阳明，大肠脉。太阴，肺脉也。手阳明脉自肩髃前廉，上出于柱骨之会上，下入缺盆络肺，下膈属大肠。手太阴脉起于中焦，下络大肠，还循胃口，上膈属肺，从肺系横出腋下，故为咳嗽上气，厥在胸中也）（新校正云：按《甲乙经》厥作病）白脉之至也，喘而浮，上虚下实，惊有积气在胸中，喘而虚，名肺痹，寒热。（喘为不足，浮者肺虚，肺不足，是谓心虚，上虚则下当满实矣。以其不足，故善惊而气积胸中矣。然喘而脉浮，是肺自不足。喘而虚者，是心气上乘，肺受热而气不得营，故名肺痹，而外为寒热也）得之醉而使内也。（酒味苦燥，内益于心。醉甚入房，故心气上胜于肺矣）

《五脏别论篇》曰：帝曰：气口何以独为五脏主？（气口，则寸口也，亦谓脉口。以寸口可候气之盛衰，故云气口。可以切脉之动静，故云脉口。皆同取于手鱼际之后同身寸之一寸，是则寸口也）岐伯曰：胃者，水谷之海，六腑之大源也。（人有四海，水谷之海，则其一也。受水谷已，荣养四傍，以其当运化之源，故在六腑之大源也）五味入口，藏于胃，以养五脏气。气口亦太阴也。（气口，在手鱼际之后同身寸之一寸。气口之所候脉动者，见手太阴脉气所行，故言气口亦太阴也）是以五脏六腑之气味皆出于胃，变见于气口。（荣气之道，内

咳论经旨

谷为实）（新校正云：详此注出《灵枢》，实作宝。谷入于胃，气传与肺，精专者，循肺气行于气口，故云变见于气口也）（新校正云：按全元起本出作入）故五气入鼻，藏于心肺。心肺有病，而鼻为之不利也。

《诊要经终论篇》曰：春刺秋分，筋挛逆气，环为咳嗽。病不愈，令人时惊，又且哭。（木受气于秋，肝主筋，故刺秋分则筋挛也。若气逆环周，则为咳嗽。肝主惊，故时惊。肺主气，故气逆又且哭也）（新校正云：按《四时刺逆从论》云：春刺肌肉，血气环逆，令人上气也）凡刺胸腹者，必避五脏。（心肺在膈上，肾肝在膈下，脾象土而居中。故刺胸腹必避之。五脏者，所以藏精神魂魄意志，损之则五神去，神去则死至，故不可不慎也）中肺者，五日死。（金生数四，金数毕，当至五日而死。云三日死，亦字误也）（新校正云：按《刺禁论》云，中肺三日死，其动为咳。《四时刺逆从论》同。王注《四时刺逆从论》云：此三论皆岐伯之言，而不同者，传之误也）

《脉要精微论篇》曰：肺脉搏坚而长，当病唾血。（肺虚极则络逆，络逆则血泄，故唾血出也）其软而散者，当病灌汗，至今不复散发也。（汗泄元腑，津液奔凑，寒水灌洗，皮密汗藏，因灌汗藏，故言灌汗，至今不复散发也。灌谓灌洗，盛暑多为此也）

《平人气象论篇》曰：秋胃微毛曰平，毛多胃少曰肺病。但毛无胃曰死（谓如物之浮，如风吹毛也），毛而有弦曰春病（弦，春脉，木气也。次其乘克，弦当为钩。金气逼肝，则脉弦来见，故不钩而反弦也），弦甚曰今病（木气逆来乘金，则今病）。脏真高于肺，以行荣卫阴阳也。（肺处上焦，故脏真高也。《灵枢经》曰：荣气之道，内谷为实。谷入于胃，气传与肺，流溢于中，而散于外。精专者，行于经隧，以其自肺宣布，故云以行荣卫阴阳也）（新校正云：按别本实作宝）胃之大络，名曰虚里。贯膈络肺，出于左乳下，其动应衣，脉宗气也。（宗，尊也，主也，谓十二经脉之尊主也。贯膈络肺，出于左乳下者，自膈而出于乳下，乃络肺也）盛喘数绝者，则病在中。（绝，谓斩断绝也。中，谓腹中也）结而横，有积矣，绝不至曰死。（皆左乳下脉动状也）颈脉动，喘疾咳，曰水。（水气上溢，则肺被热熏，阳气上逆，故颈脉盛鼓而咳喘也。颈脉谓耳下及结喉傍人迎脉者也）目裹微肿，如卧蚕起之状，曰水。（《评热病论》曰：水者，阴也。目下，亦阴也。腹者，至阴之所居也。故水在腹中者，必使目下肿也）平肺脉来，厌厌聂聂，如落榆荚，曰肺平。（浮薄而虚者也）（新校正云：详越人云：厌厌聂聂，如循榆叶，曰春平脉。蔼蔼如车盖，按之益大，曰秋平脉。与《素问》之说不同。张仲景云：秋脉蔼蔼如车盖者，名曰阳结。春脉聂聂如吹榆荚者，名日数。恐越人之说误也）秋以胃气为本（脉有胃气，则微似榆荚之轻虚也），病肺脉来，不上不下，如循鸡羽，曰肺病。（谓中央坚而两傍虚）死肺脉来，如物之浮，如风吹毛，曰肺死。（如物之浮瞥瞥然，如风吹毛纷纷然也）（新校正云：详越人云：按之消索，如风吹毛，曰死）

《玉机真脏论篇》曰：夏脉如钩，何如而钩？岐伯：夏脉者，心也，南方火也，万物之所以盛长也。故其气来盛去衰，故曰钩。（言其脉来盛去衰，如钩之曲也）（新校正云：按越人云，夏脉钩者，南方火也。万物之所盛，垂枝布叶，皆下曲如钩。故其脉来疾去迟。吕广云：阳盛故来疾，阴虚故去迟。脉从下上至寸口疾，还尺中迟也）反此者病。帝曰：何如而反？岐伯曰：其气来盛去亦盛，此谓太过，病在外。（其脉来盛去盛，是阳之盛也。心气有余，是为太过）其气来不盛，去反盛，此谓不及，病在中。（新校正云：详越人肝心肺肾四脏脉，俱以强实为太过，虚微为不及。与《素问》不同）帝曰：夏脉太过与不及，其病皆何如？岐伯曰：太过则令人身热而肤痛，为浸淫。其不及则令人烦心，上见咳唾，下为气泄。（心手少阴脉，起于心中，出属心系，下膈，络小肠。又从心系，却上肺。故心太过则身热，肤痛而浸淫，流布于形分。不及则心烦，上见咳唾，下为气泄）秋脉如浮，何如而浮？岐伯曰：秋脉者，肺也，西方金也，万物之所以收成也。故其气来，轻虚以浮，来急去散，故曰浮。（脉来轻虚，故名浮也。来急以阳未沉下，去散以阴气上升也）（新校正云：按越人云，秋脉毛者，西金也，万物之所终。草木华叶，皆秋而落，其枝独在，若毫毛也。故其脉来轻虚以浮，故曰毛）反此者病。帝曰：何如而反？岐伯曰：其气来，毛而中央坚，两傍虚，此谓太过，病在外。其气来，毛而微，此谓不及，病在中。帝曰：秋脉太过与不及，其病皆何如？岐伯曰：太过则令人逆气而背痛，愠愠然。其不及则令人喘，呼吸少气而咳，上气见血，下闻病音。（肺太阴脉，起于中焦，下络大肠，还循胃口，上膈属肺，从肺系横出腋下，复藏气为咳，主喘息，故气盛则肩背痛气逆，不及则喘息变易，呼吸少气而咳，上气见血也。下闻病音，谓喘息则肺中有声也）肺受气于肾，传之于肝，气舍于脾，至心而死。是故风者百病之长也。（言先百病而有之）（新校正云：按《生气通天论》云：风者百病之始）今风寒客于人，使人毫毛毕直，皮肤闭而为热（客谓客止于人形也。风击皮肤，寒胜腠理，故毫毛毕直，元府闭密而热生也），当是之时，可汗而发也。（邪在皮毛，故可汗泄也。《阴阳应象大论》曰：善治者治皮毛，此之谓也）或痹不仁肿痛（病生而变，故如是也。热中血气，则痛痹不仁，寒气伤形，故为肿痛。《阴阳应象大论》云：寒伤形，热伤气，气伤痛，形伤肿），当是之时，可汤熨及火灸刺而去之。（皆谓释散寒邪，宣扬正气）弗治，病入舍于肺，名曰肺痹，发咳上气。（邪入诸阴，则病而为痹，故入于肺，名曰痹焉。《宣明五气论》曰：邪入于阳则狂，入于阴则痹。肺在变动为咳，故咳则气上，故上气也）弗治，肺即传而行之肝，病名曰肝痹，一曰厥。

《经脉别论篇》曰：食气入胃，散精于肝，淫气于筋。（肝养筋，故胃散谷精之气入于肝，则浸淫滋养于筋络矣）食气入胃，浊气归心，淫精于脉。（浊气，谷气也。心居胃上，故谷气归心，淫溢精微，入于脉也。何者？心主脉故）脉气流经，经气归于肺，肺朝百脉，输精于皮毛。（言脉气流运，乃为大经，经气归宗，上朝于肺。肺为华盖，位复居高，治节由之，故受百脉之朝会也。《平人气象论》曰：脏真高于肺，以行荣卫阴阳，由此故肺朝百脉，然乃布化精气，输于皮毛矣）毛脉合精，行气于府。（府，谓气之所聚处也，是谓气海。在两乳间，名曰膻中也）府精神明，留于四脏，气归于权衡。（膻中之布气者，分为三隧，其下者走于气街，上者走于息道，宗气留于海，积于胸中，命曰气海也。如是分化，乃四脏安定，三焦平均，中外上下，各得其所也）权衡以平，气口成寸，以决死生。（三世脉法，皆以三寸为寸、关、尺之分，故中外高下，气绪均平，则气口之脉而成寸也。夫气口者，脉之大要会也。百脉尽朝，故以其分决死生也）饮入于胃，游溢精气，上输于脾。（水饮流下，至于中焦，水化精微，上为云雾，云雾散变，乃注于脾。《灵枢经》曰：上焦如雾，中焦如沤。此之谓也）脾气散精，上归于肺，通调水道，下输膀胱。（水土合化，上滋肺金，金气通肾，故调水道，转注下焦，膀胱禀化，乃为溲矣。《灵枢经》曰：下焦如渎。此之谓也）水精四布，五经并行，合于四时五脏阴阳，揆度以为常也。（从是水精布，经气行，筋骨成，血气顺，配合四时寒暑，证符五脏阴阳，揆度盈虚，用为常道。度，量也，以用也）（新校正云：按一本云：阴阳动静）

《藏气法时论篇》曰：肺主秋（以应金也），手太阴、阳明主治（太阴，肺脉。阳明，大肠脉。肺与大肠合，故治同）。其日庚辛。（庚辛为金，西方干也）肺苦气上逆，急食苦以泄之。（苦性宣泄，故肺用之）（新校正云：按全元起云：肺气上逆，是其气有余）病在肺，愈在冬。（注：子制其鬼也）冬不愈，甚于夏。（注：子休鬼复王也）夏不死，持于长夏。（鬼休而母养，故气执持于父母之乡也）起于秋。（自得其位故复起）禁寒饮食、寒衣。（肺恶寒气，故衣食禁之。《灵枢经》曰：形寒寒饮则伤肺。饮尚伤肺，其食甚焉。肺不独恶寒，亦畏热也）肺病者，愈在壬癸。（应冬水也）壬癸不愈，加于丙丁。（应夏火也）丙丁不死，持于戊己（长夏土也），起于庚辛（应秋金也）。肺病者，下晡慧，日中甚，夜

咳论经旨

半静。(金王则慧,水王则静,火王则甚)肺欲收,急食酸以收之。(以酸性收敛故也)用酸补之,辛泻之。(酸收敛故补,辛发散故泻)肺病者,喘咳逆气,肩背痛(新校正云:按《千金方》作肩息背痛),汗出,尻阴股膝(新校正云:按《甲乙经》《脉经》作膝挛)髀腨胻足皆痛(肺藏气而主喘息,在变动为咳,故病则喘咳逆气也。背为胸中之府。肩接近之,故肩背痛也。肺养皮毛,邪盛则心液外泄,故汗出也。肾少阴之脉,从足下上循腨内,出腘内廉,上股内后廉,贯脊属肾,络膀胱。今肺病则肾脉受邪,故尻阴股膝髀腨胻足皆痛,故下取少阴也)。虚则少气不能报息,耳聋嗌干。(气虚少,故不足以报入息也。肺太阴之络,会于耳中,故聋也。肾少阴之脉,从肾上贯肝膈,入肺中,循喉咙,挟舌本。今肺虚则肾气不足以润于嗌,故嗌干也。是以下文兼取少阴也)取其经,太阴、足太阳之外,厥阴内血者。(足太阳之外,厥阴内者,正谓腨内侧内踝后之直上,则少阴脉也。视左右足脉少阴部分有血满异于常者,即而取之)肾病者,腹大胫肿(新校正云:按《甲乙经》云:胫肿痛),喘咳身重,寝汗出,憎风(肾少阴脉,起于足而上循腨,复从横骨中,侠脐循腹里上行,而入肺。故腹大胫肿而喘咳也。肾病则骨不能用,故身重也。肾邪攻肺,心气内微,心液为汗,故寝汗出也。胫既肿矣,汗出津泄,阴凝玄府,阳烁上焦,内热外寒,故憎风也。憎风,谓深

· 147 ·

恶之也）。虚则胸中痛，大腹小腹痛，清厥，意不乐。（肾少阴脉，从肺出络心，注胸中。然肾气既虚，心无所制，心气熏肺，故痛聚胸中也。足太阳脉，从项下行而至足。肾虚则太阳之气不能盛行于足，故足冷而气逆也。清，谓气清冷，厥，谓气逆也。以清冷气逆，故大腹小腹痛，志不足则神躁扰，故不乐也）（新校正云：按《甲乙经》大腹小腹，作大肠小肠）取其经，少阴太阳血者。（凡刺之道，虚则补之，实则泻之。不盛不虚，以经取之，是谓得道。经络有血，刺而去之，是谓守法。犹当揣形定气，先去血脉，而后乃平有余不足焉。《三部九候论》曰：必先度其形之肥瘦，以调其气之虚实，实则泻之，虚则补之。必先去其血脉，而后调之。此之谓也）

《宣明五气篇》曰：五气所病，肺为咳。（象金坚劲，扣之有声，邪击于肺，故为咳也）五脏所恶，肺恶寒。（寒则气留滞）五味所禁，辛走气，气病无多食辛。（病谓力少，不自胜也）咸走血，血病无多食咸。（新校正云：按皇甫士安云：咸先走肾。此云走血者，肾合三焦，血脉虽属肝心，而为中焦之道，故咸入而走血也）五劳所伤，久卧伤气。（劳于肺也）

《血气形志篇》曰：夫人之常数，太阳常多血少气，少阳常少血多气，阳明常多气多血，少阴常少血多气，厥阴常多血少气，太阴常多气少血。此天之常数。（血气多少，此天之常数，故用针之道，常泻其多也）阳明与太阴为表里。

咳论经旨

《通评虚实论篇》曰：黄帝问曰：何谓虚实？岐伯对曰：邪气盛则实，精气夺则虚。（夺，谓精气减少，如夺去也）帝曰：虚实何如？（言五脏虚实之大体也）岐伯曰：气虚者，肺虚也。气逆者，足寒也。非其时则生，当其时则死。（非时，谓年直之前后也。当时，谓正直之年也）余脏皆如此。（五脏同）

《刺热论篇》曰：肺热病者，先淅然厥，起毫毛，恶风寒，舌上黄，身热。（肺主皮肤，外养于毛，故热中之，则先淅然恶风寒，起毫毛也。肺之脉起于中焦，下络大肠，还循胃口。今肺热入胃，胃热上升，故舌上黄而身热）热争则喘咳，痛走胸膺背，不得大息，头痛不堪，汗出而寒。（肺居膈上，气主胸膺，复在变动为咳。又藏气而主呼吸，背复为胸中之府，故喘咳，痛走胸膺背，不得大息也。肺之络脉，上会耳中，今热气上熏，故头痛不堪，汗出而寒）丙丁甚，庚辛大汗，气逆则丙丁死。（肺主金，丙丁为火，火烁金，故甚。死于丙丁也。庚辛为金，故大汗于庚辛也。气逆之证，经阙未详）刺手太阴阳明，出血如豆大，立已。（太阴，肺脉。阳明，大肠脉。当视其络脉盛者，乃刺而出之）肺热病者，右颊先赤。（肺气合金，金气应秋，南面正理之，则其右颊也）

《评热病论篇》曰：帝曰：劳风为病，何如？岐伯曰：劳风，法在肺下。（从劳风生，故曰劳风。劳，谓肾劳也。肾脉者，从肾上贯肝膈，入肺中，故肾劳风生，上居肺下也）其为病也，使人强上冥视。（新校正云：按杨上善云：强上，冥视也。冥视谓合眼，视不明也。又《千金方》：冥视作目眩）唾出若涕，恶风而振寒，此为劳风之病。（膀胱脉起于目内眦，上额交巅，上入络脑，还出别下项，循肩髆内，侠脊抵腰中，入循膂，络肾。今肾精不足，外吸膀胱，膀胱气不能上营，故使人头项强而视不明也。肺被风薄，劳气上熏，故令唾出若鼻涕状。肾气不足，阳气内攻，劳热相合，故恶风而振寒）帝曰：治之奈何？岐伯曰：以救俯仰。（救，犹止也。俯仰，谓屈伸也。言止屈伸于动作，不使劳气滋蔓）巨阳引。精者三日，中年者五日，不精者七日。（新校正云：按《甲乙经》作三日中若五日。《千金方》作候之三日及五日，不精明者，是其症也。与此不同）咳出青黄涕，其状如脓，大如弹丸，从口中若鼻中出。不出则伤肺，伤肺则死也。（巨阳者，膀胱之脉也。膀胱与肾为表里，故巨阳引精也。巨，大也。然太阳之脉，吸引精气。上攻于肺者三日，中年者五日，素不以精气用事者七日。当咳出稠涕，其色青黄如脓状。平调咳者，从咽而上出于口。暴卒咳者，气冲突于蓄门而出于鼻。夫如是者，皆肾气劳竭，肺气内虚，阳气奔迫之所为，故不出则伤肺也。肺伤则荣卫散解，魄不内治，故死）（新校正云：按王氏云，卒暴咳者，气冲突于蓄门而出于鼻。按《难经》"七冲门"无"蓄门"之名,疑是"贲门"。杨操云:贲者,膈也,胃气之所出。胃出谷气,以传于肺,肺在膈上,故胃为贲门)帝曰:有病肾风者,面胕痝然壅,害于言,可刺不?(痝然,肿起貌。壅,谓目下壅,如卧蚕形也。肾之脉,从肾上贯肝膈,入肺中,循喉咙,侠舌本。故妨害于言语)岐伯曰:虚不当刺。不当刺而刺,后五日,其气必至。(至,谓病气来至也。然谓脏配一日,而五日至肾。夫肾已不足,风内薄之,谓肿为实,以针大泄,反伤脏气,真气不足,不可复,故刺后五日,其气必至也)帝曰:其至何如?岐伯曰:至必少气时热,时热从胸背上至头,汗出,手热,口干苦,渴,小便黄,目下肿,腹中鸣,身重难以行,月事不来,烦而不能食,不能正偃,正偃则咳,病名曰风水,论在《刺法》中(《刺法》,篇名。今经亡)。帝曰:愿闻其说。岐伯曰:邪之所凑,其气必虚。阴虚者,阳必凑之,故少气时热而汗出也。小便黄者,少腹中有热也。不能正偃者,胃中不和也。正偃则咳甚,上迫肺也。诸有水者,微肿先见于目下也。帝曰:何以言?岐伯曰:水者阴也,目下亦阴也。腹者至阴之所居,故水在腹者,必使目下肿也。真气上逆,故口苦舌干,卧不得正偃,正偃则咳出清水也。诸水病者,故不得卧,卧则惊,惊则咳甚也。腹中鸣者,病本于胃也。薄脾则烦不能食。食不下者,胃脘隔也。身重难以行者,胃脉在足也。月事不来者,胞脉闭也。胞脉者,属心而络于胞中,今气上迫肺,心气不得下通,故月事不来也。(考上文所释之义,未解"热从胸背上至头,汗出,手热,口干苦渴"之义,应古论简脱,而此差谬之尔,如是者何?肾少阴之脉,从肾上贯肝膈,入肺中,循喉咙侠舌本。又膀胱太阳之脉,从目内眦,上额,交巅上。其支者,从巅至耳上角。其直者,从巅入络脑,还出别下项,循肩髆,内侠脊,抵腰中,入循膂。今阴不足而阳有余,故热从胸背上至头,而汗出口干苦渴也。然心者,阳脏也,其脉行于臂手。肾者,阴脏也,其脉循于胸足。肾不足则心气有余,故手热矣。又以心肾之脉,俱是少阴脉也)

《逆调论篇》曰:夫起居如故而息有音者,此肺之络脉逆也。络脉不得随经上下,故留经而不行。络脉之病人也微,故起居如故而息有音也。夫不得卧,卧则喘者,是水气之客也。夫水者,循津液而流也。肾者水脏,主津液,主卧与喘也。

《气厥论篇》曰:心移寒于肺,肺消。肺消者,饮一溲二,死不治。(心为阳脏,反受诸寒,寒气不消,乃移于肺,寒随心火,内铄金精,金受火邪,故中消也。然肺脏消铄,气无所持,故令饮一而溲二也。金火相贼,故死不能治)肺移寒于肾,为涌水。涌水者,按腹不坚,水气客于大肠,疾行则鸣濯濯,如囊裹浆水之病也。(肺藏气,肾主水。夫肺寒入肾,肾气有余。肾气有余,则上奔于肺。故云涌水也。大肠为肺之腑，然肺肾俱为寒薄，上下皆无所之，故水气客于大肠也。肾受凝寒，不能化液，大肠积水而不流通，故其疾行，则肠鸣而濯濯有声，如囊裹浆而为水病也）（新校正云：按《甲乙经》"水之病也"，作"治主肺者"）心移热于肺，传为鬲消。（心肺两间，中有斜膈膜。膈膜下际，内连于横膈膜。故心热入肺，久久传化，内为鬲热消渴而多饮也）肺移热于肾，传为柔痉。（柔，谓筋柔而无力。痉，谓骨痉而不随。气骨皆热，髓不内充，故骨痉强而不举，筋柔缓而无力也）

《咳论篇》曰：黄帝问曰：肺之令人咳，何也？岐伯对曰：五脏六腑皆令人咳，非独肺也。帝曰：愿闻其状。岐伯曰：皮毛者，肺之合也。皮毛先受邪气，邪气以从其合也（邪，谓寒气）。其寒饮食入胃，从肺脉上至于肺，则肺寒。肺寒则外内合邪，因而客之，则为肺咳。（肺脉起于中焦，下络大肠，还循胃口，上膈属肺。故云"从肺脉上至于肺"也）五脏各以其时受病，非其时，各传以与之。（时，谓王月也。非王月则不受邪，故各传以与之）人与天地相参，故五脏各以治时。感于寒则受病，微则为咳，甚者为泄为痛。（寒气微则外应皮毛，内通肺，故咳。寒气甚则入于内，内裂则痛，入于肠胃则泄利）乘秋则肺先受邪，乘春则肝先受之，乘夏则心先受之，乘至阴则脾先受之，乘冬则肾先受之。（以当用事之时，故先受邪气）（新校正云：按全元起本及《太素》无

内科秘本六种

"乘秋则"三字，疑此文误多）帝曰：何以异之？（欲明其证也）岐伯曰：肺咳之状，咳而喘息有音，甚则唾血。（肺藏气而应息，故咳则喘息，而喉中有声。甚则肺络逆，故唾血也）心咳之状，咳则心痛，喉中介介如梗状。甚则咽肿喉痹。（手心主脉，起于胸中，出属心包。少阴之脉，起于心中，出属心系。其支别者，从心系上侠咽喉，故病如是）（新校正云：按《甲乙经》"介介"如梗状，作喝喝。又少阴之脉上侠咽，不言侠喉）肝咳之状，咳则两胁下痛（别本《甲乙经》作"咳则胠痛"）。甚则不可以转，转则两胠（别本《甲乙经》"胠"作"胁"）下满。（足厥阴脉上贯膈，布胁肋，循喉咙之后，故如是。胠亦胁也）脾咳之状，咳则右胁（别本《甲乙经》"胁"作"胠"）下痛阴阴引肩背。甚则不可以动（别本《甲乙经》作"甚则咳涎，不可以动"），动则咳剧。（足太阴脉，上贯膈侠咽，其支别者，复从胃别上膈，故病如是也。脾气连肺，故痛引肩背也。脾气主右，故右胠下阴阴然深慢痛也）肾咳之状，咳则腰背相引而痛，甚则咳涎。（足少阴脉，上股内后廉，贯脊属肾，络膀胱。其直行者，从肾上贯肝膈，入肺中，循喉咙，侠舌本。又膀胱从肩髆内别下，侠脊抵腰中，入循膂络肾。故病如是）帝曰：六腑之咳奈何？安所受病。岐伯曰：五脏之久咳，乃移于六腑。脾咳不已，则胃受之。胃咳之状，咳而呕，呕则长虫出（脾与胃合，又胃之脉，循喉咙，

· 154 ·

咳论经旨

入缺盆，下膈属胃，络脾，故脾咳不已，胃受之也。胃寒则呕，呕甚则肠气逆上，故蛔出），肝咳不已，则胆受之。胆咳之状，咳呕胆汁。（肝与胆合，又胆之脉，从缺盆以下胸中，贯膈络肝，故肝咳不已，胆受之也。胆气好逆，故呕出苦汁也）肺咳不已，则大肠受之。大肠咳状，咳而遗失。（肺与大肠合，又大肠脉，入缺盆络肺，故肺咳不已，大肠受之。大肠为传送之府，故寒入则气不禁焉）（新校正云：按《甲乙经》"遗失"作"遗矢"）心咳不已，则小肠受之。小肠咳状，咳而失气，气与咳俱失。（心与小肠合，又小肠脉，入缺盆络心，故心咳不已，小肠受之。小肠寒盛，气入大肠，咳则小肠气下奔，故失气也）肾咳不已，则膀胱受之。膀胱咳状，咳而遗溺。（肾与膀胱合。又膀胱脉，从肩膊内侠脊，抵腰中，入循脊，络肾，属膀胱，故肾咳不已，膀胱受之，膀胱为津液之府，是故遗溺）久咳不已，则三焦受之。三焦咳状，咳而腹满，不欲食饮。此皆聚于胃，关于肺，使人多涕唾而面浮肿气逆也。（三焦者，非谓手少阳也，正谓上焦中焦耳。何者？上焦者，出于胃上口，并咽以上贯膈布胸中，走腋。中焦者，亦至于胃口，出上焦之后。此所受气者，泌糟粕，蒸津液，化其精微，上注于肺脉。内化而为血，故言皆聚于胃，关于肺也。两焦受病，则邪气熏肺，而肺气满，故使人多涕唾而面浮肿气逆也。腹满不欲食者，胃寒故也。胃脉者，从缺盆下乳内廉，下循腹至气街。其支者，复从胃下口，循腹里，至气街中而合。今胃受邪，故病如是也。何以明其不谓下焦？然下焦者，别于回肠，注于膀胱，故水谷者，常并居于胃中，盛糟粕而俱下于大肠，泌别汁，循下焦而渗入膀胱。寻此行化，乃与胃口悬远，故不谓此也）（新校正云：按《甲乙经》胃脉"下循腹"作"下侠脐"）帝曰：治之奈何？岐伯曰：治脏者，治其俞。治腑者，治其合。浮肿者，治其经。（诸脏俞者，皆脉之所起第三穴。诸腑合者，皆脉之所起第六穴也。经者，脏脉之所起第四穴，腑脉之所起第五穴。《灵枢经》曰：脉之所注为俞，所行为经，所入为合。此之谓也）帝曰：善。

徐忠可曰：咳嗽一条，为虚损大关头。仲景不另立门而仅附于痰饮之后，又杂见之肺痿门，可知治咳嗽，当以清痰饮为主。但其中有挟寒挟气之不同耳。

《风论篇》曰：肺风之状，多汗恶风，色胼（音平）然白，时咳短气，昼日则差，暮则甚。诊在眉上，其色白。（凡内多风气则热，风薄于外，腠理开，故多汗也。风薄于内，故恶风焉。胼，谓薄白色也。肺色白，在变动为咳，主藏气。风内迫之，故色胼然白。时咳短气也。昼则阳气在表，故差。暮则阳气入里，风内应之，故甚也。眉上，谓两眉间之上，阙庭之部。所以外司肺候，故诊在焉。白，肺色也）

《痹论篇》曰：凡痹之客五脏者，肺痹者，烦满喘而呕。

咳论经旨

（以脏气应息，又其脉还循胃口，故使烦满，喘而呕）脾痹者，四肢解堕，发咳呕汁，上为大塞。（土王四季，外主四肢，故四肢解堕。又以其脉起于足，循腨骱于上膝股也。然脾脉入腹，属肾络胃，上膈侠咽，故发咳呕汁。脾气养肺，胃复连咽，故上为大塞也）淫气喘息，痹聚在肺。（淫气，谓气之妄行者，各随脏之所主而入为痹也）

《痿论篇》曰：肺者，脏之长也，为心之盖也。（位高而布叶于胸中，是故为脏之长，心之盖）有所失亡，所求不得，则发肺鸣。鸣则肺热叶焦。（志苦不畅，气郁故也。肺藏气，气郁不利，故喘息有声，而肺热叶焦也）故曰：五脏因肺热叶焦，发为痿躄。此之谓也。（肺者所以行荣卫，治阴阳，故引曰，五脏因肺热而发为痿躄也）

《厥论篇》曰：阳明厥逆，喘咳身热，善惊，衄呕血。（以其脉循喉咙，入缺盆，下膈属胃络脾，故如是）手太阴厥逆，虚满而咳，善呕沫，治主病者。（手太阴脉，起于中焦，下络大肠，还循胃口，上膈属肺，故如是）

《病能论篇》曰：帝曰：人之不得偃卧者，何也？（谓不得仰卧也）岐伯曰：肺者，脏之盖也。（居高布叶，四脏下之，故言肺者脏之盖也）肺气盛则脉大，脉大则不得偃卧。（肺气盛满，偃卧则气促喘奔，故不得偃卧也）

《脉解篇》曰：所谓呕咳上气喘者，阴气在下，阳气在上，诸阳气浮，无所依从，故呕咳上气喘也。（以其脉从肾上贯肝膈，入肺中，故病如是也）所谓咳则有血者，阳脉伤也。阳气未盛于上而脉满，满则咳，故血见于鼻也。

《刺禁论篇》曰：刺中肺，三日死。其动为咳。（肺在气为咳）刺缺盆中内陷，气泄，令人喘咳逆。（五脏者，肺为之盖，缺盆为之道。肺藏气而主息，又在气为咳。刺缺盆中内陷，则肺气外泄，故令喘咳逆也）刺膺中陷，中肺，为喘逆仰息。（肺气上泄，逆所致也）刺腋下胁间内陷，令人咳。（腋下，肺脉也。肺之脉，从肺系横出腋下。真心脏脉，直行者，从心系却上腋下。刺陷脉，则心肺俱动，故咳也）

《水热穴论篇》曰：黄帝问曰：少阴何以主肾，肾何以主水？岐伯对曰：肾者，至阴也。至阴者，盛水也。肺者，太阴也。少阴者，冬脉也。故其本在肾，其末在肺，皆积水也。（阴者，谓寒也。冬月至寒，肾气合应，故云肾者至阴也。水王于冬，故云至阴者盛水也。肾少阴脉，从肾上贯肝膈，入肺中，故云其本在肾，其末在肺也。肾气上逆，则水气客于肺中，故云皆积水也）帝曰：肾何以能聚水而生病？岐伯曰：肾者，胃之关也。关门不利，故聚水而从其类也。（关者，所以司出入也。肾主下焦，膀胱为腑，主其分注，关窍二阴。故肾气化则二阴通，二阴闭则胃填满。故云肾者胃之关也。关闭则水积，水积则气停，气停则水生，水生积则气溢，气水同类，故云关门不利，聚水而从其类也。《灵枢经》曰：下焦溢为水，此之谓也）上下溢于皮肤，故为胕肿。胕肿者，聚水而生病也。（上谓肺，下谓肾。肺肾俱溢，故聚水于腹中而生病也）故水病，下为胕肿大腹，上为喘呼。（水下居于肾，则腹至足而胕肿。上入于肺，则喘息贲急而大呼也）不得卧者，标本俱病。（标本者，肺为标，肾为本。如此者是肺肾俱水为病也）故肺为喘呼，肾为水肿，肺为逆不得卧。（肺为喘呼气逆不得卧者，以其主呼吸故也。肾为水肿者，以其主水故也）分为相输俱受者，水气之所留也。（分其居处以名之，则是气相输应，本其俱受病气，则皆是水所留也）

　　《调经论篇》曰：气有余，则喘咳上气，不足，则息利少气。（肺之藏也，肺藏气，息不利则喘。《针经》曰：肺气虚，则鼻息利少气，实则喘喝，胸凭仰息也）

　　《缪刺论篇》曰：邪客于足少阳之络，令人胁痛，不得息，咳而汗出。（以其脉别支者，从目锐眦下大迎，合手少阳于颔，下加颊车，下颈，合缺盆，以下胸中，贯膈络肝胆，循胁。故令人胁痛，咳而汗出）刺足小指、次指爪甲上，与肉交者各一痏。（谓窍阴穴。少阳之井也。刺可入同身寸之一分，留一呼。若灸者，可灸三壮）（新校正云：按《甲乙经》"窍阴在足小指次指端，去爪甲角如韭叶"）不得息立已，汗出立止。咳者温衣饮食，一日已。左刺右，右刺左，病立已。

不已，复刺如法。

《标本病传论篇》曰：夫病传者，心病先心痛。（脏真通于心，故心先痛）一日而咳。（心火胜金，传于肺也。肺在变动为咳，故尔）三日胁支痛。（肺金胜木，传于肝也。以其脉循胁肋，故如是）五日闭塞不通，身痛体重。（肝本胜土，传于脾也。脾性安镇，木气乘之，故闭塞不通，身痛体重）三日不已，死。（以胜相伐，唯弱是从。五脏四伤，岂其能久，故为即死）冬夜半，夏日中。（谓正子午之时也。或言冬夏有异，非也。昼夜之半，事甚昭然）（新校正云：按《灵枢经》："大气入脏，病先发于心。一日而之肺，三日而之肝，五日而之脾。三日不已死。冬夜半，夏日中。"《甲乙经》曰："病先发于心，心痛。一日之肺而咳，三日之肝，胁支痛。五日之脾，闭塞不通，身痛体重。三日不已死。冬夜半，夏日中。"详《素问》言其病，《灵枢》言其脏，《甲乙经》及并《素问》《灵枢》二经之文，而病与脏兼举之）肺病喘咳，（脏真高于肺而主息，故喘咳也）三日而胁支满痛，（肺传于肝）一日身重体痛，（肝传之脾）五日而胀，（自传于腑）十日不已，死。冬日入，夏日出。（孟冬之中，日入于申之八刻三分。仲冬之中，日入于申之七刻三分。季冬之中，日入于申，与孟月等。孟夏之中，日出于寅之八刻一分。仲夏之中，日出于寅七刻三分。季夏之中，日出于寅，与孟月等也）

咳论经旨

《天元纪大论篇》曰：太阴之上，湿气主之。阳明之上，燥气主之。

《五运行大论篇》曰：西方生燥，（阳气已降，阴气复升，气爽风劲，故生燥也。夫岩谷青埃，川源苍翠，烟浮草木，远望氤氲，此金气所生，燥之化也。夜起白朦，轻如微雾，遐迩一色，星月皎如，此万物阴成，亦金气所生，白露之气也。太虚埃昏，气郁黄黑，视不见远，无风自行，从阴之阳，如云如雾，此杀气也，亦金气所生，霜之气也。山谷川泽，浊昏如雾，气郁蓬勃，惨然戚然，咫尺不分，此杀气将用，亦金气所生，运之气也。大雨大霖，和气西起，云卷阳曜，太虚廓清，燥生西方，义可征也。若西风大起，木偃云腾，是谓燥与湿争，气不胜也。故当复雨。然西风雨晴，天之常气。假有东风雨止，必有西风复雨，因雨而乃自晴。观是之为，则气有往复，动有燥湿，变化之象，不同其用矣。由此则天地之气，以和为胜。暴发奔骤，气所不胜，则多为复也）燥生金，（气劲风切，金鸣声远，燥生之信，视听可知。此则燥化，能令万物坚定也。燥之施化于物如是。其为变极则天地凄惨，肃杀气行，人悉畏之。草木凋落，运乘乙丑、乙卯、乙巳、乙未、乙酉、乙亥之岁，则燥化不足，乘庚子、庚寅、庚辰、庚午、庚申、庚戌之岁，则燥化有余。岁气不同，生化异也）金生辛，（物之有辛味者，皆始自金化之所成也）辛生肺，（辛物入胃，先入于肺。故诸乙岁，则辛少化。诸庚岁，则辛多化）**肺生皮毛**，（辛味入肺，自肺脏布化，生养皮毛也）**皮毛生肾**，（辛气自入皮毛，乃流化生气入肾脏也）**其在天为燥**（神化也。雾露清劲，燥之化也。肃杀凋零，燥之用也。岁属阳明在上，则燥化于天。阳明在下，则燥行于地者也）**在地为金**，（从革坚刚，金之体也。锋刃铦利，金之用也）（新校正云：按别本铦作括）**在体为皮毛**，（柔韧包裹，皮毛之体也。渗泄津液，皮毛之用也）**在气为成**，（物乘金化则坚成）**在脏为肺**，（肺之形似人肩，二布叶，数小叶，中有二十四空行列，以分布诸脏清浊之气，主藏魄也。为相傅之官，治节出焉。乘乙岁，则肺与经络受邪而为病也。大肠腑亦然）**其性为凉**，（凉，清也。肺之性也）**其德为清**，（金以清凉为德化）（新校正云：按《气交变大论》云：其德清洁）**其用为固**，（固，坚定也）**其色为白**，（物乘金化，则表彰缟素之色。今西方之野，草木之上，色皆兼白。乘乙岁，则白色之物，兼赤及苍也）**其化为敛**，（敛，收也。金化流行，则物体坚敛）（新校正云：按《气交变大论》云："其化紧敛"。详金之化为敛，而木不及之气亦敛者，盖木不及而金胜之，故为敛也）**其虫介**，（介，甲也。外被介甲，金坚之象也）**其政为劲**，（劲，前锐也）（新校正云：按《气交变大论》云："其政劲切"）**其令雾露**，（凉气化生）**其变肃杀**，（天地惨凄，人所不喜，则其气也）其眚苍落，（青干而凋落）其味为辛，（夫物之化之变而有辛味者，皆金气之所离合也。今西方之野草木多辛）其志为忧，（忧，虑也，思也）（新校正云：详王注以忧为思，有害于义。按本论思为脾之志，忧为肺之志，是忧非思明。又《灵枢经》曰：愁忧则闭塞而不行。又云：愁忧而不解则伤意。若是，则忧者愁也，非思也）**忧伤肺**，（愁忧则气闭塞而不行，肺藏气，故忧伤肺）**喜胜忧**，（神悦则喜，故喜胜忧）**热伤皮毛**，（火有二别，故此再举热伤之形证也。火气薄烁，则物焦干，故热气盛则皮毛伤也）**寒胜热**，（以阴消阳，故寒胜热）（新校正云：按《太素》作伤皮毛，热胜燥）**辛伤皮毛**，（过节也，辛热又甚焉）**苦胜辛**。（苦，火味，故胜金之辛）

《六微旨大论篇》曰：阳明之上，燥气治之，中见太阴。（阳明，西方金，故上燥气治之；与太阴合，故燥气治之下，中见太阴也）太阴之上，湿气治之，中见阳明。（太阴，西南方土，故上湿气治之，与阳明合，故湿气之下，中见阳明也）

《气交变大论》曰：岁火太过，炎暑流行，金肺受邪。（火不以德，则邪害于金。若以德行，则政和平也）民病疟，少气咳喘，血溢血泄，注下，嗌燥耳聋，中热，肩背热，上应荧惑星。（少气，谓气少不足以息也。血泄，谓血利便血也。血溢，谓血上出于七窍也。注下，谓水利也。中热，谓胸心之中也。背，谓胸中之府，肩接近之，故胸心中及肩背热也。火气太盛，则荧惑光芒逆临，宿属分皆灾也）（新校正云：详火盛而克金，寒热交争，故为疟。按《藏气法时论》云：肺病者，咳喘，肺虚者少气不能报息，耳聋嗌干）甚则胸中痛，胁支满，胁痛，膺背肩胛间痛，两臂内痛。（新校正云：按《藏气法时论》云：心病者，胸中痛，胁支满，胁下痛，膺背肩胛间痛，两臂内痛）身热骨痛，而为浸淫。（火无德令，纵热害金，水为复仇，故火自病）（新校正云：按《玉机真脏论》曰：心脉太过，则令人自热而肤痛，为浸淫。此云骨痛者，误也）收气不行，长气独明，雨水霜寒，（水字当作冰）上应辰星。（金气退避，火气独行，水气折之，故雨霖冰雹，及遍降霜寒而杀物也。水复于火，天象应之，辰星逆凌，乃降灾于物也。古辰星常在日之前后三十度，其灾发之，当至南方，在人之应，则内先伤肺，后反伤心）（新校正云：按《五常政大论》："雨水霜寒"，作"雨冰霜雹"）上临少阴、少阳，火燔炳，冰泉涸，物焦槁。（新校正云：按《五常政大论》云：赫曦之纪，上徵而收气后。又《六元正纪大论》云：戊午、戊子太徵，上临少阴；戊寅、戊申太徵，上临少阳。临者太过不及，皆曰天符）病反谵妄狂越，咳喘息鸣，下甚血溢泄不已，太渊绝者，死不治。上应荧惑星（诸戊岁也。戊午、戊子岁，少阴上临；戊寅、戊申岁，少阳上临。是谓天符之岁也。太渊，肺脉也。火胜而金绝，故死。火既太过，又火热上临，两火相合，故形斯候。荧惑逆犯，宿属皆危）（新校正云：详戊辰、戊戌岁，上见太阳，是谓天刑运，故当盛而不得盛，则火化减半，非太过，又非不及也）岁金太过，燥气流行，肝木受邪。（金暴虐乃尔）民病两胁下少腹痛，目赤痛，眦疡，耳无所闻。（两胁，谓两乳之下，胁之下也。少腹谓脐下两傍，髂骨内也。目赤，谓白睛色赤也。痛，谓渗痛也。眦，谓四际睑睫之本也）肃杀而甚，则体重烦冤，胸痛引背，两胁满，且痛引少腹。上应太白星。（金气已过，肃杀又甚，木气内畏，感而病生。金盛应天，太白明大，加临宿属，心受灾害）（新校正云：按《藏气法时论》云：肝病者，两胁下痛引少腹。肝虚则目䀮䀮无所见，耳无所闻。又《玉机真脏论》云：肝脉不及，则令人胸痛引背，下则两胁胠满也）甚则喘咳逆气，肩背痛，尻阴股膝髀腨䯒足皆病。上应荧惑星。（火气复之，自生病也。天象示应在荧惑，逆加守宿属，则可忧也）（新校正云：按《藏气法时论》云：肺病者，喘咳逆气，肩背痛，汗出，尻阴股膝髀腨䯒足皆痛）收气峻，生气下，草木敛，苍干凋陨，病反暴痛，胠胁不可反侧，（新校正云：详此云反暴痛，不言何所痛者，按《至真要大论》云：两胁暴痛，不可反侧，则此乃心胁暴痛也）咳逆甚而血溢，太冲绝者，死不治。上应太白星。（诸庚岁也，金气峻虐，木气被刑,火未来复,则如是也。敛,谓已生枝叶,敛附其身也。太冲,肝脉也。金胜而木绝,故死。当是之候,太白应之,逆守星属,病皆危也)(新校正云:按庚子、庚午、庚寅、庚申岁,上见少阴少阳司天,是谓天刑运。金化减半,故当盛而不得盛,非太过,又非不及也)**岁水太过,寒气流行,邪害心火。**(水不务德,暴虐乃然)**民病身热烦心,躁悸,阴厥上下中寒,谵妄心痛,寒气早至,上应辰星。**(悸,心跳动也。谵,乱语也。妄,妄见闻也。天气水盛,辰星莹明,加其宿属,灾乃至)(新校正云:按阴厥在后,金不及,复则阴厥有注)**甚则腹大胫肿,喘咳,寝汗出憎风。**(新校正云:按《藏气法时论》云:肾病者,腹大胫肿,喘咳,身重,寝汗出,憎风。再详太过五化,木言化气不政,生气独治;火言收气不行,长气独明;土言藏气伏,长气独治;金言收气峻,生气下。水当言藏气乃盛,长气失政。今独亡者,阙文也)**大雨至,埃雾朦郁,上应镇星。**(水盛不已,为土所乘,故彰斯候,埃雾朦郁,土之气。肾之脉,从足下上行入腹,从肾上贯肝膈,入肺中,循喉咙,故生是病。肾为阴,故寝则汗出而憎风也。卧寝汗出,即其病也。夫土气胜,折水之强,故镇星明盛,昭其应也)**上临太阳,雨冰雪霜不时降,湿气变物,**(新校正云:按《五常政大论》云:流衍之纪,上羽而长,冰不化。又六元正纪大论云:丙辰、丙戌、太羽上临,太羽临者,

咳论经旨

太过不及，皆曰天符）病反腹满肠鸣，溏泄食不化，（新校正云：按《藏气法时论》云：脾虚则腹满肠鸣，飧泄食不化）渴而妄冒，神门绝者，死不治。上应荧惑辰星。（诸丙岁也。丙辰、丙戌岁，太阳上临。是谓天符之岁也。寒气太盛，故雨化为冰雪，雨冰则雹也。霜不时降，彰其寒也。土复其水，则大雨霖霪，湿气内深，故物皆湿变，神门绝也。水胜而火绝，故死。水盛太甚，则荧惑减曜，辰星莹加，以逆守宿属，则危壬也）（新校正云：详太过五化，独纪火水之上临者，火临火，水临水，为天符故也。火临水为逆，水临木为顺，火临土为顺，水临土为运胜天，火临金为天刑运，水临金为逆，更不详出也。又此独言上应荧惑辰星，举此一例，余从而可知也）岁木不及，燥乃大行。（清冷时至，加之薄寒，是谓燥气。燥，金气也）生气失应，草木晚荣，（后时之谓失应也）肃杀而甚，则刚木辟著，柔萎苍干，上应太白星。（天地凄沧，日见朦昧，谓雨非雨，谓晴非晴，人意惨然，气象凝敛，是为肃杀甚也。刚，劲硬也。辟著谓辟著枝茎，干而不落也。柔，软也。苍，青也。柔木之叶，青色不变而干卷也。木气不及，金气乘之，太白之明，光芒而照其空也）民病中清，胠胁痛，少腹痛，肠鸣溏泄，凉雨时至，上应太白星。（新校正云：按不及五化，民病证中，上应之星，皆言运星失色，畏星加临宿属为灾。此独言畏星，不言运星者，经文阙也。当云上应太白星、岁星）其谷苍。（金气乘木，肝之病也。乘此气者，肠中自鸣而溏泄者，即无肤胁少腹之痛疾也。微者善之，甚者止之。遇夏之气，亦自止也。遇秋之气，而复有之。凉雨时至，谓应时而至也。金土齐化，故凉雨俱行，火气来复，则夏雨少。金气胜木，太白临之，加其宿属分，皆灾也。金胜甲岁，火气不复，则苍色之谷，不成实也）（新校正云：详中清、肤胁痛、少腹痛，为金乘木，肝病之状。肠鸣溏泄，乃脾病之证，盖以木少，脾土无畏，侮反受邪之故也）上临阳明，生气失政，草木再荣，化气乃急，上应太白镇星，其主苍早。（诸丁岁也。丁卯、丁酉岁，阳明上临，是谓天刑之岁也。金气承天，下胜于木，故生气失政，草木再荣。生气失政，故木华晚启。金气抑木，故秋夏始荣，结实成熟，以化气急速，故晚结成就也。金气胜木，天应同之，故太白之见，光芒明盛，木气既少，土气无制，故化气生长急速。木少金胜，天气应之，故镇星、太白，润而明也。苍色之物，又早凋落，木少金乘故也）（新校正云：按不及五化，独纪木上临阳明，土上临厥阴，水上临太阴，不纪木上临厥阴，土上临太阴，金上临阳明者，经之旨各记其甚者也。故于太过运中，只言火临火，水临水，此不及运中，只言木临金，土临木，水临土，故不言厥阴临木，太阴临土，阳明临金也）复则炎暑流火，湿性燥，柔脆草木焦槁，下体再生，华实齐化，病寒热疮疡痱胗痈痤，

咳论经旨

上应荧惑、太白,其谷白坚。(火气复金,夏生大热,故万物湿性,时变为燥。流火烁物,故柔脆草木及蔓延之类,皆上干死,而下体再生。若辛热之草,死不再生也。小热者死少,大热者死多。火大复已,土气间至,则凉雨降,其酸苦甘咸性寒之物,乃再发生。新开之与先结者,齐承化而成熟。火复其金,太白减曜,荧惑上应,则益光芒,加其宿属,则皆灾也。以火反复,故曰坚白之谷,秀而不实)白露早降,收杀气行,寒雨害物,虫食甘黄,脾土受邪,赤气后化,心气晚治,上胜肺金,白气乃屈,其谷不成,咳而鼽,上应荧惑太白星。(阳明上临,金自用事,故白露早降,寒凉大至,则收杀气行。以太阳居土湿之位,寒湿相合,故寒雨害物,少于成实。金行伐木,假途于土,子居母内,虫之象也。故甘物黄物,虫蠹食之,清气先胜,热气后复,复已乃胜,故火赤之气,后生化也。赤后化,谓草木赤华及赤实者,皆后时而再荣秀也。其五脏则心气晚王,胜于肺,心胜于肺,则金之白气乃屈退也。金谷,稻也。鼽,鼻中水出也。金为火胜,天象应同,故太白芒减,荧惑益明)西方生燥,燥生金,其德清洁,其化紧敛,其政劲切,其令燥,其变肃杀,其灾苍陨。(紧,缩也。敛,收也。劲,锐也。切,急也。燥,干也。肃杀,谓风动草树声若干也。杀气太甚,则木青干而落也)(新校正云:《五运行大论》云:其德为清,其化为敛,其政为劲,其令雾露,其

变肃杀，其眚苍落）

　　《五常政大论篇》曰：审平之纪，收而不争，杀而无犯，五化宣明。（犯，谓刑犯于物也。收而不争，杀而无犯，匪审平之德，何以能为是哉）其气洁，（金气以洁白莹明为事）其性刚，（性刚，故摧铁于物）其用散落，（金用则万物散落）其化坚敛，（收敛坚强，金之化也）其类金，（审平之化，金类同）其政劲肃，（化急速而整肃也。劲，锐也）其候清切，（清，大凉也。切，急也。风声也）其令燥，（燥，干也）其脏肺，（肺气之用，同金化也）肺其畏热，（热，火令也。肺性凉，故畏火热。《五运行大论》曰：肺，其性凉）其主鼻，（肺藏气，鼻通息也）其谷稻，（色白也）（新校正云：按《金匮真言论》作稻，《藏气法时论》作黄黍）其果桃，（味辛也）其实壳，（外有坚壳者）其应秋，（四时之化，秋气同）其虫介，（外被坚甲者）其畜鸡，（性善斗伤，象金用也）（新校正云：按《金匮真言论》云：其畜马）其色白，（色同也）其养皮毛，（坚同也）其病咳，（有声之病，金之应也）（新校正云：按《金匮真言论》云：病在背，是以知病之在皮毛也）其味辛，（审平化治，则物辛味正）其音商，（和利而扬）其物外坚，（金化宣行，则物体外坚。）其数九（成数也）从革之纪，是谓折收。（火折金收之气也。谓乙丑、乙亥、乙酉、乙未、乙巳、乙卯之岁也）收气乃后，生气乃扬。（后，不及时也。收气不能以时而行，则生气自应布扬而用之也）长化合德，火政乃宣，庶类以蕃。（火土之气固生化也。宣，行也）其气扬，（顺火也）其用躁切，（少虽后用，用则切急，随火躁也）其动铿禁瞀厥，（铿，咳声也。禁，谓二阴禁止也。瞀，闷也。厥，谓气上逆也）其发咳喘，（咳，金之有声。喘，肺藏气也）其脏肺，（主脏病）其果李杏，（李，木。杏，火果也）其实壳络，（外有壳，内有支络之实也）其谷麻麦，（麻，木。麦，火谷也。麦色赤也）其味苦辛，（苦味胜辛，辛兼苦也）其色白丹，（赤加白也）其畜鸡羊，（金从火土之兼化）（新校正云：详火畜马，土畜牛，今言羊，故王注云：从火土之兼化为羊也。或者当去注中之土字，甚非）其虫介羽，（介从羽）其主明曜炎烁，（火之胜也）其声商徵，（商从徵）其病嚏咳鼽衄，（金之病也）从火化也，（火气来胜，故屈己以从之）少商与少徵同，（金少，故半同火化也）（新校正云：详少商运六年内，除乙卯、乙酉同正商，乙巳、乙亥同正角外，乙未、乙丑二年为少商同少徵，故不云判徵也）上商与正商同，（上见阳明，则与平金运生化同，乙卯、乙酉其岁止见也）上角与正角同。（上见厥阴，则与平木运生化同，乙巳、乙亥其岁上见也）（新校正云：详金土无相胜克，故经不言上宫与正宫同也）邪伤肺也，（有邪之胜则归肺）炎光赫烈，则冰雪霜雹。（炎光赫烈，火无德也。冰雪霜

· 171 ·

雹,水之复也。水复之作雹,形如半珠)(新校正云:详注云雹形如半珠,"半"字疑误)眚于七(七,西方也)(新校正云:按《六元正纪大论》云:灾七宫)其主鳞伏彘鼠,(突戾潜伏,岁主纵之,以伤赤实及羽类也)岁气早至,乃生大寒。(水之化也)坚成之纪,是谓收引。(引,敛也。阳气收,阴气用,故万物收敛。谓庚午、庚辰、庚寅、庚子、庚戌、庚申之岁也)天气洁,地气明,(秋气高洁,金气同)阳气随,阴治化。(阳顺阴而生化)燥行其政,物以司成,(燥气行化万物,专司其成熟,无遗略也)收气繁布,化洽不终。(收杀气早,土之化不得终其用也)(新校正云:详"繁"字疑误)其化成,其气削,(减削也)其政肃,(肃,清也,静也)其令锐切,(气用不屈,劲而急)其动暴折疡疰,(动以病生)其德雾露萧瑟,(燥之化也。萧瑟,风声也。静为雾露,用则风生)(新校正云:按《六元正纪大论》,"德"作"化")其变肃杀凋零。(陨坠于物)其谷稻黍,(金火齐化也)(新校正云:按本论上文麦为火之谷,当言其谷稻麦)其畜鸡马,(齐孕育也)其果桃杏,(金火齐实)其色白青丹,(白加于青丹,自正也)其味辛酸苦,(辛入酸苦齐化)其象秋,(气爽清洁,如秋之化)其经手太阴、阳明,(太阴,肺脉。阳明,大肠脉)其脏肺肝,(肺胜肝)其虫介羽,(金气故介羽齐育)其物壳络,(壳,金。络,火化也)其病喘喝,胸凭仰息。(金

咳论经旨

气余故）上徵与正商同，其生齐，其病咳，（二见少阴少阳，则天气见抑，故其生化与平金岁同。庚子、庚午岁上见少阴。庚寅、庚申岁上见少阳。上火制金，故生气与之齐化，火乘金肺，故病咳）（新校正云：详此不言上羽者，水与金非相胜克故也）政暴变，则名木不荣，柔脆焦首，长气斯救，大火流，炎烁且至，蔓将槁，邪伤肺也。（变，谓太甚也。政太甚则生气抑，木不荣，草首焦死。政暴不已，则火气发怒，故火流炎烁，至柔条蔓草之类皆干死也。火乘金气，故伤肺也）少阳司天，火气下临，肺气上从，白起金用，草木眚，火见燔炳，革金且耗，大暑以行，咳嚏鼽衄鼻窒，曰疡，寒热胕肿，（寅申之岁候也。临，谓御于下。起，谓价高于市。用，谓用行刑罚也。临从起用同之。革谓皮革，亦谓革易也。金谓器属也。耗谓费用也。火气燔灼，故曰生疮。疮，身疮也。疡，头疮也。寒热谓先寒而后热，则疟疾也。肺为热害，水且救之，水守肺中，故为胕肿，谓肿满，按之不起，此天气之所生也）（新校正云：详注云：故曰生疮，疮，身疮也。疡，头疮也。今经只言曰疡，疑经脱一疮字，别本"曰"字作"口"）风行于地，尘沙飞扬，心痛胃脘痛，厥逆膈不通，其主暴速。（厥阴在泉，故风行于地。风淫所胜，故是病生焉。少阳厥阴，其化急速，故病气起发疾速而为，故云其主暴速。此地气不顺而生是也）（新校正云：详厥阴与少阳在泉，言其主暴速，其发

机速，故不言甚则某病也）

　　《六元正纪大论篇》曰：阳明司天之政，气化运行后天，（六步之气，生长化成，庶务动静，皆后天时而应，余少岁同）天气急，地气明，阳专其令，炎暑大行，物燥以坚，淳风乃治，风燥横运，流于气交，多阳少阴，云趋雨府，湿化乃敷。（雨府，太阴之所在也）燥极而泽，（燥气欲终，则化为雨泽，是谓三气之分也）其谷白丹，（天地正气所化生也）间谷命太者，（命太者，谓前文太角商等气之化者。间气化生，故云间谷也）（新校正云：按《玄珠》云：岁谷与间谷者何，即在泉为岁谷，及在泉之左右间者，皆为岁谷。其司天及运间而化者，名间谷。又别有一名间谷者，是地化不及，即反有所胜而生者，故名间谷。即邪气之化，又名并化之谷也。亦名间谷。与王注颇异）其耗白甲品羽，（白色甲虫，多品羽类，有羽翼者，耗散粢盛，虫鸟甲兵，岁为灾，以耗竭物类）金火合德，上应太白、荧惑。（见大而明）其政切，其令暴，蛰虫乃见，流水不冰。民病咳嗌塞，寒热发，暴振栗癃闷，清先而劲，毛虫乃死，热后而暴，介虫乃殃，其发躁，胜复之作，扰而大乱。（金先胜，木已承害，故毛虫死。火后胜，金不胜，故介虫复殃。胜而行杀，羽者已亡，复者后来，强者又死，非大乱气，其何谓也）少阳司天之政，气化运行先天。初之气，地气迁，风胜乃摇，寒乃去，候乃大温，草木早荣，寒来不杀，温病乃起。其病气怫于上，血溢目赤，咳逆头痛，血崩（今详崩字当作崩）胁满，肤腠中疮。（少阴之化）二之气，火反郁，（太阴分故尔）白埃四起，云趋雨府，风不胜湿，雨乃零，民乃康，其病热郁于上，咳逆呕吐，疮发于中，胸嗌不利，头痛身热，昏愦脓疮。三之气，天政布，炎暑至，少阳临上，雨乃涯，民病热中，聋瞑血溢，脓疮咳呕，鼽衄渴嚏欠，喉痹目赤，善暴死。终之气，地气正，风乃至，万物反生，霜雾以行，其病关闭不禁，心痛，阳气不藏而咳。少阴司天之政，气化运行先天，地气肃，天气明，寒交暑，热加燥，（新校正云：详此云寒交暑者，谓前岁终之气少阳，今岁初之气太阳，太阳寒交前岁少阳之暑也。热加燥者，少阳在上，而阳明在下也）云驰雨府，湿化乃行，时雨乃降，金火合德，上应荧惑、太白。（见而明大）其政明，其令切，其谷丹白。水火寒热，持于气交，而为病始也。热病生于上，清病生于下，寒热凌犯而争于中，民病咳喘，血溢血泄，鼽嚏，目赤，眦疡，寒厥入胃，心痛，腰痛，腹大，嗌干肿上。三之气，天政布，大火行，庶类蕃鲜，寒气时至。民病气厥心痛，寒热更作，咳喘目赤。终之气，燥令行，余火内格，肿于上，咳喘，甚则血溢。寒气数举，则霜雾翳，病生皮腠，内舍于胁，下连少腹而作寒中，地将易也，（气终则迁，何可长也）金郁之发，天洁地明，风清气切，大凉乃举，草树浮烟，燥气以行，霜雾数起,杀气来至,草木苍干,金乃有声。(大凉,次寒也。举,用事也。浮烟,燥气也。杀气,霜氛。正杀气者,以丑时至,长者亦卯时辰时也,其气之来,色黄赤黑杂而至也,物不一杀,故草木苍干。苍,薄青色也)故民病咳逆,心胁满,引少腹,善暴痛,不可反侧,嗌干,面尘色恶,(金胜而木病也)山泽焦枯,土凝霜卤,怫乃发也,其气五。(夏火炎亢,时雨既愆,故山泽焦枯,土上凝白盐卤,状如霜也。五气,谓秋分后至立冬后十五日内也)夜零白露,林莽声凄,怫之兆也。(夜濡白露,晓听风凄,有是乃为金发征也)

《至真要大论篇》曰:诸气在泉,风淫于内,治以辛凉,佐以苦甘,以甘缓之,以辛散之。(风性喜温而恶清,故治之凉,是以胜气治之也。佐以苦,随其所利也。木苦急,则以甘缓之。苦抑,则以辛散之。《藏气法时论》曰:肝苦急,急食甘以缓之。肝欲散,急食辛以散之,此之谓也。食亦音饲。己曰食,他日饲也。大法正味如此,诸为方者,不必尽用之,但一佐二佐,病已则止,余气皆然)热淫于内,治以咸寒,佐以甘苦,以酸收之,以苦发之。(热性恶寒,故治以寒也。热之大盛,甚于表者,以苦发之;不尽,复寒制之;寒制不尽,复苦发之,以酸收之。甚者再方,微者一方,可使必已。时发时止,亦以酸收之)湿淫于内,治以苦热,佐以酸淡,以苦燥之,以淡泄之。(湿与燥反,故治以苦热,佐以酸淡也。燥

咳论经旨

除湿，故以苦燥其湿也。淡利窍，故以淡渗泄也。《藏气法时论》曰：脾苦湿，急食苦以燥之。《灵枢经》曰：淡利窍也。生气通天论曰：味过于苦，脾气不濡，胃气乃厚。明苦燥也）（新校正云：按《天元正纪大论》曰：下太阴，其化下甘温）火淫于内，治以咸冷，佐以苦辛，以酸收之，以苦发之。（火气大行心腹，心怒之所生也，咸性柔软，故以治之，以酸收之。大法：候其须汗者，以辛佐之，不必要资苦味，令其汗也。欲柔软者，以咸治之。《藏气法时论》曰：心欲软，急食咸以软之。心苦缓，急食酸以收之。此之谓也）燥淫于内，治以苦温，佐以甘辛，以苦下之。（温利凉性，故以苦治之。下，谓利之使不得也）（新校正云：按《藏气法时论》曰：肺苦气上逆，急食苦以泄之，用辛泻之，酸补之。又按：下文司天燥淫所胜，佐以酸辛，此云甘辛者，甘字疑当作酸。《六元正纪大论》云：下酸热。与苦温之治又异。又云：以酸收之，而安其下，甚则以苦泄之也）寒淫于内，治以甘热，佐以苦辛，以咸泻之，以辛润之，以苦坚之。（以热治寒，是为摧胜，折其气用，令不滋繁也。苦辛之佐，通事行之）（新校正云：按：《藏气法时论》曰：肾苦燥，急食辛以润之。肾欲坚，急食苦以坚之。用苦补之，咸泻之。旧注引此在湿淫于内之下，无义。今移于此）少阴司天，热淫所胜，怫热至，火行其政。民病胸中烦热，嗌干，右胠满，皮肤痛，寒热咳喘，

· 177 ·

大雨且至,唾血血泄,鼽衄嚏呕,溺色变,甚则疮疡胕肿,肩背臂臑及缺盆中痛,心痛肺䐜,腹大满,膨膨而喘咳,病本于肺。(谓甲子、丙子、戊子、庚子、壬子、甲午、丙午、戊午、庚午、壬午岁也。怫热至,是火行其政乃尔。是岁民病集于右,盖以小肠通心故也。病自肺生,故曰病本于肺也)(新校正云:按《甲乙经》溺色变,肩背臂臑及缺盆中痛,肺胀满膨膨而喘咳,为肺病。鼽衄,为大肠病。盖少阴司天之岁,火克金,故病如是。又王注民病集于右,以小肠通心故。按《甲乙经》小肠附脊左环,回肠附脊右环,所说不应,得非火胜克金而大肠病矣)尺泽绝,死不治。(尺泽在肘内廉大文中,动脉应手,肺之气也。火烁于金,承火之命,金气内绝,故必危亡。尺泽不至,肺气已绝,荣卫之气,宣行无主,真气内竭,生之何有哉?)太阴司天,湿淫所胜,则沉阴且布,雨变枯槁,胕肿骨痛阴痹,阴痹者,按之不得,腰脊头项痛,时眩,大便难,阴气不用,饥不欲食,咳唾则有血,心如悬,病本于肾。(谓乙丑、丁丑、己丑、辛丑、癸丑、乙未、丁未、己未、辛未、癸未岁也。沉,久也。肾气受邪,水无能润,下焦枯涸,故大便难也)(新校正云:按《甲乙经》饥不用食,咳唾则有血,心悬如饥状,为肾病。又邪在肾,则骨痛阴痹,阴痹者,按之而不得,腹胀腰痛,大便难,肩背头项强痛,时眩。盖太阴司天之岁,土克水,故病如是矣)太溪绝,死不

咳论经旨

治。(太溪在足内踝后跟骨上,动脉应手,肾之气也。土邪胜水,而肾气内绝,邪甚正微,故方无所用矣)少阳司天,火淫所胜,则温气流行,金政不平。民病头痛,发热恶寒而疟,热上皮肤痛,色变黄赤,传而为水,身面胕肿,腹满仰息,泄注赤白,疮疡,咳唾血,烦心胸中热,甚则鼽衄,病本于肺。(谓甲寅、丙寅、戊寅、庚寅、壬寅、甲申、丙申、戊申、庚申、壬申岁也。火来用事,则金气受邪,故曰金政不平也。火炎于上,金肺受邪,客热内燔,水无能救,故化生诸病也。制火之客则已矣)(新校正云:按《甲乙经》邪在肺则皮肤痛,发寒热,盖少阳司天之岁,火克金,故病如是也)天府绝,死不治。(天府在肘后内侧上,腋下同身寸之三寸,动脉应手,肺之气也。火胜而金脉绝,故死)阳明司天,燥淫所胜,则木乃晚荣,草乃晚生,筋骨内变。民病左胠胁痛,寒清于中,感而疟,大凉革候,咳,腹中鸣,注泄鹜溏,名木敛,生菀于下,草焦上首,心胁暴痛,不可反侧,嗌干面尘,腰痛,丈夫㿉疝,妇人少腹痛,目昧眦,疡疮痤痈,蛰虫来见,病本于肝。(谓乙卯、丁卯、己卯、辛卯、癸卯、乙酉、丁酉、己酉、辛酉、癸酉岁也。金胜,故草木晚生荣也。配于人身,则筋骨内应而不用也。大凉之气,变易时候,则人寒清发于中,内感寒气,则为痎疟也。大肠居右,肺气通之,今肺气内淫,肝居于左,故左胠胁痛如刺割也。其岁民自注泄,则无淫胜之疾也。大凉,次寒也,大凉且甚,阳气不行,故木容收敛,草荣悉晚,生气已升,阳不布令,故闭积生气而蓄于下也。在人之应,则少腹之内,痛气居之,发疾于仲夏,疮疡之疾,犹及秋中,疮痤之类生于上,痈肿之患生于下,疮色虽赤,中心正白,物气之常也)(新校正云:按《甲乙经》腰痛不可以俯仰,丈夫㿉疝,妇人少腹肿,甚则嗌干面尘,为肝病。又胸满洞泄,为肝病。又心胁痛不能反侧,目锐眦痛,缺盆中肿痛,腋下肿,马刀挟瘿,汗出振寒,疟,为胆病。盖阳明司天之岁,金克木,故病如是。又按:《脉解》云:厥阴所谓㿉疝,妇人小腹肿者,厥阴者辰也,三月阳中之阴,邪在中,故曰㿉,亦少腹肿也)太冲绝,死不治。(太冲在足大指本节后二寸,脉动应手,肝之气也。金来伐木,肝气内绝,真不胜邪,死其宜也)司天之气,风淫所胜,平以辛凉,佐以苦甘,以甘缓之,以酸泻之。(厥阴之气,未为盛热,故曰凉药平之。夫气之用也,积凉为寒,积温为热。以热少之,其则温也;以寒少之,其则凉也;以温多之,其则热也;以凉多之,其则寒也。各当其分,则寒寒也,温温也,热热也,凉凉也。方书之用,可不务乎?故寒热温凉,商降多少,善为方者,意必精通。余气皆然,从其制也)(新校正云:按本论上文云:上淫于下,所胜平之。外淫于内,所胜治之。故在泉曰治,司天曰平也)热淫所胜,平以咸寒,佐以苦甘,以酸收之。(热气已

咳论经旨

退,时发动者,是谓心虚气散不敛,以酸收之。既以酸收,亦兼寒助,乃能殄除其源本矣。热见太甚,则以苦发之,汗已便凉,是邪气尽,勿寒水之。汗已犹热,是邪气未尽,则以酸收之。已又热,则复汗之。已汗复热,是脏虚也,则补其心可矣。法则合尔,诸治热者,亦未必得再三发三治,况四变而反复者乎?)湿淫所胜,平以苦热,佐以酸辛,以苦燥之,以淡泄之。(湿气所淫,皆为肿满,但除其湿,肿满自衰。因湿生病,不肿不满者,亦尔治之。湿气在上,以苦吐之;湿气在下,以苦泄之,以淡渗之,则皆燥也。泄谓渗泄,以利水道、下小便为法。然酸虽热,亦用利小便、去伏水也。治湿之病,不下小便,非其法也)(新校正云:按:湿淫于内,佐以酸淡,此云酸辛者,辛疑当作淡)湿上甚而热,治以苦温,佐以甘辛,以汗为故而止。(身半以上,湿气余,火气复郁,郁湿相薄,则以苦温甘辛之药,解表流汗而祛之,故云以汗为除病之故而已也)火淫所胜,平以酸冷,佐以苦甘,以酸收之,以苦发之,以酸复之,热淫同。(同热淫义,热亦如此法,以酸复其木气也。不复其气,则淫气空虚,招其损)燥淫所胜,平以苦湿,佐以酸辛,以苦下之。(制燥之胜,必以苦湿,是以火之气味也,宜下必以苦,宜补必以酸,宜泻必以辛,清甚生寒,留而不去,则以苦湿下之。气有余则以辛泻之。诸气同)(新校正云:按:上文燥淫于内,治以苦湿。此云苦湿

内科秘本六种

者，湿当为温，文注中湿字三，并当作温。又按：《六元正纪大论》亦作苦小温）寒淫所胜，平以辛热，佐以甘苦，以咸泻之。（淫散止之，不可过也）（新校正云：按：上文寒淫于内，治以甘热，佐以苦辛。此云平以辛热，佐以甘苦者，此文为误。又按：《六元正纪大论》云：太阳之政，岁宜苦以燥之也）阳明之胜，清发于中，左胠胁痛，溏泄，内为嗌塞，外发癞疝；大凉肃杀，华英改容，毛虫乃殃；胸中不便，嗌塞而咳。（五卯，五酉岁也，大凉肃杀，金气胜木，故草木华英，为杀气损削，改易形容而焦其上首也。毛虫木化，气不宜金，故金政大行，而毛虫死耗也。木化之气，下生于阴，故大凉行而癞疝发也。胸中不便，谓呼吸回转，或痛或缓急，而不利便也。气太盛，故嗌塞而咳也。嗌，谓喉之下，接连胸中肺两叶之间者也）厥阴之胜，治以甘清，佐以苦辛，以酸泻之。少阴之胜，治以辛寒，佐以苦咸，以甘泻之。太阴之胜，治以咸热，佐以辛甘，以苦泻之。少阳之胜，治以辛寒，佐以甘咸，以甘泻之。阳明之胜，治以酸温，佐以辛甘，以苦泄之。太阳之胜，治以甘热，佐以辛酸，以咸泻之。（六胜之至，皆先归其不胜己者之故，不胜者，当先泻之，以通其道，次泻所胜之气，令其退释也。治诸胜而不泻遣之，则胜气浸盛，而内生诸病也）（新校正云：详此为治，皆先泻其不胜，而后泻其来胜。独太阳之胜，治以甘热为异。疑甘字，苦之误也。若云治

· 182 ·

咳论经旨

以苦热,则六胜之治,皆一贯也)少阴之复,燠热内作,烦躁鼽嚏,少腹绞痛,火见燔焫,嗌燥,分注时止,气动于左,上行于右,咳,皮肤痛,暴喑心痛,郁冒不知人,乃洒淅恶寒,振栗谵妄,寒已而热,渴而欲饮,少气骨痿,隔肠不便,外为浮肿,哕噫,赤气后化,流水不冰,热气大行,介虫不复,病痱胗疮疡,痈疽痤痔,甚则入肺,咳而鼻渊,(火热之气,自小肠,从脐下之左,入大肠,上行至左胁。甚则上行于右而入肺,故动于左,上行于右,皮肤痛也。分注:谓大小俱下也。骨痿,言骨弱而无力也。隔肠,谓肠如隔绝而不便也,泻也。寒热甚则然,阳明先胜,故赤气后化,流水不冰。少阴之本司于地也,在人之应,则冬脉不凝,若高山穷谷,已是至高之处,水亦当冰。平下川流,则如经矣。火气内蒸,金气外拒,阳热内郁,故为痱胗疮疡,胗甚亦为疮也。热少则外生痦胗,热多则内结痈痤。小肠有热,则中外为痔,其复热之变,皆病于身后及外侧也。疮疡痱胗生于上,痈疽痤痔生于下,反其处者,皆为逆也)天府绝,死不治。(天府,肺脉气也)(新校正云:按上文少阴司天,热淫所胜,尺泽绝,死不治。少阳司天,火淫所胜,天府绝,死不治。此云少阴之复,天府绝,死不治。下文少阳之复,尺泽绝,死不治。文如相反者,盖尺泽、天府,俱手太阴脉之所发动,故此互文也)太阴之复,湿变乃举,体重中满,食饮不化,阴气上厥,胸中不便,饮发于中，咳喘有声，大雨时行，鳞见于陆，头顶痛重，而掉瘛尤甚，呕而密默，唾吐清液，甚则入肾，窍泻无度。（湿气内逆，寒气不行，太阳上流，故为是病。头顶痛重，则脑中掉瘛尤甚，肠胃寒湿，热无所行，重灼胸府，故胸中不便，食饮不化。呕而密默，欲静定也。喉中恶冷，故唾吐冷水也。寒气易位，上入肺喉，则息道不利，故咳喘而喉中有声也。水居平泽，则鱼游于市，头顶囟痛，女人亦兼痛于眉间也）（新校正云：按上文太阴在泉，头痛顶似拔，又太阴司天，云头项痛，此云头顶痛，顶，疑当作项）太溪绝，死不治。（太溪，肾脉气也）少阳之复，大热将至，枯燥燔爇，介虫乃耗，惊瘛咳衄，心热烦躁，便数憎风，厥气上行，面如浮埃，目乃瞤瘛，火气内发，上为口糜，呕逆，血溢血泄，发而为疟，恶寒鼓栗，寒极反热，嗌络焦槁，渴引水浆，色变黄赤，少气脉萎，化而为水，传为胕肿，甚则入肺，咳而血泄。（火气专暴，枯燥草木，燔焰自生，故燔爇也。爇音焫。火内炽，故惊瘛咳衄，心热烦躁，便数憎风也。火炎于上，则庶物失色，故如尘埃浮于面，而目瞤动也。火烁于内，则口舌糜烂，呕逆，及为血溢血泄。风火相薄，则为温疟。气蒸热化，则为水病，传为胕肿。胕谓皮肉俱肿，按之陷下，泥而不起也。如是之证，皆火气所生也）尺泽绝，死不治。（尺泽，肺脉气也）阳明之复，清气大举，森木苍干，毛虫乃厉。病生胠胁，气归于左，善太息，甚则心痛痞满，腹胀而泄，呕苦咳哕，烦心，病在膈中，头痛，甚则入肝，惊骇筋挛。（杀气大举，木不胜之，故苍清之叶，不及黄而干燥也。厉，谓疵厉，疾疫死也。清甚于内，热郁于外故也）太冲绝，死不治。（太冲，肝脉气也）厥阴之复，治以酸寒，佐以甘辛，以酸泻之，以甘缓之。（不大缓之，夏犹不已，复重于胜，故治以辛寒也）（新校正云：按别本治以酸寒，作治以辛寒也）少阴之复，治以咸寒，佐以苦辛，以甘泻之，以酸收之。辛苦发之，以咸软之。（不大发汗，以寒攻之，持至仲秋，热内伏结，而为心热，少气少力而不能起矣。热伏不散，归于骨矣）太阴之复，治以苦热，佐以酸辛，以苦泻之，燥之，泄之。（不燥泄之，久而为身肿腹满，关节不利，腨及伏兔怫满内作，膝腰胫内侧胕肿病）少阳之复，治以咸冷，佐以苦辛，以咸软之，以酸收之。辛苦发之，发不远热，无犯温凉，少阴同法。（不发汗以夺盛阳，则热内淫四肢而为解㑊，不可名也。谓热不甚，谓寒不甚，谓强不甚，谓弱不甚，不可以名言，故谓之解㑊。粗医呼为鬼气恶病也。久久不已，则骨热髓涸齿干，乃为骨热病也。发汗夺阳，故无留热。故发汗者，虽热生病夏月，及差亦用热药以发之。当春秋时，纵火热胜，亦不得以热药发汗，汗不发而药热内甚，助病为疟，逆伐神灵，故曰无犯温凉。少阴气热，为疗则同，故云与少阴同法也。数夺其汗，则津竭涸，故以酸收，

· 185 ·

以咸润也)(新校正云:按《六元正纪大论》云:发表不远热)阳明之复,治以辛温,佐以苦甘,以苦泄之,以苦下之,以酸补之。(泄,谓渗泄,汗及小便,汤浴皆是也。秋分前后则亦发之,春有胜亦依胜法。或不已,亦汤渍和其中外也。怒复之后,其气皆虚,故补之,以安全其气,余复治同)太阳之复,治以咸热,佐以甘辛,以苦坚之。(不坚则寒气内变,止而复发,发而复止,绵历年岁,生大寒疾)治诸胜复,寒者热之,热者寒之,温者清之,清者温之,散者收之,抑者散之,燥者润之,急者缓之,坚者软之,脆者坚之,衰者补之,强者泻之。各安其气,必清必静,则病气衰去,归其所宗,此治之大体也。(太阳气寒,少阴、少阳气热,厥阴气温,阳明气清,太阴气湿。有胜复,则各倍其气以调之,故可使平也。宗,属也。调不失理,则余之气自归其所属,少之气自安其所居。胜复衰已,则各补养而平定之,必清必静,无妄挠之,则六气循环,五神安泰。若运气之寒热,治之平之,亦各归司天地气也)厥阴司天,客胜则耳鸣,掉眩,甚则咳。少阴司天,客胜则鼽嚏,颈项强,肩背瞀热,头痛少气,发热,耳聋目瞑,甚则胕肿血溢,疮疡咳喘。太阴司天,客胜则首面胕肿,呼吸气喘。少阳司天,主胜则胸满咳仰息,甚而有血,手热。阳明司天,清复内余,则咳衄嗌塞,心膈中热,咳不止而白血出者死。(复,谓复旧居也。白血,谓咳出浅红色血,似肉似

咳论经旨

肺者。五卯、五酉岁也)(新校正云:详此不言客胜主胜者,以金居火位,无客胜之理,故不言也)太阳司天,客胜则胸中不利,出清涕,感寒则咳。木位之主,其泻以酸,其补以辛。(木位,春分前六十一日,初之气也)火位之主,其泻以甘,其补以咸。(君火之位,春分之后六十一日,二之气也。相火之位,夏至前后各三十日,三之气也。二火之气则殊,然其气用则一矣)土位之主,其泻以苦,其补以甘。(土之位,秋分前六十一日,四之气也)金位之主,其泻以辛,其补以酸。(金之位,秋分后六十一日,五之气也)水位之主,其泻以咸,其补以苦。(水之位,冬至前后各三十日,终之气也)厥阴之客,以辛补之,以酸泻之,以甘缓之。少阴之客,以咸补之,以甘泻之,以咸收之。(新校正云:按《藏气法时论》云:心苦缓,急食酸以收之。心欲软,急食咸以软之。此云以咸收之者,误也)太阴之客,以甘补之,以苦泻之,以甘缓之。少阳之客,以咸补之,以甘泻之,以咸软之。阳明之客,以酸补之,以辛泻之,以苦泄之。太阳之客,以苦补之,以咸泻之,以苦坚之,以辛润之。开发腠理,致津液、通气也。(客之部主,各六十一日。居无常所,随岁迁移。客胜则泻客而补主,主胜则泻主而补客,应随当缓当急而治之)热气大来,火之胜也,金燥受邪,肺病生焉。(流于回肠大肠)诸气膹郁,皆属于肺。(高秋气凉,雾气烟集,凉至则气热,复甚则气殚，征其物象，属可知也。膹谓满。郁，谓奔迫也。气之为用，金气同之）**诸痿喘呕，皆属于上。**（上，谓上焦心肺气也。炎热薄烁，心之气也。承热分化，肺之气也。热郁化上，故病属上焦）（新校正云：详痿之为病，似非上病。王注不解所以属上之由，使后人疑议。今按：《痿论》云，五脏使人痿者，因肺热叶焦，发为痿躄。故云属于上也。痿，又谓肺痿也）**诸逆冲上，皆属于火。**（炎上之性用也）**诸胀腹大，皆属于热。**（热郁于内，肺胀所生）**诸病有声，鼓之如鼓，皆有属于热。**（谓有声也）

　　《示从容论篇》曰：雷公曰：于此有人，头痛，筋挛骨重，怯然少气，哕噫腹满，时惊，不嗜卧，此何脏之发也？脉浮而弦，切之石坚，不知其解，复问所以三脏者，以知其比类也。（脉有浮、弦、石、坚，故云问所以三脏者，以知其比类也）帝曰：夫从容之谓也。（言比类也）夫年长则求之于腑，年少则求之于经，年壮则求之于脏。（年之长者，甚于味。年之少者，劳于使。年之壮者，过于内。过于内则耗伤精气，劳于使则经中风邪，恣于求则伤于腑，故求之异也）今子所言皆失。八风菀熟，五脏消烁，传邪相受。夫浮而弦者，是肾不足也。（脉浮为虚，弦为肝气，以肾气不足，故脉浮弦也）沉而石者，是肾内著也。（石之言坚也。著，谓肾气内薄，著而不行也）怯然少气者，是水道不行，形气消索也。（肾气不足，故水道不行，肺脏

咳论经旨

被冲,故形气消散。索,尽也)咳嗽烦冤者,是肾气之逆也。(肾气内著,上归于母也)一人之气,病在一脏也,若言三脏俱行,不在法也。(经不然也)雷公曰:于此有人,四肢解堕,喘咳血泄,而愚诊之,以为伤肺,切脉浮大而紧,愚不敢治,粗工下砭石,病愈多出血,血止身轻,此何物也?帝曰:子所能治,知亦众多,与此病失矣。(以为伤肺而不敢治,是乃狂见,法所失也)譬以鸿飞,亦冲于天。(鸿飞冲天,偶然而得,岂其羽翮之所能哉?粗工下砭石,亦犹是矣)夫圣人之治病,循法守度,援物比类,化之冥冥,循上及下,何必守经。(经,谓经脉,非经法也)今夫脉浮大虚者,是脾气之外绝,去胃外归阳明。(足太阴络,支别者,入络肠胃,是以脾气外绝,不至胃外归阳明也)夫二火不胜三水,是以脉乱而无常也。(二火,谓二阳脏。三水,谓三阴脏。二阳脏者,心肺也,以在膈上故。三阴脏者,肝脾肾也,以在膈下故。然三阴之气,上胜二阳,阳不胜阴,故脉乱而无常也)四肢解堕,此脾精之不行也。(土主四肢,故四肢懈堕,脾精不行,故使之然)喘咳者,是水气并阳明也。(肾气逆入于胃,故水气并于阳明)血泄者,脉急,血无所行也。(泄,谓泄出也。然脉气数急,血溢于中,血不入经,故为血泄。以脉奔急而血溢,故曰血无所行也)若夫以为伤肺者,由失以狂也,不引比类,是知不明也。(言所识不明,不能比类,以为伤肺,犹失狂言耳)夫伤肺者,脾气不守,胃气不清，经气不为使，真脏坏决，经脉傍绝，五脏漏泄，不衄则呕，此二者不相类也。（肺气伤则脾外救，故云脾气不守，肺脏损则气不行，不行则胃满，故云胃气不清。肺者主行营卫阴阳，故肺伤则经脉不能为之行使也。真脏，谓肺脏也，若肺脏损坏，皮膜决破，经脉傍绝而不流行，五脏之气上溢而漏泄者，不衄血则呕血也，何者？肺主鼻，胃应口也。然口鼻者，气之门户也。今肺脏已损，胃气不清，不上衄而血下流于胃中，故不衄出则呕出也。然伤肺伤脾，衄血泄血，标出且异，本归亦殊，故此二者不相类也）譬如天之无形，地之无理，白与黑相去远矣。（言伤肺伤脾，形证悬别，譬天地之相远，如黑白之异象也）

徐叔拱曰：咳嗽外感六淫，郁而成火，必六淫相合，内伤五脏，相胜必五邪相并，有此不同，而中间又有敛散二法。敛者谓收敛肺气也，散者谓解散寒邪也。宜散而敛，则肺之寒邪，一时敛住，为害非轻。宜敛而散，则肺气虚弱，一时发散，而走泄正气，害亦非小。且如感风咳嗽，已经解散之后，其表虚，复感寒邪，虚邪相乘，又为喘嗽。若欲散风则愈，重虚其肺，若收敛收愈，又滞其邪，当先轻解，渐次敛之，肺不致虚，邪不致滞，喘嗽自止矣。（见《医门法律》先哲格言）

以上节《内经·素问》。

《咳论经旨》卷一终

咳论经旨·卷二

浙湖凌嘉六先生遗著
男咏永言录存
后学裘庆元刊

《本输篇》云：肺合大肠，大肠者，传道之府。少阳属肾，肾上连肺，故将两脏。三焦者，中渎之府也，水道出焉，属膀胱，是孤之府也。

《邪气脏腑病形篇》云：形寒寒饮则伤肺，以其两寒相感，中外皆伤，故气逆而上行，肺脉急甚为癫（《脉经》作"为瘨"）疾，微急为肺寒热，怠惰，咳唾血，引腰背胸，苦鼻息肉不通。缓甚为多汗，微缓为痿瘘（《脉经》无"痿"字），偏风，头以下汗出不可止。大甚为胫肿，微大为肺痹，引胸背。起恶日光，小（《脉经》作"腰内"，无"恶日光"三字）甚为泄（《脉经》作"为飧泄"），微小为消瘅。滑甚为息贲（《脉经》作"息痹"）上气，微滑为上下出血，涩甚为呕血，微涩为鼠瘘（一作"漏"），在颈支腋之间，下不胜其上，其应善酸矣（《甲乙》作"下不胜其上，其能善酸"）。肝脉微大为肝痹，阴（《脉经》无"阴"字）缩，咳引小腹（《甲乙》作"少腹"）。

《经脉篇》云：肺太阴（《甲乙》作"手太阴"）之脉，起于中焦，下络大肠，还循胃口，上膈属肺，从肺系横出腋下，下循臑内，行少阴心主之前下（《脉经》无"腋下"至"之前"下十四字）肘中，循臂内上骨下廉，入寸口，上鱼，循鱼际，出大指之端。其支者，从腕后直出（《脉经》无"出"字）次指内廉，出其端。是动则病肺胀满，膨膨而喘咳，缺盆中痛，甚则交两手而瞀，此为臂厥（《甲乙》作"瞀"）。是主肺所生病者，咳，上气喘渴，烦心胸满，臑臂内前廉痛厥（《脉经》无"厥"字），掌中热。气盛有余，则肩背痛，风寒（《脉经》无"寒"字），汗出中风（《脉经》无"中风"二字），小便数而欠。气虚则肩背痛寒，少气不足以息，溺色变（《脉经》"色变"下有"卒遗失无度"五字）。

又云：肾足少阴之脉，起于小指之下，邪走足心，出于然骨之下，循内踝之后。其直者，从肾上贯肝膈，入肺中，循喉咙，挟舌本。其支者，从肺出络心，注胸中。是动则病饥不欲食，面如漆柴（《脉经》作"面黑如炭色"）（《甲乙》作"面

咳论经旨

黑如炭色"），咳唾则有血，喝喝而喘（《脉经》作"喉鸣而喘"），坐而欲起，目䀮䀮如（《甲乙》无"如"字）无所见，心如悬若饥状，是谓骨厥。

《五邪篇》云：邪在肺，则病皮肤痛，寒热，上气喘，汗出，咳动肩背。取之膺中外腧，背三节五脏之旁（《甲乙》作"外俞背三椎之旁"），以手疾按之，快然，乃刺之，取之缺盆中以越之。

《热病篇》云：热病，咳而衄，汗不出（《甲乙》作"汗出"），出不至足者死（《巢氏源候论》作"七日咳血，衄血汗不出，出不至足者，死"）。

《胀论篇》云：肺胀者，虚满而喘咳。

《五癃津液篇》云：五脏六腑之津液，尽上渗于目。心悲气并则心系急，心系急则肺举，肺举则（《甲乙》作"肺叶举，举则"）液上溢。夫心系与（《甲乙》与作"急"）肺，不能常与（《甲乙》作"举"），乍上乍下，故咳而泣出矣（《甲乙》"泣"作"涎出"矣）。

《本脏篇》云：肺小则少饮，不病喘喝；肺大则多饮，善病胸痹喉痹（《甲乙经》无"喉痹"二字）逆气。肺高则上气，肩息（《甲乙》"肩"作"喘"），咳（《甲乙》"咳"下有"逆"字）。肺下则居（《甲乙》作"居逼"）贲迫肺，善胁下痛。肺坚则不病咳（《甲乙》"咳"下有"逆"字）上

193

气，肺脆则苦（《甲乙》"苦"作"善"）病消瘅易伤（《甲乙》"伤"下有"也"字），肺端正则和利难伤，肺偏倾则胸偏痛也（《甲乙》作"则病胸胁偏痛"）。白色小理者，肺小。粗理者，肺大。巨肩反膺陷喉者，肺高。合腋张胁者，肺下。好肩背厚者，肺坚。肩背薄者，肺脆。背膺厚者，肺端正。胁偏疏者，肺偏倾也。

《水胀篇》云：水始起也，目窠上微肿，如新卧起之状，其颈脉动，时咳，阴股间寒，足胫肿，腹乃大，其水已成矣。以手按其腹，随手而起，如裹水之状，此其候也。

《玉版篇》云：黄帝曰：诸病皆有逆顺，可得闻乎？岐伯曰：腹胀，身热，脉大，云云。咳且溲血脱形，其（《甲乙》无"其"字）脉小劲（《甲乙》作"小而劲"者），是四逆也。咳，脱形身热，脉小以疾（《甲乙》作"小而疾"也），是谓五逆也。如是者，不过十五日而（《甲乙》无"而"字）死矣。云云。咳，溲血形内（《甲乙》"内"作"肉"）脱，脉搏（《甲乙》无"脉搏"二字，"肉脱"下有"喘"字），是三逆也。云云。咳呕腹胀，且飧泄，其脉绝，是五逆也。如是者，不及一时而死矣。工不察此者而刺之，是谓逆治。

《刺节真邪篇》云：黄帝曰：其咳上气，穷诎胸痛者，取之奈何？岐伯曰：取之廉泉。

以上节《灵枢经》。

《十六难》曰：假令得肺脉，其外证面白，善嚏，其病喘咳，洒淅寒热，有是者，肺也。无是者，非也。（此肺色、肺病、肺脉也。右属肺，故动气在右，肺主皮毛，故寒热）

《四十九难》曰：何以知伤寒得之，然当谵言妄语，何以言之？肺主声，入肝为呼，入心为言，入脾为歌，入肾为呻，自入为哭。故知肺邪入心，为谵言妄语也。其病身热（心也），洒洒恶寒，甚则喘咳（肺也）。其脉浮大（心也）而涩（肺也）。（丁注：此言心病，因肺邪而入，肺主声，故专以声推其病与脉，皆兼肺心二经也。肺邪入肺谓之自入）（此伤寒，非仲景伤寒，此谵妄，非阳明谵妄，玩读自明）

《五十六难》曰：五藏之积，各有名乎？以何月何日得之？然肝之积，名曰肥气，在左胁下，如覆杯，有头足，久不愈。（《甲乙》"头足"下有"如龟鳖状"四字。又作"久久不愈"）令人发咳逆，痎（《脉经》"痎"作"痃"）（巢氏作"令人发痎疟"，无"咳逆"二字）疟，连岁不已。以季夏戊己得之，何以言之（《甲乙》无此四字。《脉经》作"何也"）（巢氏同，作"何以言之"）。肺病传肝，肝当传脾，脾以季夏适王，王者不受邪，肝复欲还肺，肺不肯受，故留结为积。故知肥气以季夏（巢氏作"仲夏得之"也）戊己日得之。（丁注：此言肺病传肝，肝当传脾，脾土适旺于季夏之土令，故力能拒而不受，则邪当复返于肺，但脾土得令而旺，肺金亦得土之生气，而亦能拒邪，故曰不肯受也。邪因无道可行，故仍结于肝而成积矣。越人形容成积之理，可谓曲尽。乃见虚处受邪，旺处不容，今人治积，以攻为务，大失经旨，良可叹也）

又曰：肺之积名曰息贲，在右胁下，覆大如杯。久不已（《甲乙》久久不愈，病洒洒恶寒，逆喘咳，发肺痈）（《脉经》作"久之不愈，病洒洒寒热，气逆，喘咳，发肺痈"），令人洒淅寒热喘咳，发肺壅。以春甲乙日得之，何以言之（《甲乙》无此四字。《脉经》作"何也"）（巢氏同，作"何以言之"）。心病传肺，肺当传肝，肝以春适王，王者不受邪，肺复欲还心，心不肯受，故留结为积。故知息贲以春甲乙日得之（巢氏作"以春得之"也）。（丁注：肝木旺于春木之令，而能拒邪，心火亦得木之生气而亦能拒也）

《六十八难》曰：五脏六腑，各有井荥输经合，皆何所主？然经言所出为井，所流为荥，所注为输，所行为经，所入为合。井主心下满，荥主身热，输主体重节痛，经主喘咳寒热，合主逆气而泄。此五脏六腑，井荥输经合所主病也。（丁注：引纪氏大锡曰：井者，若水之源，水始出源，流之尚微，故谓之荥。水上而注下，下复承而流之，故谓之输。水行经历而过，故谓之经。经过于此，乃入于脏腑，与众经相会，故谓之合。《素问》曰：六经为川，肠胃为海也。睎范曰：井法木，以应肝，脾之位，在心下，今邪在肝，肝侵脾，故心下满。今治之于井，不令木乘土也。荥法火，以应心，肺属金，外主皮毛，心火灼于肺金故身热，谓邪在心也。故治之于荥，不使火来乘金，则身热自愈矣。俞法土，应脾。今邪在土，土必克水，水者肾也，肾主骨，故病则节痛。邪在土，土自病则体重，故治之于俞。经法金而应肺，今邪在肺，得寒则咳，得热则喘，金必克木，木者肝，肝在志为怒，怒则气逆而作喘，故治之于经。合应水而主肾，肾气不足，伤于冲脉，则气逆，肾开窍于二阴，气逆则不禁而下泄，故宜治合也）

以上节《难经》。

《精神五脏论》篇曰：肺藏气，气舍魄，在气为咳，在液为涕，肺气虚则鼻息不利，少气，实则喘喝，胸凭（《九墟》作盈）仰息。

《经脉篇》曰：夏脉心也，南方火也，万物之所盛长也。故其气来盛去衰，故曰钩。反此者病。其气来盛去亦盛，此谓太过，病在外。其气来不盛，去反盛，此谓不及，病在内。太过则令人身热而骨痛（一作肤痛），为浸淫。不及则令人烦心，上见咳唾，下为气泄。

又曰：秋脉肺也，西方金也，万物之所收成也。故其气来轻虚以浮，来急去散，故曰浮。反此者病。其来毛而中央坚，两旁虚，此谓太过，病在外。其气来毛而微，此谓不及，病在中。太过则令人逆气而背痛，愠愠然。不及则令人喘呼，少气而咳,上气见血,下闻病音。

又曰:阳明厥逆喘咳,身热善惊,衄血,呕血不可治。惊者死。

又曰:手太阴厥逆,虚满而咳,善呕,吐沫,治主病者。以上节《甲乙经》。

《咳论经旨》 卷二终

咳论经旨·卷三

> 浙湖凌嘉六先生遗著
> 男咏永言录存
> 后学裘庆元刊

师曰：息摇肩者心中坚，息引胸中上气者咳。息张口短气者，肺痿唾沫。

赵氏以德衍义曰：息者，呼气出粗，类微喘而有声也。呼出心与肺，今火乘肺，故呼气奔促而为息也。摇肩者，肩随息气摇动，以火主动故也。其心之经脉过于肩。因心中有坚实之邪，不得和于经脉，故经脉抽掣摇动；息引胸中，上气咳者，胸中，脉所主也，宗气之所在，火炎于肺，则肺收降之令不行，反就燥而为固涩坚劲，气道不利，所以上气出于胸中者则咳也；息张口短气，肺痿唾沫，此又火炎于肺之甚者，收降清肃之气亡，惟从火出，故张口不合也，宗气亦衰而息短矣。津液不布，从火而为沫唾矣。此仲景因呼息以为察病之法，与后条吸对言，以举端耳。然息病属于内外者，岂止此而已？动摇与息相应者，又宁独在肩而已？岂无阴虚以火动者焉？如《内经》谓：乳子中风热，喘鸣息肩者，脉实大也，缓则生，急则死。是又在脉别者也。

师曰：吸而微数，其病在中焦，实也，当下之即愈。虚者不治。在上焦者，其吸促，在下焦者，其吸远，此皆难治。呼吸动摇振振者，不治。

赵氏曰：谷之精气，乃分为三遂：清者化荣，浊者化卫，其一为宗气，留胸中以行呼吸焉。呼吸固资于宗气，然必自阴阳合辟而为之机，于是呼出者，心肺主之，吸入者，肾肝主之。心肺阳也，肾肝阴也。若中焦有邪实，则阻其升降，宗气因之不盛于上，吸气因之不达于下，中道即还；宗气不盛则吸微，中道即还则往来速，速则数，故吸而微数。泻中焦实，则升降行而吸即平矣。不因中焦实，即是肾肝之阴虚，根本不固，其气轻浮上走，脱阴之阳，宗气亦衰。若此者，死日有期，尚可治乎？然则上焦固是主乎呼，下焦固是主乎吸。若阴阳之配合，则又未始有相离者，故上焦亦得而候其吸焉。而心肺之道近，其真阴之虚者，则从阳火而升，不入乎下，故吸促；肝肾之道远，其元阳之衰者，则因于阴邪所伏，卒难升上，故其吸远。此属真阴元阳之病，皆难以治。若夫人身之筋

· 200 ·

咳论经旨

骨、血肉、脉络，皆藉阴气之所成。生气无所克，然后以镇静而为化生之宇。今阴气惫矣，生气索矣，器宇亦空矣，惟呼吸之气往来于其中，故振振动摇，不自禁也。若此者，即《内经》所谓"出入废则神机化灭"是也。故针药无及矣。

问曰：阳病十八，何谓也？师曰：头痛，项、腰、脊、臂、脚掣痛。阴病十八，何谓也？师曰：咳，上气，喘，哕，咽，肠鸣胀满，心痛拘急，五脏病各有十八，合为九十病。人又有六微，微有十八病，合为一百八病。五劳、七伤、六极，妇人三十六病，不在其中。清邪居上，浊邪居下，大邪中表，小邪中里，谷饪之邪，从口入者，宿食也。五邪中人，各有法度，风中于前，寒中于后，湿伤于下，雾伤于上，风令脉浮，寒令脉急，雾伤皮腠，湿流关节，食伤脾胃，极寒伤经，极热伤络。

周氏扬俊补注曰：此总《内经》所著之病，而为之分阴阳，悉表里，合上下内外以立言。庶几经络明，府脏著，所因显，不致散而难稽也。如三阳在外，病头痛等六证，则各有所行之经，各显本经之证，三而六之，非十八乎。而三阴之在里者亦然，五脏各有十八，合计为九十病。其为病则于《灵枢》论心脉为瘛疭，班班可考矣，云云。邪之所凑，其气必虚也。

问曰：热在上焦者，因咳，为肺痿。肺痿之病，从何得之。师曰：或从汗出，或从呕吐，或从消渴，小便利数，或从

· 201 ·

便难。(《脉经》又作数) 又被快药下利，重亡津液，故得之。曰：寸口脉数，其人咳，口中反有浊有唾涎沫者，何也？师曰：此为肺痿之病。若口中辟辟燥，(《脉经》作燥咳) 咳即胸中隐隐痛，脉反滑数，此为肺痈。咳唾脓血，脉数虚者为肺痿，数实者为肺痈。

巢氏曰：肺痿候，肺主气，为五脏上盖，气主皮毛，故易伤于风邪。风邪伤于府脏，而血气虚弱，又因劳役大汗之后，或经大下而亡津液，津液竭绝，肺气壅塞，不能宣通诸脏之气，因成肺痿也。其病咳唾而呕逆涎沫，小便数是也。咳唾咽燥欲饮者必愈，欲咳而不能咳，唾干沫而小便不利者，难治。诊其寸口脉数，肺痿也，甚则脉浮弱。

周氏曰：按嘉言云，人生之气，禀命于肺。肺气清肃，则周身之气莫不服从而顺行；肺气壅浊，则周身之气易致横逆而犯上。故肺痈者，肺气壅而不通也；肺痿者，肺气痿而不振也。才见久咳，先须防此两证。肺痈由五脏蕴崇之火，与胃中停蓄之热，上乘乎肺，肺受火热熏灼，血为之凝，痰为之裹，遂成小痈。所结之形渐长，则肺日胀而胁骨日昂，乃至咳声频并，痰浊如胶，发热畏寒，日晡尤甚，面红鼻燥，胸生甲错。始先即能辨其脉证，属表属里，极力开提攻下，无不愈者。迨至血化为脓，肺叶朽坏，倾囊吐出，始识其证，十死不救，嗟无及矣。间有痈小气壮，胃强善食，其脓不从口出，或顺趋肛门,或旁穿胁肋,仍可得生,然不过十中二三耳。仲景治法最精,用力开提于未成脓之先,今人施于既成脓之后,其有济乎?肺痿者,其积渐,已非一日,其寒热不止一端,总由胃中津液不输于肺,失其所养,转枯转燥,然后成之。盖肺金之生水,精华四布者,全藉胃土津液之富,上供罔缺。但胃中津液暗伤之窦最多,粗工不知爱护,或腠理素疏,无故而大发其汗,或中气素馁,频吐以倾倒其囊,或瘅成消中,饮水而渴不解,泉竭自中,或肠枯便秘,强利以求其快,漏卮难继。只此上供之津液,坐耗歧途,于是肺火日炽,肺热日深,肺中小管日窒,咳声以渐不扬,胸中脂膜日干,咳痰艰于上出,行动数武,气即喘鸣,冲击连声,痰始一应。《金匮》治法,贵得其精意,大要缓而图之,生胃津,润肺燥,下逆气,开积痰,止浊唾,补真气,以通肺之小管,散火热以复肺之清肃,如半身痿废及手足痿软,治之得法,亦能复起,而肺近在胸中,呼吸所关,可不置力乎。肺痈属在有形之血,血结宜骤攻。肺痿属在无形之气,气伤宜徐理。故痈为实证,以肺痿治之,是为实实。痿为虚证,以肺痈治之,是为虚虚。此辨证用药之大略也。然两手寸口之脉,原为手太阴肺脉,此云寸口脉数,云滑数,云数实数虚,皆指左右三部总言,非如气口独主右关之上也。其人咳,口中反有浊唾涎沫,顷之遍地者,为肺痿。言咳而口中不干燥也。若咳而口中辟辟,则是肺已结痈,火热之毒，出现于口，咳声上下，触动其痛，胸中即而隐隐而痛，其脉必见滑数有力，正邪气方盛之征也。数虚数实之脉，以之分别肺痿肺痈，是则肺痿当补，肺痈当泻，明矣。

问曰：病咳逆，脉之，何以知此为肺痈？当有脓血，吐之则死。其脉（《脉经》作"吐之则死，后竟吐脓血，其脉何类"）何类？师曰：寸口脉微而数，微则为风，数则为热，微则汗出，数则恶寒。风中于卫，呼气（《脉经》"气"作"吸"）不入，热过于营，吸而不出，风伤皮毛，热伤血脉，风舍于肺，其人则咳，口干喘满，咽燥不渴，多唾浊沫，时时振寒，热之所过，血为之凝滞，蓄结痈脓，吐如米粥，始萌可救，脓成则死。

巢氏曰：肺痈候，肺痈者，由风寒伤于肺，其气结聚所成也。肺主气，候皮毛，劳伤血气，腠理则开，而受风寒，其气虚者，寒乘虚伤肺，寒搏于血，蕴结成痈，热又加之，积热不散，血败为脓。肺处胸间，初肺伤于寒，则微嗽。肺痈之状，其人咳，胸内满，隐隐痛而战寒，诊其肺部脉紧为肺痈。又肺痈喘而脚满。又寸口脉数而实，咽干，口内辟辟燥不渴，时时出浊唾腥臭，久久吐脓如粳米粥者，难治也。又肺痈有脓而呕者，不须治其呕，脓止自愈。又寸口脉微而数，微则为风，数则为热，微则汗出，数则恶寒，风中于卫，呼气不入，数过于荣，吸而不出，风伤皮毛，热伤血脉，舍于肺，其人则呕，口干，喘，有咽燥不渴，唾而浊沫，时时战寒，热之所过，血为凝滞，蓄结痈脓，吐如米粥，始萌可救，脓成则死。又欲有脓者，其脉紧数，脓为未成，其脉紧去但数，脓为已成。又肺病身当有热，咳嗽短气，唾出脓血，其脉当短涩，而反浮大，其色当白而反赤者，此是火之克金，大逆不治也。

周氏曰：按嘉言云：肺痈之脉，既云滑数，此复云微数者，非脉之有不同也。滑数者，已成之脉。微数者，初起之因也。初起左右三部脉数，知为营吸其热而畏寒，然风初入卫，尚随呼气而出，不能深入，所伤者不过在于皮毛。皮毛者，肺之合也，风由所合以渐舍于肺俞，而咳唾振寒。兹时从外入者，从外出之易易者，若夫热过于营，即随吸气所入不出，而伤其血脉矣。卫中之风，得营中之热，留恋固结于肺叶之间，乃致血为凝滞，以渐结为痈脓。是则有形之败浊，必从泻法而下驱之，使其邪毒随驱下移，入胃，入腹，入肠，再一驱，即尽去不留矣。安在始萌不救，听其脓成而腐败耶？

上气，面浮肿，肩息，其脉浮大，不治。又加利，尤甚。

周氏曰：肺为气之总司，主呼吸者也。今云上气，至于面浮肿，至为息肩，是其肺气壅逆，而肩为动摇矣。何也？肺之所畏者入也，设中焦邪实，阻其升降，而炎上之性，有加无已，则所呼之气，邪有以助之，而所吸之气不复下达，遂使出入息肩矣。加以脉浮大，火势方张，本体既衰，而邪削更甚，又何法可令其内还而下趋乎？故不治也。然犹有可图者，庶几中土尚培，生气未绝耳。若加利，为尤甚也。

上气，喘而躁者，属肺胀。欲作风水，发汗则愈。

周氏曰：同一上气也，此则作喘而不息肩，正以皮毛乃肺之合，为邪所蔽，遂令肺气不得外达，故寒伤营者，亦作喘也。彼躁阴也，上气何以复燥，肺气既塞，遂令下流不化，水既不化，又令木气不化疏，此皆以母病而兼及于子也。一其发汗，则塞者得以外通矣，逆者得以下达矣，故曰愈也。

肺痿，吐涎沫而不咳者，其人不渴，必遗尿，小便数。所以然者，以上虚不能制下故也。此为肺中冷，必眩，多涎唾，甘草干姜汤以温之。若服汤已，渴者，属消渴。

甘草干姜汤方

甘草四两，炙　干姜二两，炮

上二味，以水三升，煮取一升五合，去滓，分温再服。

喻氏嘉言云：肺热则膀胱之气化亦热，小便必赤涩而不能多。若肺痿之候，但吐涎沫而不咳，复不渴，反遗尿而小便数者，何其与本病相反也？必其人上虚不能制下，以故小便无所收摄尔。此为肺中冷，阴气上巅，侮其阳气，故必眩。阴寒之气，凝滞津液，故多涎唾。若始先不渴，服温药即转渴者，明是消渴。饮一溲二之证，更当消息之矣。

周氏曰：按肺寒，上虚也。便数，下虚也。圣人只温其中，岂非以补其母则子自安，总司之地温，而膀胱亦温，下泉无洌彼之患乎。

咳而上气，喉中水鸡声，射干麻黄汤方主之。

射干麻黄汤

射干三两　麻黄四两　生姜四两　细辛三两　紫菀三两　款冬花三两　五味子半升　大枣七枚　半夏半升，洗

上九味，以水一斗二升，先煮麻黄二沸，去上沫，内诸药，煮取三升，分温三服。

喻氏云：上气，声如水鸡，明系痰阻其气尔，阻之夯在去之，而仲景不专于去痰者，以肺受风寒，主气之司，已为邪困而不能自持，莫若主于发表，而佐以润燥、下气、开郁，四法聚于一方内，以分解其邪，不使之合，此因证定药之大法也。

咳逆上气，时时唾浊，但坐不得眠，皂荚丸主之。

皂荚丸方

皂荚八两，刮去皮，用酥炙

上一味，末之，蜜丸如梧子大，以枣膏和汤，服三丸，日三夜一服。

周氏曰：经谓上气者，阴气在下，阳气在上，诸阳气浮，无所依从也。今咳逆上气，是浊气上干，清虚之位反为浊阴所据，故虽时时唾，而浊不为唾灭也。皂荚性能驱浊，其刺又能攻坚，且得直达患处，用意神巧，诚不可思议者。嘉言云：大

热之毒，聚结于肺，表之温之，曾不少应，坚而不可攻者，用此丸豆大三粒，朝三服，暮一服，吞，适病所，如棘针遍刺，四面还攻，如是多日，庶几无坚不入，聿成荡涤功，不可以药之微贱而少之也。胸中手不可入，即谓为代针丸可矣。

咳而脉浮者，厚朴麻黄汤主之。

厚朴麻黄汤方

厚朴五两　麻黄四两　石膏如锥子大　干姜　细辛各二两　杏仁　半夏　五味子各半升　小麦一升

上九味，以水一斗二升，先煮小麦熟，去滓，内诸药，煮取三升，温服一升，日三服。

周氏曰：嘉言云：若但咳而脉浮，则外邪居多，全以散邪为主，用法即于小青龙汤中去桂枝、芍药、甘草，加厚朴、石膏、小麦。仍从肺病起见，所以桂枝之热，芍药之收，甘草之缓，概示不用。而加厚朴以下其气，石膏以清热，小麦引入胃中，助其升发之气，一举而表解脉和，于以置力于本病，然后破竹之势可成尔。一经裁酌，直使小青龙载肺病腾空而去，神哉！

咳而脉沉者，泽漆汤主之。（《脉经》云：咳家，其脉沉，不可发其汗）

泽漆汤方

半夏半升　紫参五两，一作紫菀　泽漆三升，以东流水五斗，煮取一

斗五升　生姜　白前各五两　甘草　黄芩　人参　桂枝各三两

上九味，㕮咀，内泽漆汁中，煮取五升，温服五合，至夜尽。

周氏曰：浮为在表，沉为在里，表里二字与伤寒之表里大殊。表者，邪在卫，即肺之表也；里者，邪在营，即肺之里也。热过于营，吸而不出，其血必结，血结则痰气必为外裹，故用泽漆之破血为君，加入开痰下气、清热和营诸药，俾坚垒一空，元气不损。制方之妙若此。

火逆，上气，咽喉不利，止逆下气者，麦门冬汤主之。

麦门冬汤方

麦冬七升　半夏一升　人参　甘草各二两　粳米三合　大枣十二枚。

上六味，以水一斗二升，煮取六升，温服一升，日三夜一服。

周氏曰：嘉言云：胃中津液枯燥，虚火上炎之证，治本之良法也。夫用降火之药而火反升，用寒凉之药而热转炽者，徒知与火热相争，未思及必不可得之数，不惟无益，而反害之。凡肺病，有胃气则生，无胃气即死。胃气者，肺之母气也。本草有知母之名者，谓肺藉其清凉，知清凉为肺之母也。有贝母之名者，谓肺藉其豁痰，实豁痰为肺之母也。然屡施于火逆上气、咽喉不利之证，而屡不应，名不称矣。孰知仲景有此妙法，于麦冬、人参、甘草、粳米大补中气、大生津液队中，增入半夏之辛温一味，其利咽下气，非半夏之功，实善用半夏之功，擅古今未有之奇焉。

肺痈，喘不得卧，葶苈大枣泻肺汤主之。

葶苈大枣泻肺汤方

葶苈_{熬令色黄，捣丸如弹子大}　大枣十二枚

上先以水三升，煮枣，取二升，去枣，内葶苈，煮取一升，顿服。

周氏曰：此治肺痈吃紧之方也。肺中生痈，不泻何待？恐日久痈脓已成，泻之无益。日久肺气已索，泻之转伤。惟血结而脓未成，当急以泻肺之法夺之。况喘不得卧，不云甚乎？

咳而胸满，振寒，脉数，咽干不渴，时浊吐（《脉经》作时时出振浊）腥臭，久久吐脓如米粥者，为肺痈。桔梗汤主之。

桔梗汤方

桔梗一两　甘草二两

上二味，以水三升，煮取一升，分温再服。

又方（此方系宋人所增，并录之以备用）

桔梗　贝母　当归　爪蒌仁　枳壳　薏苡仁　桑白皮　百合各一钱五分　五味子　葶苈　地骨皮　甘草节　知母　防己　黄芪　杏仁各五分

用清水煎服。

周氏曰：肺痈由热结而成，其浊唾腥臭，因热瘀而致，故咳而胸满，是肺不利也；振寒，阳郁于里也；咽干不渴，阻滞津液也。彼邪热搏聚，固结难散之势，用桔梗开之，以散其毒；甘草解之，以消其毒。庶几可图，无使滋蔓。即至久久吐脓之时，亦仍可用此汤者，一以桔梗可开之使下行，亦可托之俾吐出；一以甘草可以长血肉，可以益金母也。

咳而上气，此为肺胀。其人喘，目如脱状，脉浮大者，越婢加半夏汤主之。

越婢加半夏汤方

麻黄六两　石膏半斤　生姜三两　大枣十五枚　甘草二两　半夏半升。

上六味，以水六升，先煮麻黄，去上沫，内诸药，煮取三升，分温三服。

周氏曰：咳而上气，则其气之有冲而不下可知矣。其咳之相连而不已可知矣。此皆属肺之胀使之也。邪入于肺则气壅，肺壅则欲不喘不可得，唯喘极，故目如脱，所以状胀与喘之至也。脉浮，邪也，兼火则邪实，而所以遗害于肺，正未有已。故必以辛热发之，亦兼以甘寒佐之，使久合之邪，涣然冰释，岂不快乎？然久蓄之饮，何由得泄？故特加半夏于越婢汤中，一定之法也。

肺胀，咳而上气，烦躁而喘，脉浮者，心下有水，小青龙加石膏汤主之。

小青龙加石膏汤方

麻黄　细辛　芍药　甘草　桂枝各三两　半夏　五味子各半升　石膏二两

上九味，以水一斗，先煮麻黄减二升，去上沫，内诸药，煮取三升，去滓，强人服一升，羸者减之，日三服，小儿服四合。

周氏曰：此条证与上条无异，所异者，加躁，脉但浮尔。然前条躁者，欲作风水，此条躁者，心下有水。可见躁为阴躁，而水为阴之至也。君主之地，水气上凌，岂细故也耶？故前方于麻黄以杏仁易石膏，加姜、枣，发散之力微且缓；此于麻黄药中加石膏，其力转猛。然监以芍药、五味、干姜，其势下趋水道，不至过汗也。然后小青龙亦能翻江倒海，引水潜藏，不若大青龙之腾云致雨也。夫越婢汤有石膏，无半夏；小青龙汤有半夏，无石膏。观二方而加之意，全重此二物协力建功。石膏清热，藉辛温亦能豁痰；半夏豁痰，藉辛凉亦能清热。不然，石膏可无虑，半夏不在所禁乎？仲景加减一味，已见因心化裁矣。

肺痈，胸满胀，一身面目浮肿，鼻塞，清涕出，不闻香臭酸辛，咳逆上气，喘鸣迫塞，葶苈大枣泻肺汤主之。

周氏曰：经云：是动则病肺胀满，膨膨然而喘咳，胃气不升，大肠之气亦不降，湿则鼻塞不闻香臭，遂使周身浮肿，有种种之证也。然此表证尚多，岂可专泻？不知肺痈始因邪由外入，及其成痈，则证复自内显出。故论其常，当升散开提者，且未可下夺；论其亟，当下夺者，倘牵制于外，反昧脓成则死之大戒，安得不审所轻重哉？

附方

《外台》炙甘草汤　治肺痿，涎唾多，心中温温液液者。（一作《千金翼》炙甘草汤，治虚劳不足，汗出而闷，脉结悸，行动如常，不出百日。危急者，十一日死）

甘草四两，炙　桂枝　生姜各三两　麦冬　麻仁各半升　人参阿胶各二两　大枣三十枚　生地一斤

上九味，以酒七升，水八升，先煮八味，取三升，去滓，内胶消尽，温服一升，日三服。

《千金》甘草汤

甘草一味

以水三升，煮减半，分温三服。

《千金》生姜甘草汤　治肺痿，咳唾涎沫不止，咽燥而渴。

生姜五两　人参三两　甘草四两　大枣十五枚

上四味，以水七升，煮取三升，分温三服。

《千金》桂枝去芍药加皂荚汤　肺痿吐涎。

桂枝　生姜各三两　甘草二两　大枣十枚　皂荚一枚，去皮子，炙焦

上五味，以水七升，微火煮取三升，分温三服。

周氏按：以上诸方，俱用辛甘温药，以肺既枯痿，非湿剂可滋者，必生气行气，以致其津。盖津生于气，气生则津亦至也。又方下俱云吐涎沫多不止，则非无津液也，乃有津液而不能收摄分布也。故非辛甘温药不可，加皂荚者，兼有浊痰也。

《外台》桔梗白散　治咳而胸满，振寒，脉数，咽干不渴，时出浊唾腥臭，久久吐脓如米粥者，为肺痈。

桔梗　贝母各三两　巴豆一分，去皮，熬研如脂

上三味为散。强人饮服半钱匕，羸者减之。病在膈上者吐脓，在膈下者泻出。若下多不止，饮凉水一杯则定。

《千金》苇茎汤　治咳有微满烦热，胸中甲错，是为肺痈。

苇茎二升　薏苡仁半升　桃仁五十粒　瓜瓣半斤

上四味，以水一斗，先煮苇茎得五升，去滓，内诸药，煮取二升，服一升，再服。当吐如脓。

周氏按：此方具下热散结通瘀之力，而重不伤峻，缓不伤懈，可以补桔梗汤、桔梗白散二方之偏，亦良法也。

又曰：葶苈大枣泻肺汤治肺痈，胸满胀，一身面目浮肿，

咳论经旨

鼻塞,清涕出,不闻香鼻酸辛,咳逆上气,喘鸣迫塞。按此方原治肺痈,喘不得卧,此兼面目浮,鼻塞清涕,则肺有表邪宜散,故先服小青龙一剂,乃进。

又按:肺痈诸方,其于治效,各有专长。如葶苈大枣用治痈之始萌而未成者,所谓乘其未集而击之也。其苇茎汤则因其乱而逐之者耳。桔梗汤剿抚兼行,而意在于抚,洵为王者之师。桔梗白散则捣坚之锐师也。比而观之,审而行之,庶几各当而无误矣。

周氏补论曰:嘉言云:《金匮》于肺痿、肺痈二证,则彻土绸缪,治之于早。然先从脉辨其数虚数实,次从口辨其吐沫干燥,然更出一捷要之法,谓咳嗽之初,即见上气喘急者,乃外受风寒所致,其脉必浮,宜从越婢加半夏之法,乃小青龙加石膏之法,亟为表散。不尔,即是肺痈、肺痿之始基,故以咳嗽上气病证,同叙于肺痈、肺痿之下,而另立痰饮咳嗽本门,原有深意,见咳而至于上气,即是肺中壅塞,逼迫难安,尚可等待,不急散邪下气,以清其肺乎?然亦分表里虚实为治,不当误施,转增其困矣。

再论:肺痈、肺痿之病,皆燥病也。肺禀清肃之令,乃金寒水冷之藏,火热熏灼,久久失其清肃,而变为燥。肺中生痈,其津液全裹其痈,不溢于口,故口辟辟然干燥。肺热成痿,则津液之上供者,悉从燥热化为涎沫浊唾,证多不渴;较

· 215 ·

胃中津液尽伤,母病累子之痿,又大不同,只是津液之上输者变为唾,肺不沾其惠泽尔。若夫痿病,津液不能灭火,反从火化,累年积岁,肺叶之间,酿成一大火聚,以清凉投之,捍格不入矣。然虽捍格,固无害也。设以燥热投之,以火济火,其人有不坐毙者乎?半夏燥药也,投入肺中,转增其患,自不待言。但清凉既不能入,惟燥与燥相得,乃能入之。故用半夏之燥入清凉生津药中,则不但不燥,转足开燥,其浊沫随逆气下趋,久久津液之上输者,不结为涎沫,而肺得沾其渍润,痿斯起矣。人但知半夏能燥津液,孰知善用之,即能驱所燥之津液乎?此精蕴也。

总按:肺为娇藏,肺气素为形寒饮冷而受伤,久久出汗过多而不差,气馁不振,即为肺痿。其风伤皮毛,热伤血脉,风热相搏,气血稽留,遂为肺痈。肺痿多涎沫,乃至便下浊沫。肺痈多脓血,乃至便下脓积。凡胃强能食而下传者,皆不死也。夫血热则肉败,营卫不行,必将为脓。是以《金匮》以通行营卫为第一义。欲治其子,先建其母,胃中津液,尤贵足以上供而无绝乏。后世诸方,错出不一,不明大意,今阅《金匮》十五方,固已用之不尽矣。

师曰:夫脉当取太过不及,阳微阴弦,即胸痹而痛。所以然者,责其极虚也。今阳虚,知在上焦,所以胸痹心痛者,以其阴弦故也。

咳论经旨

周氏曰：痹者，痞闷而不通也。经云：通则不痛，故惟痛为痹。而所以为痹者，邪入之。其所以为邪入者，正先虚也。故曰：脉取太过、不及，不及为阳微，太过即阴弦。阳虚故邪痹于胸，阴盛故心痛。仲景已自申说甚明，乃知此证总因阳虚，故阴得以乘之。设或不弦，则阳虽虚，而阴不上干可知也。然胸痹有微甚之不同，则为治因亦异。微者，但通上焦不足之阳；甚者，且驱其下焦厥逆之阴。通阳者，以薤白、白酒、半夏、桂枝、人参、杏仁之属，不但苦寒不入，即清凉尽屏。盖以阳通阳，阴分之药不得预也；甚者，附子、乌头、蜀椒大辛热，以驱下焦之阴，惟阴退而阳可以渐复耳。可不留意乎？

平人无寒热，短气不足以息者，实也。

周氏曰：阳不足，则阴上入而为寒；阴不足，则阳下陷而为热。阴阳未尝偏胜，故无寒热如平人。然短气不足以息者，是邪痹于中，而滞其升降之气。不可信其中虚而辄补之，以蹈实实之戒也。

胸痹之病，喘息咳嗽，胸背痛，短气，寸口脉沉而迟，关上小紧数者，栝蒌薤白白酒汤主之。

栝蒌薤白白酒汤方

栝蒌实一枚，捣　薤白半升　白酒七升

上三味，同煮取二升，分温再服。

周氏曰：寒浊之邪，滞于上焦，则阻其上下往来之气，塞其前后阴阳之位，遂令为喘息、为咳嗽、为痛、为短气也。阴寒凝泣，阳气不复自舒，故沉迟见于寸口，理自然也。乃小紧数复显于关上者，何耶？邪之所聚，自见小紧，而阴寒所积，正足以遏抑阳气，故反形数。然阳遏则从而通之，栝蒌实最足开结豁痰，得薤白、白酒佐之，既辛散而复下达，则所痹之阳自通矣。

肺中风者，口燥而喘，身运而重，冒而胫胀。

赵氏曰：肺者手太阴燥金，与足太阴同为湿化，内主音声，外合皮毛，属上焦阴部，行营卫，在五行生克，畏火克木。今为风中之，夫风者内应肝木之气，得火反侮所不胜之金，然木之子火也，火必随木而至。风能胜湿，热能胜液，故为口燥。风火皆阳，二者合则摇动不宁，动于肺则燥其所液之湿，鼓其音声，有出难入，而作喘鸣。动于营卫，鼓其脉络肌肉，则身运作肿胀。虽然，此特风中于肺，失其运用之一证耳。若《内经》所论肺风者多汗恶风，色白，时咳，昼差暮剧，是又叙其邪在肺作病状如是，各立一义，以为例耳。然后人自此而推，皆可得之其在脏、在舍、在经络，凡所见之病，不患其不备也，余脏皆然。

肺中寒，吐浊涕。

赵氏曰：肺者阴也，居阳部，故曰阴中之阳，谓之娇脏，

咳论经旨

恶热复恶寒。过热则伤所禀之阴，过寒则伤所部之阳，为相傅之官，布化气液，行诸内外，阳伤则气耗，阴伤则气衰。今寒中之，则气液蓄于胸而成浊饮，唾出于口。蓄于经脉，乃成浊涕，流出于鼻。以鼻是肺脏呼吸之门也。

肺死脏，浮之虚，按之弱，如葱叶下无根者，死。

赵氏曰：肺金主秋，当下四十五日后，阴气微上，阳气微下之时。《内经》论其平脉曰：气来轻虚以浮，来急去散。又曰：微毛而有胃气。又曰：厌厌聂聂，如落榆叶状。其阴阳微上下之象如此。又曰：死脉则为真肺脉至，大而虚，如毛羽中人肤。又曰：来如物之浮，如风吹毛。又曰：但毛无胃，则是阳气不下，阴气不上，盛阳当变阴而不变，既不收敛，又不和缓，唯欲浮，死。可知已因火克金而阴亡。《内经》谓其不过三日死，正与此同。盖阴者，阳之根。浮者有之，沉者亦有之，根壮而后枝叶茂。叙平脉唯贵轻虚以浮，非金无沉者，但浮沉皆止三菽之重耳，不欲其如石之沉也。今浮之虚，按之又弱如葱叶，于三菽其有几哉？越人曰：肝与肺有生熟浮沉之异，生浮则熟沉，生沉则熟浮。盖阳极生阴，阴极生阳，更始体用之气在二脏，故二脏之形亦如之。缘肺居阳部，故体轻浮，主气以象阳，阳极变阴，故用收敛以象阴；肝居阴部，故体重沉，藏血以象阴，阴极变阳，故用升发以象阳。浮沉正此耳。五脏阴阳，各具一体用，不可不察。

问曰：夫饮有四，何谓也？师曰：有痰饮，（《脉经》痰作淡，一作留饮）有悬饮，有溢饮，有支饮。

巢氏曰：溢饮，谓因大渴而暴饮水，水气溢于肠胃之外，在于皮肤之间，故言溢饮。令人身体疼重而多汗，是其候也。

巢氏曰：悬饮，谓饮水过多，留注胁下，令胁间悬痛咳唾引胁痛，故云悬饮。治饮不治咳，当以温药通和之。病痰饮者，当以温药和之。

问曰：四饮何以为异？师曰：其人素盛今瘦，水走肠间，沥沥有声，谓之痰饮。饮后水流在胁下，咳唾引痛，谓之悬饮。饮水流行，归于四肢，当汗出而不汗出，身体疼重，谓之溢饮。咳逆倚息，气短不得卧，其形如肿，谓之支饮。

赵氏曰：水性走下，而高原之水流入于川，川入于海，塞其川则洪水泛溢，而人之饮水亦若是。《内经》曰：饮入于胃，游溢精气，上输于脾，脾气散精，上归于肺，通调水道，下输膀胱，水精四布，五经并行。今所饮之水，或因脾土壅塞而不行，或因肺气涩滞而不通，以致流溢，随处停积。水入肠间者，大肠属金主气，小肠属火，水与火气相搏，气火皆动，故水入不得，流走肠间，沥沥有声，是名痰饮。然肠胃与肌肤为合，素受水谷之气长养而肥盛，今为水所病，故肌肉消瘦也。水入胁下者，属足少阳经，足少阳经脉从缺盆下胸中，循胁里，过季胁之部分，其经多气，属相火，今为水所积，其气不利，从火上逆胸中，遂为咳吐，吊引胁下痛，是名悬饮。水泛溢于表，表，阳也，流入四肢者，四肢为诸阳之本，十二经脉之所起。水至其处，若不胜其表之阳，则水散，当为汗出。今不汗，是阳不胜水，反被阻碍经脉、营卫之行，故身体痛重，是名溢饮。水流入肠间，宗气不利，阳不得升，阴不得降，呼吸之息与水逆于其间，遂作咳逆倚息，短气不得卧，营卫皆不利，故形如肿也。是名支饮。

水在肺，吐涎沫，欲饮水。

赵氏曰：仲景凡出病候，随其脏气变动而言之，不拘定于何邪也。如吐涎沫属肺脏，在肺痿证中者，上焦有热者，肺虚冷者，皆吐涎沫。今水在肺亦然。盖肺主气，行营卫，布津液，诸邪伤之，皆足以闭塞气道，故营卫不行，津液不布，气伤液聚，变成涎沫而吐出之。若咳若渴者，亦肺候也，皆无冷热之分。但邪与气相击则咳，不击则不咳；津液充其元府则不渴，燥之则渴。随所变而出，其病亦不止于是也，而在他证方后，更立加减法，便见仲景之意。

夫心下有留饮，其人背寒冷如掌大。（《脉经》作冷大如手）

巢氏曰：留饮者，由饮酒后饮水多，水气停留于胸膈之间而不宣散，乃令人胁下痛，短气而渴，皆其候也。

赵氏曰：心中俞出于背，背，阳也。心有留饮，则火气不行,唯是寒饮注其俞,出于背,寒冷如掌大,论其俞之处,明其背之非尽寒也。

留饮者,胁下痛,引缺盆,咳嗽则辄已。(一作转甚)

赵氏曰:胁下为厥阴之支络,循胸出胁下,足厥阴脉布胁肋,而缺盆是三阳俱入,然独足少阳从缺盆过季胁。饮留胁下,阻碍厥阴、少阳之经络不得疏通,肝苦急,气不通,故痛;少阳上引缺盆,故咳嗽则气攻冲其所结者,通而痛辄已。一作转甚,如上条咳而痛同也。

胸中有留饮,其人短气而渴,四肢历节痛,脉沉者,有留饮。

赵氏曰:胸中者,肺部也。肺主气以朝百脉,治节出焉,饮留胸中,宗气呼吸难以布息,故短气。气不布则津液不化而膈燥,是以渴也。足厥阴肝脏主筋、束骨而利关节,其经脉上贯于膈,而胆之经亦下胸中贯膈。夫饮者,即湿也,其湿喜流关节,从经脉流而入之,作四肢历节痛。留饮,水类也,所以脉亦沉也。

膈上病,痰满喘,咳吐,发则寒热,背痛腰疼,目泣自出,其人振振身𥉂剧,必有伏饮。

赵氏曰:膈上,表分也。病痰满喘咳,乃在表之三阳皆郁而不伸,极则化火,冲动膈上之痰吐发。然膈间之伏饮则留而不出,因其不出,则三阳之气虽动,尚被伏饮所抑,足太阳经屈而不伸，乃作寒热，腰背疼痛。其经上至目内眦，故目泣自出。足少阳经气属风火之化，被抑不散，并于阳明，屈在肌肉之分，故振振身瞤而剧也。是条首以痰言，末以饮言，二者有阴阳水火之分：痰从火而上熬成而浊，故名曰痰；饮由水湿留积不散而清，故名曰饮。亦是五行水清火浊之义。

咳家，其脉弦，为有水，十枣汤主之。

十枣汤方

芫花_熬　甘遂　大戟_{各等分}

上三味捣筛，以水一升五合，先煮肥大枣十枚，取八合，去滓，内药末，强人服一钱匕，羸人服半钱。平旦温服之。不下者，明日更加半钱，得快利后，糜粥自养。

赵氏曰：《脉经》以弦为水气，为厥逆，为寒为饮。风脉亦弦。若咳者，如水气，如厥逆，如寒如风，皆能致咳。欲于弦脉而分诸邪，不亦难乎？设谓水邪之弦稍异，果何象乎？前条悬饮者沉弦，别论支饮者急弦，二者有沉急之不同，而咳脉之弦，岂一字可尽。仲景尝论水蓄之脉曰沉潜，今谓为水，其弦将彷佛有沉潜之象乎？将有沉急之象乎？凡遇是证是脉，必察色闻声，问所苦灼然，合脉之水象，然后用是方下之。独据脉，恐难凭也。

夫有支饮家，咳，烦，胸中痛者，不卒死，至一百日或一岁，宜十枣汤。

巢氏曰：支饮谓饮水过多，停积于胸膈之间，支乘于心，故云支饮。其病令人咳逆喘息，身体如肿之状，谓之支饮也。

赵氏曰：心肺在上，主胸中阳也。支饮乃水类，属阴，今支饮上入于阳，动肺则咳，动心则烦，搏击膈气则痛。若阳虚不禁其阴之所逼者，则营卫绝而神亡，为之卒死矣。不卒死，犹延岁月，则其阳不甚虚，乃水入于肺，子乘于母所致也。

久咳数载，其脉弱，有可治。实大数者，死。其脉虚者，必苦冒。其人本有支饮在胸中故也。治属饮家。

赵氏曰：三脉固为支饮之咳，然而诸邪之病，皆不越此。《内经》曰：久病脉弱者生，实大者死。又脉大则病进，盖弱脉乃邪气衰，实大乃邪气盛，久病者，正气已虚，邪气亦衰，虽重可治。若邪盛加之脉数，火复刑金，岂不死乎？其脉虚苦冒者，盖胸中乃发越阳气之地，支饮停积，阻其阳气不得升于上，又不得充于下与阴接，唯从支饮浮泛，眩乱头清道，故苦冒也。治其阴则阳气行而可愈矣。

咳逆倚息不得卧，小青龙汤主之。

小青龙汤方

麻黄去节，三两　芍药三两　五味子半升　干姜三两　甘草三两，炙　细辛三两　桂枝去皮，三两　半夏半升，汤洗

上八味，以水一斗，先煮麻黄减二升，去上沫，内诸药，煮取三升，去滓，温服一升。

青龙汤下已，多唾，口燥，寸脉沉，尺脉微，手足厥逆，气从小腹上冲胸咽，手足痹，其面翕热如醉状，因复下流阴股，小便难，时复冒者，与茯苓桂枝五味甘草汤，治其气冲。

桂苓五味甘草汤方

桂枝去皮　茯苓各四两　甘草三两，炙　五味子半升

上四味，以水八升，煮取三升，去滓，分温三服。

冲气即低，而反更咳，胸满者，用桂苓五味甘草汤去桂，加干姜、细辛，以治其咳满。

苓甘五味姜辛汤方

茯苓四两　甘草　细辛　干姜各三两　五味半升

上五味，以水八升，煮取三升，去滓，温服半升，日三服。

咳满即止而更复渴，冲气复发者，以细辛、干姜为热药故也。服之当遂渴，而渴反止者，为支饮也。支饮者，法当冒，冒者必呕，呕者复内半夏，以去其水。

桂苓五味甘草去桂加干姜细辛半夏汤方

茯苓四两　甘草　细辛　干姜各二两　五味　半夏各半升

上六味，以水八升，煮取三升，去滓，温服半升，日三服。

水去呕止，其人形肿者，加杏仁主之。其证应内麻黄，以其人遂痹，故不内之。若逆而内之者必厥，所以然者，以其人

血虚，麻黄发生其阳故也。

苓甘五味加姜辛半夏杏仁汤方

茯苓四两　　五味子　　杏仁去皮尖　　半夏各半升　　甘草　　干姜　　细辛各三两

上七味，以水七升，煮取三升，去滓，温服半升，日三服。

若面热如醉，此为胃热上冲熏其面，加大黄以利之。

苓甘五味加姜辛半杏大黄汤方

茯苓四两　　甘草　　干姜　　细辛　　大黄各三两　　五味　　半夏　　杏仁各半升

上八味，以水一斗，煮取三升，去滓，温服半升，日三服。

赵氏曰：此首篇支饮之病也。以饮水，水性寒，下应于肾，肾气上逆入肺，肺为之不利。肺主行营卫，肺不利则营卫受病，犹外感风寒，心中有水证也。故亦用小青龙汤治。服后未已，为水停未散，故多唾；津液未行，故口燥；水在膈上，则阳气衰，寸口脉沉；麻黄发阳，则阴血虚，故尺脉微；尺脉微，则肾气不得固守于下，冲任二脉相挟，从小腹冲逆而起矣。夫冲任二脉与肾之大络同起肾下，出胞中，主血海。冲脉上行者至胸，下行者至足少阴，入阴股，下抵足跗上，是动则厥逆；任脉至咽喉，上颐循面，故气冲胸咽；营卫之行涩，

咳论经旨

经络时疏不通，手足不仁而痹，其面翕然如醉状，因复下流阴股，小便难。水在膈间，因火冲逆，阳气不得输上，故时复冒也。《内经》曰：诸逆冲上，皆属于火。又曰：冲脉为病，气逆里急。故用桂苓五味甘草汤先治冲气与肾燥。桂味辛热，散水寒之逆，开腠理，致津液以润之；茯苓、甘草，行津液，渗蓄水，利小便，伐肾邪为臣；甘草味甘，温补中土，制肾气之逆；五味酸平以收肺气。《内经》曰：肺欲收，急食酸以收之。服此汤，中气即止，因水膈间不散，故再变而更咳、胸满，即用前方去桂，加干姜、细辛，散其未消之水寒，通行津液。服汤后，咳满即止，三变而更复渴，冲气复发，以细辛、干姜乃热药，服之当反不渴。支饮之水，蓄积胸中故也。支饮在上，阻遏阳气，不布于头目，故冒。且冲气更逆，必从火炎而呕也。仍用前汤加半夏去水止呕，服汤后，水去呕止。四变，水散行出表，表气不利，其人形肿，当用麻黄发汗散水，以其人遂痹且血虚，麻黄发其阳，逆而内之，必厥，故不内。但加杏仁。杏仁微苦，温肾气，上逆者得之则降下，在表卫气得之则利于行，故肿可消也。服汤后，五变，因胃有热，循脉上冲于面，热如醉，加大黄以泄胃热。盖支饮证，其变始终不离小青龙之加减，足为万世法也。

寸口脉沉滑者，中有水气，面目肿大，有热，名曰风水。视人之目窠（《脉经》作"目里"）上微拥，如蚕（《脉经》

无"蚕"字）新卧起状，其颈脉动，时时咳，按其足上，陷而不起者，风水。

赵氏曰：《内经》脉沉曰水，脉滑曰风。面肿曰风，目肿如新卧起之状曰水。颈脉动，喘咳曰水。又肾风者，面胕庞然，少气时热，其有胕肿者，亦曰本于肾，名风水，皆出《内经》也。

太阳病，脉浮而紧，法当骨节疼痛，反不疼，身体反重而酸，其人不渴，汗出即愈，此为风水。恶寒者，此为极虚，发汗得之，渴而不恶寒者，此为皮水。身肿而冷，状如周痹，胸中窒不能食，反聚痛，暮躁不得眠，此为黄汗。骨节痛，咳而喘，不渴者，此为肺胀。其状如肿，发汗则愈。然诸病此者，渴而下利，小便数者，皆不可发汗。

赵氏曰：《伤寒论》脉浮而紧者为风寒，风伤卫，寒伤营，营卫俱病也。营卫者，胃之谷气所化，从手太阳所出，循行表里，在外则荣筋骨，温皮肉，在内则贯五藏，络六府。故浮沉变脉，皆见于寸口。此条首言太阳病脉紧，为太阳属表，营卫所受风水，随在诸经四属，隶于太阳之表者，分出六等，于肝脏所合则骨节痛，若风水挟木克土，脾合肌肉，则肌肉不利，骨节反不痛，身体重而酸。《内经》曰：土不及，则体重而筋肉瞤酸也。因不渴则可发汗，汗则邪散乃愈。此由风胜水也，亦名风水。其汗皆生于气，气生于精，精气若不足，辄发

咳论经旨

其汗，风水未散，而营卫之精先从汗散，遂致虚极，不能温腠理，故恶寒也。若发汗，辛热之味上冲于肺，亡其津液，则肺燥而渴。营卫不虚，则不恶寒。风水之邪从肺气不足入，并于所合之皮毛，遂为皮水。皮水久不解，营卫与邪并，外不得温分肉，至于身肿冷，状如周身痹，内窒胸膈，脾胃气郁成热，故不能食。胃热复上，与外入之水寒相击，故痛聚胸中，暮躁不得眠也。脾土之色发于外，是谓黄汗。若骨节疼痛而胕肿者，是肾之候也；咳而喘者，是肺之候也。二病俱见，由肾脉上贯肝入肺，乃标本俱病。言脾胀，恐肺字之误。《灵枢》曰：肺是动病，则肺胀满，膨膨而喘咳是也。然病虽变更不一，尽属在表，故浮紧之脉，皆得汗之。但渴与下利，小便数，亡津液者，不可汗耳。

问曰：病者苦水，面目身体四肢皆肿，小便不利，脉之不言水，反言胸中痛，气上冲咽，状如炙肉，当微咳喘。审如师言，其脉何类？师曰：寸口脉沉而紧，沉为水，紧为寒，沉紧相搏，结在关元。始时尝（《脉经》作尚）微，年盛不觉。阳衰之后，营卫相干，阳损阴盛，结寒微动，肾气上冲，咽喉塞噎，胁下急痛。医以为留饮而大下之，气系不去，其病不除，复重吐之，胃家虚烦，咽燥欲饮水，小便不利，水谷不化，面目手足浮肿，又与葶苈圆下水，当时如小差，食饮过度，肿复如前，胸胁苦痛，象若奔豚，其水扬溢则咳喘逆。（《脉经》

作则浮咳喘逆）当先攻击冲气令止，乃治咳。咳止其喘自差，先治新病，病当在后。（言当先治本病也。如治新病，则病难已）

赵氏曰：此水病，脉之不言水，反言胸中痛等病，当时记其说者以为异，非异也。是从色脉言耳。脉沉为水，紧为寒为痛，水寒属于肾，足少阴脉自肾上贯肝膈，入肺中，循喉咙，其支者，从肺出心络，注胸中。凡肾气上逆，必冲脉与之并行，因作冲气。从其脉所过随处与正气相击而为病耳。要知其病始由关元，夫五脏六腑在内有强弱荣悴，尽见于面部，分五官五色以辨之。关元是下配足三阴、任脉所会，寒结关元，其肾部之色必微枯而黑，知是久痹之证，非一日也。及阳衰之后，营卫失常，阴阳反作，寒结之邪，冲肾气而上，故作此证。医不治其冲气，反吐下之，遂损其胃，致水谷不化，斯津液不行而渴欲饮水，小便不利也。由是扬溢于面目四肢，浮肿并至，冲气乘虚愈击，更有象若奔豚喘咳之状。必先治其冲气之本，冲气止，肾气平，则诸证自差。未差者，当补阳泻阴，行水扶胃，疏通关元之久痹，次第施治焉耳。

病人面无血色，无寒热，脉沉弦者，衄。脉浮弱，手按之绝者，下血。烦（《脉经》"烦"作"频"）咳者，必吐血。

赵氏曰：面色者，血之华也。血充则华鲜，若有寒热，则损其血，致面无色也。今无寒热，则自上下去血而然矣。夫脉浮以候阳，沉以候阴，只见沉弦，浮之绝不见者，是无阳也，无阳知血之上脱；脉止见浮弱，按之绝无者，是无阴也，无阴知血之下脱。烦咳吐血者，心以血安其神，若火扰乱，则血涌神烦，上动于膈则咳；所涌之血，因咳而上越也。然则沉之无浮，浮之无沉，何便见脱血之证乎？以其面无色而脉弦弱也。衄血，阳固脱矣，然阴亦损，所以浮之亦弱。经曰：弱者血虚，脉者血之府，宜其脱血之处则无脉，血损之处则脉弦弱也。

夫吐血，咳逆上气，其脉数而有热，不得卧者，死。

赵氏曰：此金水之脏不足故也。外不足则火浮焰，火浮焰则金伤，夫阴血之安养于内者，肾水主之，水虚不能安静，被火逼，遂而血溢出矣。血出则阳光益炽，有升无降，炎烁肺金，金受其害，因咳逆而上气。金、水，子母也，子衰不能救母，母亦受害不能生子，二者之阴，有绝而无复。脉数身热，阳独胜也。不能卧，阴已绝也。阴绝，阳岂独生乎？故曰死也。若得卧者，如《内经》于司天与阳明厥逆诸条，悉有喘咳，身热，呕吐血等证，未尝言死，盖阴未绝也。

夫酒客咳者，必致吐血。此因极饮过度所致也。

赵氏曰：酒性大热，客焉不散，则肝气不清，胃气不守，乱于胸中。中焦之血不布于经络，聚而汹汹，因热射肺为咳，从其咳逆之气溢出也。此伤胃致吐血者。

以上节《金匮》。

《咳论经旨》卷三终

咳论经旨·卷四

浙湖凌嘉六先生遗著

男咏永言录存

后学裘庆元刊

咳而小便利，若失小便者，不可发汗。发汗则四肢厥冷。

方氏中行曰：小便利，失小便，肺肾二经俱病也。不可发汗，二经少血也。四肢厥冷，金水伤而土亦同败也。

《脉经》曰：咳而小便利，若失小便，不可攻其表。汗出则厥逆，冷汗出多坚，发其汗亦坚。

周氏曰：咳为阳邪上壅，肺金受热也。肺为气之总司，肺热而一身之气焉有不热者乎？况膀胱气化，实禀清肃而行，今日利者，则是气壅于上，而下相应也。此其人原是下焦素常虚寒，遂至咳而失小便，复发其汗，则所存之阳外亡，而四肢必至厥冷矣。

伤寒，表不解，心下有水气，干呕，发热而咳，或渴，或利，或噎，或小便不利，少腹满，或喘者，小青龙汤主之。

方氏曰：水气谓饮也。咳与喘，皆肺逆也。盖肺属金，金性寒，水者，金之子，故水寒相搏则伤肺也。或谓多证者，水流行不一，无所不之也。夫风寒之表不解，桂枝、麻黄、甘草，所以解之；水寒之相搏，干姜、半夏、细辛，所以散之；然水寒欲散而肺欲收，芍药、五味子者，酸以收肺气之逆也。然则，是汤也，乃直易于散水寒也，其犹龙之不难于翻江倒海之谓欤？夫龙一也，于其翻江倒海也，而小言之，以其兴云致雨也；乃大言之，能大能小，化物而不泥于物。龙固如是，夫白虎、真武，虽无大小之可言，其于主乎人身，而为四体之元神，则不偏殊。故在风寒之属病，皆有感而遂通之妙应。若谓在天之主四时者期如此，则去道远矣。

柯氏韵伯曰：发热，是表未解；干呕而咳，是水气为患。水气者，太阳寒水之气也。太阳之化，在天为寒，在地为水，其伤人也，浅者皮肉筋骨，重者害及五脏。心下有水气，是伤脏也。水气未入于胃，故干呕。咳者，水气射肺也。皮毛者，肺之合，表寒不解，寒水已留其合矣。心下之水气，又上至于肺，则肺寒。内外合邪，故咳也。水性动，其变多，水气下而不上，则或渴或利。上而不下，则或噎或喘。留而不行，则小便不利而小腹因满也。制小青龙以两解表里之邪，复立加减法，以治或然之症，此为太阳枢机之剂。水气蓄于心下，尚未固结，故有或然之症。若误下则硬满而成结胸矣。

小青龙汤

麻黄三两，去节　桂枝三两　芍药三两，酒洗　甘草三两，灸　干姜二两，一作三两　细辛三两　半夏半升，洗　五味子半升，洗

上八味，以水一斗，先煮麻黄减二升，去上沫，内诸药，煮取三升，去滓，温服一升。若渴去半夏，加栝蒌根三两。若微利，去麻黄，加芫花如锥子大，熬令赤色。若噎者，去麻黄，加附子一枚，炮。若小便不利、少腹满者，去麻黄，加茯苓四两。若喘者，去麻黄，加杏仁半升，去皮尖。

喻氏曰：按仲景设小青龙汤，原为涤饮收阴、散结分邪之妙用也。故遇无形之感，有形之痰，互为胶漆，其当胸窟宅，适在太阳经位，唯于麻黄桂枝方中，倍加半夏、五味，以涤饮收阴；加干姜、细辛，以散结分邪。合而用之，令药力适在痰邪绾结之处攻击，片时则无形之感从肌肤出，有形之痰从水道出，顷刻分解无余，而膺胸空旷矣。若泥麻、桂甘温，减去不用，则不成其为龙矣，将恃何物以为翻波鼓浪之具乎？

周氏曰：小青龙汤，涤饮药也。人既风寒两受，乃以麻黄桂枝各半治之足矣。不知素常有饮之人，一感外邪，伤皮毛而蔽肺气，则便停于心下，而上下之气不利焉。于是喘满咳呕，相因而见。尔时竟一汗之，外邪未解，里证转增，何也？为水

气所持，不能宣越故也。况水饮停蓄者，中州必不健运，才兼外感，遂令上逆，尚可徒以风药上升作惠乎？于是以五味子收金，干姜散阴，半夏祛饮，此不易之良法也。而尤妙在用细辛一味，为少阴经表药，且能走水。人之水气，大抵发源于肾，故少腹满，小便不利，因而作喘，安知少阴不为遗害？乃以细辛搜豁伏邪，走而不留，而后以上主散之药，皆灵动也。然则龙之大者，善驾云泼水荡天下郁蒸之气。龙之小者，不过赴江蹈海，收一时泛滥之波，使之潜消而弗扬也。不亦神乎！

柯氏曰：表虽未解，寒水之气已去营卫，故于桂枝汤去姜、枣，加细辛、干姜、半夏、五味，辛以散水气而除呕，酸以收逆气而止咳。治理之剂，多于发汗焉。小青龙与小柴胡俱为枢机之剂，故皆设或然症，因各立加减法。盖表症既去其半，则病机偏于向里，故二方之症多属里。仲景多用里药，少用表药，未离于表，故为解表之小方。然小青龙主太阳之半表里，尚用麻黄、桂枝，还重视其表；小柴胡主少阳之半表里，只用柴胡、生姜，但微解其表而已。此缘太少之阳气不同，故用药之轻重亦异。小青龙设或然五症，加减法内即备五方。小柴胡设或然七症，即具加减七方。此仲景法中之法，方外之方，何可以三百九十七，一百一十三拘之？

伤寒，心下有水气，咳而微喘，发热不渴。服汤已渴者，（《脉经》作服汤已而渴者）此寒去欲解（《脉经》作为欲解）

咳论经旨

也，小青龙汤主之。

周氏曰：其人痰饮素积，一感风寒，挟之上逆，故水气伤于心下，肺金受邪，因而喘咳。外邪既盛，势必发热，然热未入府，且寒饮内溢，故为咳而不为渴也。正见邪一日未去，则一日不渴也。服汤已，即小青龙汤也。反渴者，寒饮与热邪未散，而津液未复故也。使不以小青龙为主治，岂遂至于欲解乎？小青龙汤主之句，是缴结上文之词。况服汤二字，明明指定。他书曾易经文，今仍古本读。

柯氏曰：水气在心下，则咳为必然之症，喘为或然之症，亦如柴胡汤症，但见一症即是，不必悉具。咳与喘皆水气射肺所致，水气上升，是以不渴。服汤已而反渴，水气内散，寒邪亦外散也。此条正欲明服汤后渴者是解候，恐人服止渴药，反滋水气，故先提不渴二字作眼，后提出渴者以明之。服汤即小青龙汤。若寒既欲解，而更服之，不惟不能止，且重亡津液，转属阳明，而成胃实矣。能化胸中之热气而为汗，故名大青龙；能化心下之水气而为汗，故名小青龙。盖大青龙表症多，只烦躁是里症；小青龙里症多，只发汗是表症。故有大小发汗之殊耳。发汗利水，是治太阳两大法门。发汗分形层之次第，利水定三焦之浅深，故发汗有五法：麻黄汤汗在皮肤，乃外感之寒气；桂枝汤汗在经络，乃血脉之精气；葛根汤汗在肌肤，乃津液之清气；大青龙汗在胸中，乃上扰之阳气；小青龙汗在

· 237 ·

心下，乃内蓄之水气。其治水有三法：干呕而咳，是水在上焦，在上者发之，小青龙是也；心下痞满，是水在中焦，中满者泻之，十枣汤是也；小便不利，是水在下焦，在下者引而竭之，五苓散是也。其他坏症变症虽多，而大法不外是矣。

阳明病，但头眩，不恶寒，故能食而咳，其人必咽痛。若不咳者，咽不痛。

方氏曰：眩，风旋而目运也。风故不恶寒能食，咳逆气。咽门，胃之系也。胃热而气逆攻咽，则咳痛咽伤也。

周氏曰：阳明病何以头眩？以风主眩运，且挟痰饮上逆也。不恶寒者，辨非寒邪而热势已衰，肺气受伤，故能食而咳。以能食为伤风本候，而咳因痰热乘金也。咳甚咽伤，故必作痛，不若少阴之不咳而咽先痛也。仲景恐人误疑少阴，特申之曰若不咳者，咽不痛。知不与阴火上炎、脉循喉咙者同年而语也。

柯氏曰：不恶寒，头不痛但眩，是阳明之表已罢，能食而不呕不厥但咳，乃是咳为病本也。咽痛因于咳，头眩亦因于咳，此邪结胸中而胃家未实也，当从小柴胡加减法。

小柴胡汤

柴胡半斤　半夏半升　人参　甘草　黄芩　生姜各三两　大枣十二枚

以水一斗二升，煮取六升，去滓，再煎取三升，温服一升,日三服。若胸中烦而不呕者,去半夏、人参,加栝蒌实一枚。若渴者,去半夏,加人参合前成四两半,加栝蒌根四两。若腹中痛者,去黄芩,加芍药三两。若胁下痞硬,去大枣,加牡蛎四两。若心下悸,小便不利者,去黄芩,加茯苓四两。若不渴,外有微热者,去人参,加桂枝三两,温服取微汗愈。若咳者,去人参、大枣、生姜,加五味子半升,干姜二两。

柯氏曰:柴胡感一阳之气而生,故能直入少阳,引清气上升而行春令。为治寒热往来之第一品药,少阳表邪不能解必需之。半夏感一阴之气而生,故能开结气,降逆气,除痰饮,为呕家第一品药。若不呕而胸烦口渴者去之,以其散水气也。黄芩外坚内空,故能内除烦热,利胸膈逆气。腹中痛者,是少阳相火为害,以其苦从火化,故易芍药之酸以泻之。心下悸,小便不利者,以苦能补肾,故易茯苓之淡以渗之。人参、甘草,补中气,和营卫,使正胜则邪却。内邪不留,外邪勿复入也。仲景于表证不用人参,此因有半里之无形证,故用之以扶元气,使内和而外邪不入也。身有微热,是表未解,不可补。心中烦与咳,是逆气有余,不可益气。故去之。如太阳汗后,身痛而脉沉迟,下后胁热利而心下硬,是太阳之半表半里证也。表虽不解,因汗下后,重在里,故参、桂兼用。先辈论此汤转旋在柴、芩二味,以柴胡清表热,黄芩清里热也。卢氏以柴胡、半夏得二至之气而生,为半表半里之主治,俱似有理。然本方七味中，半夏、黄芩俱在可去之例，惟不去柴胡、甘草，当知寒热往来，全赖柴胡解外、甘草和中，故大柴胡去甘草，便另名汤，不入加减法。

阳明病，反无汗而小便利，二三日呕而咳，手足厥者，必苦头痛。若不咳不呕，手足不厥者，头不痛。

喻氏曰：阳明证本不头痛，若无汗呕咳，手足厥者，得之寒因而邪热深也。然小便利则邪热不在内，而在外，不在下，而在上，故知必苦头痛也。若不咳不呕不厥而小便利者，邪热必顺水道而出，岂有逆攻巅顶之理哉？

柯氏曰：小便利，则里无瘀热可知。二三日无身热汗出恶热之表，而即见呕咳之里，似乎热发乎阴。更手足厥冷，又似病在三阴矣。苦头痛，又似太阳之经证。然头痛必因咳呕厥逆，则头痛不属太阳。咳呕厥逆则必苦头痛，是厥逆不属三阴。断乎为阳明半表半里之虚证也。此胃阳不敷布于四肢故厥，不上升于额颅故痛。缘邪中于膺，结在胸中，致呕咳而伤阳也。当用瓜蒂散吐之，呕咳止，厥痛自除矣。两"者"字作"时"字看，更醒。

少阴病，下利六七日，咳而呕，渴，心烦不得眠者，猪苓汤主之。

方氏曰：下利固阴寒甚而水无制，六七日咳而呕渴，心烦不得眠者，水寒相搏，蓄积不行，内闷而不宁也。猪苓汤者，渗利以分清其水谷之二道也。二道清则利无有不止者，利止则呕渴心烦，不待治而自愈矣。

周氏曰：病下利而兼咳呕与渴，心烦不卧，何取于猪苓汤耶？不知证见下利，则小便必不利矣。证见渴，则已移热于膀胱矣。且咳呕者，必有水饮停积，其势并趋大肠，漫无止期，不得不以猪苓分利前窍而下利可已。呕咳与渴亦可已矣。心烦不眠，以本汤亦用阿胶故也，况此汤独汗多便燥者宜禁，今下利无汗，岂非所宜乎？

柯氏曰：少阴病，但欲寐，心烦而反不得卧，是黄连阿胶证也。然二三日心烦是实热，六七日心烦是虚烦矣，且下利而热渴，是下焦虚，不能制水之故，非芩、连、芍药所宜。咳呕烦渴者，是肾水不升；下利不眠者，是心火不降也。凡利水之剂，必先上升而后下降，故用猪苓汤主之，以滋阴利水而升津液，断上焦如雾而渴除，中焦如沤而烦呕静，下焦如渎而利自止矣。

猪苓汤

猪苓去皮　茯苓　泽泻　滑石碎　阿胶各一两

上五味，以水四升，先煮四味，去渣，内阿胶烊消，温服七合，日三服。

周氏曰：下利而兼咳呕渴与心烦，明系热邪挟水饮停于心下也。水性下行，去则热消，邪从水道出矣。故取五苓散中之三以消热利水，乃复以阿胶易白术者，取其滋阴也。以滑石易桂者，以无太阳表证，专去膀胱蓄热也。水去而诸证悉除矣。

柯氏曰：五味皆润下之品，为少阴枢机之剂。猪苓、阿胶，黑色通肾，理少阴之本也。茯苓、滑石，白色通肺，滋少阴之源也。泽泻、阿胶先入肾，壮少阴之体；二苓、滑石淡渗膀胱，利少阴之用。故能升水降火，有治阴和阳、通理三焦之妙。

少阴病，咳而下利，谵语者，被火气劫故也。小便必难，以强责少阴汗也。

喻氏曰：少阴之脉，从足入腹，上循喉咙，萦绕舌根，故多咽痛之证。其支别出肺，故间有咳证。今以火气强劫其汗，则热邪挟火力上攻，必为咳，以肺金恶火故也。下攻必为利，以火势逼迫而走空窍故也。内攻必谵语，以火势燔灼而乱神识故也。小便必难者见三证，皆妨小便，盖肺为火势所伤，则膀胱气化不行。大肠奔迫无度，则水谷并趋一路。心胞燔灼不已，小肠枯涸必至耳。少阴可强责其汗乎？

柯氏曰：上咳下利，津液丧亡而谵语，非转属阳明。肾主五液，入心为汗，少阴受病，液不上升，所以阴不得有汗也。少阴发热，不得已用麻黄发汗，即用附子以固里，岂可以火气劫之而强发汗也。少阴脉入肺，出络心，肺主声，心主言，火气迫心肺，故咳而谵语也。肾主二便，治下焦，济泌别汁，渗

· 242 ·

入膀胱，今少阴受邪，复受火侮，枢机无主，大肠清浊不分，膀胱水道不利，故下利而小便难也。小便利者，其人可治，此阴虚故小便难。

问曰：曾（曾，《脉经》作尝）为人所难，紧脉从何而来？（《脉经》作：何所从而来）师曰：假令亡汗，若吐以肺里寒（《脉经》作若吐肺中寒），故令脉紧也。假令咳者，坐饮冷水，故令脉紧也。假令下利（《脉经》作下利者），以胃中虚冷，故令脉紧也。

方氏曰：此条一问三答，以揭紧之为寒，而有三因之不同。以见脉非一途而可取之意。

周氏曰：脉紧为寒，仲景引此三段，便可引伸无穷，即可知伤寒寒在表，必浮紧。其在里，为内伤之紧可知也。然外感与内伤虽不同，而脉之紧则总因于寒也。

寸口脉微而涩，微者卫气衰，涩者营气不足，卫气衰，面色黄，营气不足，面色青，营为根，卫为叶，营卫俱微，则根叶枯槁，而寒栗咳逆，唾腥，吐涎沫也。

方氏曰：气为卫，色本白，白属金。黄，土色也。金生于土，金无气，色不显，故土之色反见也。血为营，色本赤，赤属火。青，木色也。火生于木，火无气，色不明，故木色反见也。营为根者，言血营于人身之内，犹木之根本也。卫为叶者，言气卫于人身之外，犹木之枝叶也。寒栗，营不足以养，而卫亦不能外固也。咳逆唾腥吐涎沫者，气不利而血亦不调也。

周氏曰：卫气盛于中，故卫衰则土色见。营血藏于肝，故营微则木色显。行于脉中者为根，行于脉外者为叶。营卫俱微则根叶尽槁，阳气既衰故寒栗，阴火上乘故咳吐腥沫也。

伤寒，咳逆上气，其脉散者，死。谓其形损故也。

周氏曰：患证既笃，而复见克贼之脉者，谓之形损。今既伤于表矣，又咳逆上气，则热邪内入而不外出，上乘而不下缓，已为危候，兼之脉散，则正气相离而元神随绝矣，欲无亡，得乎？

柯氏曰：外寒伤形，内热伤气，咳逆不止，气升而不下，脉散而不朝，心肺之气已绝矣。原其咳逆之故，因于寒伤形，形气不相保耳。

脉濡而弱，弱反在关，濡反在巅，弦反在上，微反在下，弦为阳运，微为阴寒，上实下虚，意欲得温，微弦为虚，虚者不可下也。

周氏曰：虚家下之，是谓虚虚。岂有意欲得温者，而反与寒下之药乎？

微则为逆（《脉经》"逆"作"咳"），咳则吐涎，（《脉经》作"吐涎沫"），下之则咳止而利因不休，利不休则胸中如虫啮，粥入则出，小便不利，两胁拘急，喘息为难，颈背相

引(《脉经》作"颈项相牵"),臂则不仁,极寒反汗出,身冷如冰,眼睛不慧,语言不休,而谷气多入,此为除中。(《脉经》作"中满")。口虽能言,舌不得前。

　　周氏曰:正虚即邪入,故上实而肺受伤,咳多痰饮,设不知治而下之,则上之实邪下陷,虽咳止而利应不休,下脱之势已成,中州之元尽削,必腹痛吐逆,膀胱化塞,肝木不荣,三焦之路已伤,筋节之间失养,甚则卫虚极而愈寒愈汗,阳尽去而体冷如冰,阴脱目盲,阳脱神乱,中气败极,不得已而求助于食,非能引也。及至除中,则前之言语无休者,今则欲言而舌已不前矣。嗟乎,误下之害,一至此欤。

　　脉微(《脉经》作濡)而弱,弱反在关,濡反在巅,弦反在上,微反在下,弦为阳运,微为阴寒,上实下虚,意欲得温。微弦为虚,不可发汗,发汗则寒栗,不能自还。

　　方氏曰:阳以风言,运,动也,故曰上实,谓邪气实也。阴以里言,寒,虚也,故曰下虚,谓里气虚也。微弦为虚,承上起下之词,寒栗不能自还,阳亡而阴独治也。

　　周氏曰:濡弱之脉,概言正虚也。弱在关则阳气虚于内,濡在巅则阳气虚于表。况可弦复上见于寸,微复下见于尺乎?弦,邪上运则为风寒表袭,以阴虚之人受之,未有不欲温者也。虽得温,庶正气稍助而邪可出,不知者,设复汗以止其阳,则势必寒栗而不自复已。

咳者则剧，数吐涎沫，咽中必干，小便不利，心中饥烦，醉时而发，其形似疟，有寒无热，虚而寒栗，咳而发汗，蜷而苦满，腹中复坚。

方氏曰：首句是承上而言咳为病加剧之词也。数吐以下言剧之状也。有寒无热二句，中似疟也。咳而发汗亦承上起下之词。蜷谓不伸，咳属肺，肺金寒，病则胀满，所以反坚也。

周氏曰：肺主气，亡阳则肺益寒而为咳，吐沫咽干，膀胱气阻，心若悬悬，皆显上实下虚之象。醉时而发，则有似寒热而不痊，皆见纯阴无阳之象。设因咳而更汗，是一误再误，必至蜷卧而胸中苦满，腹中坚硬，更有何阳以宣布其中下之液也哉。此始终误汗之所致也。

病不可发汗，证曰伤寒，头痛，翕翕发热，象中风，常微汗出，又自呕者，下之益烦，心懊憹如饥，发汗则致痓，身强难以屈伸，熏之则发黄，不得小便，久则发咳唾。

以上节《伤寒论》。

《平三关阴阳二十四气脉》篇曰：右手关前寸口阳绝者，无大肠脉也。苦少气，心下有水气，立秋节即咳，刺手太阴经，治阴在鱼际间。（即太渊穴也）

右手关前寸口阴绝者，无肺脉也，苦短气咳逆，喉中塞噫，逆刺手阳明经，治阳。

《平人迎神门气口前后脉》篇曰：肾实，左手尺中神门以

咳论经旨

后脉阴实者,足少阴经也。病苦膀胱胀闭,少腹与腰脊相引痛,苦舌燥咽肿、心烦嗌干,胸胁时痛,喘咳汗出,小腹胀满,腰背强急,体重骨热,小便赤黄,好怒好忌,足下热疼,四肢黑,耳聋。

大肠实,右手寸口气口以前脉阳实者,手阳明经也。病苦腹满,善喘咳,面赤身热,咽喉中如核状。

《诊百病死生诀》篇曰:咳嗽,脉沉紧者,死;浮直者,生;浮软者,生;小沉伏匿者,死。

咳嗽羸瘦,脉形坚大者,死。

咳嗽脱形,发热,脉小坚急者,死。肌瘦下脱,形热不去者,死。

咳而呕,腹胀且泄,其脉弦急欲绝者,死。

吐血衄血,脉滑小弱者,生;实大者,死。

唾血脉紧者死,滑者生。

吐血而咳上气,其脉数,有热不得卧者,死。

上气,脉数者,死。谓其形损故也。

《扁鹊阴阳脉法》篇曰:从二月至八月,阳脉在表。从八月至正月,阳脉在里。附阳脉强,附阴脉弱。至即惊,实则瘾疹。细而沉,不瘾疹即泄。泄即烦,烦即渴,渴即腹满,满即扰,扰即肠澼,澼即脉代,乍至乍不至。大而沉即咳,咳即上气,上气甚则肩息,肩息甚则口舌血出,血出甚即鼻血出。

《扁鹊脉法》曰：若羸长病，如脉浮溢寸口，复有微热，此疰气病也。如复咳，又多热。乍剧乍差，难治也。又疗无剧者，易差。不咳者，易治也。（疑有衍文）

《心手少阴经病证》曰：心病，烦闷少气，大热，热上荡心，呕吐咳逆，狂语，汗出如珠，身体厥冷，其脉当浮。今反沉濡而滑，其色当赤而反黑者，此是水之克火，为大逆，十死不治。

《肺手太阴经病证》曰：形寒寒饮则伤肺，以其两寒相感，中外皆伤，故气逆而上行。肺伤者，其人劳倦，则咳唾血，气（《千金方》作"其"）脉细紧浮数，皆吐血。此为躁扰嗔怒得之，肺伤气壅所伤。

又曰：肺胀者，虚而满，喘咳逆倚息，目如脱状，其脉浮（《千金方》作"浮大"）。肺水者，其人身体重（《千金方》作"肿"）而小便难，时时大便鸭溏。

又曰：肺病，其色白，身体但寒无热，时时咳，其脉微迟，为可治。宜服五味子、大补肺汤、泻肺散。春当刺少商，夏刺鱼际，皆泻之；季夏刺太渊，秋刺经渠，冬刺尺泽，皆补之。又当灸膻中百壮，背第三椎二十五壮。

又曰：肺病者，必喘咳，逆气，肩息，背痛，汗出，尻、阴、股、膝挛，髀、腨、胻足皆痛。虚则少气不能报息，耳聋嗌干。取其经手太阴，足太阳之外、厥阴内、少阴血者。

又曰：邪在肺则皮肤痛，寒热上气，气喘汗出，咳动肩背。取之膺中外俞，背第三椎之傍，以手痛按之，快然，乃刺之；取之缺盆中以越之。

又曰：肺病身当热，咳嗽短气，唾出脓血，其脉当短涩。今反浮大，其色当白而反赤者，此是火之克金，为大逆，十死不治。

《肾足少阴经病证》曰：肾病者，必腹大，胫肿痛，喘咳身重，寝汗出，憎风，虚即胸中痛，大腹小腹痛，清厥，意不乐。取其经足少阴太阳血者。

《热病十逆死证》曰：热病咳喘，悸眩，身热，脉小疾，夺形肉，五逆见死。

又曰：热病，身热甚，脉转小，咳而便血，目眶陷，妄言，手循衣缝，口干，躁扰不得卧，八逆见，一时死。

又曰：热病，呕血，喘咳，烦满，身黄，其腹鼓胀，泄不止，脉绝，十逆见，一时死。

《热病五脏气绝死日证》曰：热病，肺气绝，喘逆，咳唾血，手足腹肿，面黄振栗，不能言语，死。魄与皮毛俱去，故肺先死，丙日笃，丁日死。

又曰：热病，心主气绝，烦满，骨痛（一作瘘），嗌肿，不可咽，欲咳不能咳，歌哭而笑，死。神与荣脉俱去，故心先死。壬日笃，癸日死。

又曰：外见瞳子青小，爪甲枯，发堕，身涩，齿挺而垢，人皮面厚尘黑，咳而吐血，渴欲数饮，大满，此五脏绝，表病也。

《平肺痿肺痈咳逆上气淡饮脉证》曰：寸口脉不出，反而发汗，阳脉早索，阴脉不涩，三焦踟蹰，入而不出，阴脉不涩，身体反冷，其内反烦，多吐，唇燥，小便反难，此为肺痿。伤于津液，便如烂瓜，亦如豚脑，但坐发汗故也。

又曰：肺痿，其人欲咳不得咳，咳则出干沫，久久小便不利，甚则脉浮弱。

又曰：师曰：肺痿咳唾，咽燥欲饮水者，自愈。自张口者，短气也。

又曰：咳而口中自有津液，舌上苔滑，此为浮寒，非肺痿也。

又曰：寸口脉数，趺阳脉紧，寒热相抟，振寒而咳。

又曰：趺阳脉浮缓，胃气如经，此为肺痈。

又曰：问曰：振寒发热，寸口脉滑而数，其人饮食起居如故，此为痈肿病。医反不知，而以伤寒治之，病不愈，因唾以知有脓，脓之所在，何以别知其处？师曰：假令痛在胸中者，为肺痈。其人脉数，咳唾有脓血。设脓未成，其脉自紧数，紧去但数，脓已成也。大病吐血，喘咳上气，其脉数，有热不得卧者，死。

咳论经旨

咳而脉浮，其人不咳不食，如是四十日乃已。（一云：三十日）

咳而时发热，脉卒弦者，非虚也，此为胸中寒实所致，当吐之。

咳家，其脉弦，行于吐药，当相人强弱而无热，乃可吐之。膈上之病满，喘咳吐，发则寒热，背痛腰疼，目泣自出，其人振振身𣎴剧，必有伏饮。

《平妊娠始动血分水分吐下腹痛证》曰：问曰：有一妇人，年二十许，其脉浮数，发热呕咳，时下利，不欲食，脉复浮，经水绝，何也？师曰：法当有娠。何以故？此虚家，法当微弱而反浮数，此为戴阳。阴阳和合，法当有娠，到立秋，热当自去。何以知然？数则为热，热者是火，火是木之子，死于未，未为六月位，土王，火休废，阴气生，秋节气至，火气当罢，热自除去，其病即愈。

问曰：妇人病苦气上冲胸，眩冒，吐涎沫，髀里气冲热。师脉之，不名带下。其脉何类？何以别之？师曰：寸口脉沉而微，沉则卫气伏，微则营气绝，阳伏则为疹，阴绝则亡血，病当小便不利，津液闭塞，今反小便通，微汗出，沉变为寒，咳逆呕沫，其肺成痿，津液竭少，亡血损经络，因寒为血厥，手足苦痹，气从丹田起，上至胸胁，沉寒怫郁于上，胸中窒塞，气历阳部，面翕如醉，形体似肥，此乃浮虚。医反下之，长针，复重虚营卫，久发眩冒，故知为血厥也。

《平阴中寒转绝阴吹阴生疮脱下证》：

师曰：脉得浮紧，法当身躯疼痛，设不痛者，当射云何，因当射言。若肠中痛，腹中鸣，咳者，因失便。妇人得此脉者，法当阴吹。

《手检图》云：中央如内者，足太阴也。沉涩者，苦身重，四肢不动，食不化，烦满不能卧，足胫痛，苦寒，时咳血，泄利黄。针入六分，却至三分。

中央直后者，手太阴也。动苦咳逆，气不得息，浮为内风，紧涩者，胸中有积热，时咳血也，有沉热。

以上节王氏《脉经》。

《咳论经旨》卷四终

三三医书

脚气治法总要

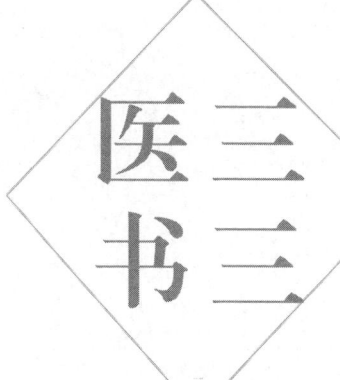

宋·董汲 撰

提要

纪晓岚先生叙本书提要:"臣等谨案:《脚气治法总要》,宋·董汲撰。汲所著《旅舍备要》已从《永乐大典》裒辑成书,别著于录。此书则专治脚气方法,取所试用已效者辑而传之,《宋史·艺文志》、陈振孙《书录解题》载有一卷。其本久佚,今亦惟散见《永乐大典》各部中。分条排比,尚多完善,谨以类相次,厘为二卷"云。据此,则本书之可宝贵已无疑义。裘君吉生特将钞藏本刊行于世,以公考古家。

《四库全书》提要

　　臣等谨案:《脚气治法总要》,宋·董汲撰。汲所著《旅舍备要》已从《永乐大典》裒辑成书,别著于录。此书则专治脚气方法,取所试用已效者辑而传之,《宋史·艺文志》、陈振孙《书录解题》载有一卷。其本久佚,今亦惟散见《永乐大典》各部中。分条排比,尚多完善,谨以类相次,厘为二卷。脚气,乃黄帝时所谓厥疾,自唐时始有此名,治法亦渐以详备。然李暄之法,专行岭南;苏敬、徐玉、唐侍中三家,其书又不传于后,独汲此帙尚存,颇为周密醇正。观其自述,称尝患此疾至剧,因深思其源,遂得秘要,始所谓三折肱而为良医者。今特录而存之,以备专门之一种焉!

　　　　　　　　　　　　　　乾隆五十一年八月恭校上。
　　　　　　总纂官　臣纪昀　臣陆锡熊　臣孙士毅

原序

　　昔孙思邈著书，至其叙百病必先中风，叙中风必先入脚气，岂无意哉！盖以为风者百病之长，而卑湿蒸郁之气中人也尤重，则圣人为治先后之次，明示后人，后学者愈当致详且慎焉。然中风方论，古人立说尤详，至于四方之治、食药之宜，无不备悉。而脚气一门，虽古今概举其略，而治法论方多有未备，故人罕穷究是疾。至于江淮卑湿之地，相去辽远，人或有所不识，故疾虽重于中风而患颇稀，是以古人为说不详，而末学治疗亦多致失误，可不痛哉！恭自本朝开壤最远，一统天下，属以承平日久，故食物无南北之异，道途无久远之期，或因宦游，或自客泛，故内地感此者近日为多。汲自少小病此约十余年，遂博采《素问》《九灵》《灵枢》《甲乙》《太素》《巢元》《千金》《外台》《圣惠》《小品》《删繁》《金匮》《玉函》、诸家本草及苏恭方论、前古脉书，凡古有是说者，无不究极，而脏腑之论、针艾之法、脉证之辨、饮食之宜、四时之要、导引之术，以至淋渫蒸熨、备急要方，或经试验者，悉录而集之，名曰《脚气治法总要》，分为一十九门，通为一卷。非敢自谓有补于将来，亦欲传诸好事者，庶几临病有所证采焉。

董汲序

脚气治法总要·卷上

宋董汲撰

裘吉生刊行

汲尝考诸经脚气之疾，其来久矣。在黄帝时，名为厥；两汉之间，多为缓风；宋齐之后，谓为脚弱；至于大唐始名脚气。其号虽殊，其实一也。

厥病之由，虽皆凝风毒湿气，中于肝、肾、脾经，其脉起于足十指，且风毒之气出于地，寒暑风湿，皆作蒸气，足常履之，故内传经络，因成肿痛、挛弱，乃名脚气。然感疾之由，若在夏月久坐立于湿地，则湿热之气蒸入经络，病则发热、四肢疼闷；若在冬月久坐立于湿地，则冷湿之气上入经络，病则转筋、百体酷冷；若当风取凉得之，病则皮内顽痹、诸处蠕动，渐渐向头面，此三者尤宜辨之。但后学不能深察，即妄为治疗，轻者变重，重者难治，可不慎哉！

其既得之后，或虚、或实、或冷、或热，皆由素禀。故脚气之候，有轻、有重、有干、有湿、有阴、有阳、有实、有虚。干者，风毒在络，膝、腿致或瘦、或痛、或挛、或缓弱不遂，喘渴、头痛、大小便闭，或顽痹不仁；湿者，湿毒在经，腿肿，皮肉紫白，裂破作疮，内自脓坏，大便或泄、或秘、或为便痛，烦躁不欲饮食；阴者，风毒在脏，恶明好静，即身冷、足厥筋挛或小腹不仁；阳者，风毒在腑，病发即身胫热，筋脉抽痛，为缓纵不收，寒热头痛，喜嗔叫，好明处，气促，精神昏愦者，因常服补暖药，壅秘而生，故为寒热、喘满、喜妄、误语、壮热、头痛；虚者，嗜欲无节，荣卫空虚，骨髓枯竭，复不饵补药，身体酷冷，两胫酸痛，膝冷转筋，不能行动，喘促，此其候之不同也。

若论其脉，则唐·苏恭尝谓有三脉：缓为轻，沉为次，洪数为下。大概沉紧者为难治，洪数者易治，缓者不疗自瘥。若疗之违法，虽轻亦重；疗之得理，虽重亦轻。大抵脉顺四时者生，违四时者难治。盖脉沉紧，为邪入里伤痹也，故重沉；洪数者，阳有余，与风厥相应，故易治；缓者，邪气微，故自瘥。又孙思邈之论，亦云：脉有三品。内外证候相似，但脉有异：若脉浮大而缓，宜服续命汤，若素风盛，以越婢汤；若脉浮而紧，转驶而作竹沥汤；若脉微而弱，宜风引汤，此脉多是阴虚而得之，若大虚短气，宜间作补汤，随病冷热而用之。

然古人治此有门：大率风多而湿少，即服风引、续命、越婢之类；湿多而风少，即宜独活寄生汤、薏苡汤之类。若一概用药，则难奇效，全当消息之。至如江淮、岭南、秦川，四时气候随异，如此人久在江淮及岭南宦客，风毒在脏腑，或归秦中脚气发动，亦依江淮、岭南法为治。盖秦川地原高亢，春夏纵经霖霪，少有蒸湿，所以禾黍五谷受气不同，水菜鱼肉食饮全异。其地卑湿者，则蒸热相仍，利于燥药；土地高亢者，则时宜汗利。又如诸方脚气，本以肾虚，或者用药补益，十未有全其一二者，盖虽由肾虚，因感风湿，故邪气益盛，盛则虽虚而实，反将峻补，故壅气生喘满。《千金》云：腹胀非泻不愈者，正谓是也。又《素问》：脚气之人，只壮以秋冬。良由阳内而阴外，无蒸疾之气。故有风毒之人，须准四时服食，即无发动。故春夏宜汗、利，秋冬乘疾小歇，宜以诸药小滋补之，则气平而不作。今之医者，只以家传之学，不能深究其理，但一向补益，或只疏下，盖不得中道也。若在冬月，须当随人盛衰，微有滋补。若不然，则致使血气日衰，必使年年遇蒸热而作，此理之然也。

昔人有云：脚气有肾虚而生。或者以妇人不主于肾，便谓无此疾者，非也。盖妇人虽不专主于肾，而必因血海虚乘，宿块、嗔恚、感激、悲伤，遂成此疾。兼今妇人病此者甚众，则知妇人以血海虚而得之，与男子肾虚类矣。凡治妇人之法，与男子用药故无有异,但兼以治忧恚药,无不效也。

汲昔熙宁年,因行大雪中,为寒湿冷气相乘,遂成兹疾。十年之间,凡七八发动,每发至剧,而证候差异,一旬之内,变候不等。因深思其源,博求古方,采摘要法,累试神方,不敢私隐,传而录之。

脚气发动,大抵虽同,然三分论之,一分有异,当依法循证,治之乃瘥。其同者,手足厥、缓弱、顽痹不仁、肿痛,或疮。小愈之后,仍宜依四季法服食,无不效者。若夫痿厥不能动者,比此为微,但只以诸脚气法治之,指期可效。谨依四时之宜、方药之法,其名录之于后。

论曰:古之太医,往往因自病或亲属有疾,故究心积虑,遂为高医。良由日见变候,斟酌冷热、虚实,悉所经历。则唐·孙真人、甄权、苏恭、深师道人之类,皆其人也。谚曰"千闻不如一见",此之谓也。今具实经病脚气人已尝试用得效方,别为一门,所贵临时有可依据也。

论曰:人有久蓄积气,因感风毒,成疾之后;或一向补益,不经汗、利,即使风毒成实,因致秘积,壮热、喘满、脚肿赤痛、大小便秘、喜妄误语者,是其候也。宜紫气、红雪、防风汤、神功圆、角犀饮。如小便涩,即服绛宫圆、白皮小豆散治之。

论曰:阳气衰于下,则为寒厥。其人足胫寒,筋挛急,胫酸，膝冷痛或顽痹不仁，恶明好静，此其候也。宜以石南圆、金牙酒、侧子酒、八味圆、海桐皮散、木香饮子、松节散，及灸风市穴即愈。

论曰：人有禀赋气虚，及兴居不节；或谓脚气不可滋补，冬月略不小补，但服疏泻药过度，使脏虚而两脚削，身体酷冷、少力、膝冷、转筋挛紧而重者，是其候也。宜风引汤、八味木瓜圆、石南圆、金牙酒、侧子酒，及灸绝骨穴。于冬时服之，即免毒气入腹，疾不作也。

论曰：凡针灸，孔穴主对者，穴名在上，病状在下。其脚气一病，最宜针灸。灸而不针者，非也；针灸而不药，尤非也。脚气初得，便速针灸，若专以药不针灸，则可半差矣。然尺寸之法，人有长短，肤有肥瘦，皆须精思准折之，不得一概，致有差失。尺寸之准，以铜人随中指中纹为是。若坐点穴者，坐灸之；卧点穴者，卧灸之；立点穴者，立灸之。不依此者，徒破肉耳。苏恭有云：脚气始发，通随痛处灸。不必依穴者，亦如《素问》缪刺之法，亦可依用。

初灸风市（主两膝挛痛，引胁拘急躄蹙，或青或黄，枯黧如腐木，缓纵，痿痹），次灸伏兔（主中寒。按：《甲乙经》云：足阳明经，刺可五分，不可过也），次灸犊鼻（主膝中痛、不仁、难跪。此穴肿不可灸，亦不可刺），次灸膝两眼（主膝冷痹痛），次灸三里穴（主腰疼不能久立，膝痿，腹胀满，内廉痛，足痿，失履不收），次灸上廉穴（主小便难、赤黄，狂言非常），次灸下廉穴（主小便难、赤黄），次灸绝骨穴（主风劳，身肿，髀枢痛，膝骨酸，血痹不仁，筋缩，诸节酸折，四肢懈惰不收，风劳身重）。

论曰：风湿毒气中于足胫，遂为脚气。若久而不治，或治之一向用疏下药，脏气虚弱，毒势内攻入腹，闷乱、烦喘、气不得息。若下不速，以凑毒之药，必致恶气内熏五脏，使三焦荣卫不通，则治疗为难。譬由浸淫疮，从四指流向心腹者，不治；从腹流向四肢者，易治。此疮毒不由经络、外自皮肤者尚尔，又况风毒因经络受邪，而内达五脏者欤！如此势极、内攻入腹者，无出木瓜茱萸汤，最救困急。服饵之后，虽使恶毒邪湿盛来，无由入矣！

论曰：凡脚气治法，大抵每日须进食前丸、食后丸。在春夏，当服防风、续命、越婢、竹沥、风缓、八风、独活寄生、海桐皮等汤。若大便秘，则服神功丸、麻仁丸、三脘散、三仁丸、橘香丸、润肠丸；若小便不通，即服白皮小豆散、绛宫丸、木通散，尤宜针石之类，取证最亲者服之。秋冬，脚气正是小歇，当服金牙侧子酒、肾沥汤、石南丸、八味丸、木瓜丸、牛膝丸，及灸，亦取证亲者用之。四时之中，皆宜淋渫蒸熨。寅日，去手甲、理发；丑日，濯足、去脚甲。令深取，大去风气故也。有力之人，当作天门冬大煎，四时不阙服之，此最脚气之要方，但难得药材尔，病者宜知此方。天门冬大煎，治男子五劳七伤、八风十三痹、伤中六极。一气极，则多寒痹、腹痛、喘息、惊恐、头痛；二肺极，则寒痹、腰痛、心下坚有积聚、小便不利、手足不仁；三脉极，则颜色苦青、逆噫嘻、恍惚失气、状似悲泣之后，舌强、咽喉干、寒热恶风不可动、不嗜食、苦眩、喜怒妄言；四筋极，则拘挛、少腹坚胀、心痛、膝寒冷、四肢骨节皆疼痛；五骨极，则肢节厥逆、黄疸、消渴、痈疽妄发、重病浮肿如水病状；六肉极，则发痊如鬼击、不复言，甚者至死复生，众医所不治。此皆六极、七伤所致，非独房室之为也。忧患积思、喜怒悲欢，复随风湿结气，咳时呕吐，食物为变，大小便不利，时泄利，重下溺血，气上吐下，乍寒乍热，卧不安席，小便赤黄，时时恶梦与死人共食饮，入冢神室，魂飞魄散。筋极则伤肝，伤肝则腰背相引、难作俯仰；气极则伤肺，伤肺则小便有血，目不明；髓极则阴痿不起，住而不交。骨极则伤肾，伤肾则短气，不可久立，阴疼恶寒，甚者卵缩，阴下生疮，湿痒，搔之不欲住，汗出神昏，为肾病。甚者多遭风毒，四肢顽痹，手足浮肿，名曰脚弱。肾所不治，此悉主之。熙宁年间，有济南崔公郎中直，先自川中病风，得安时，其子生须城簿，迎侍于此，经夏涉履蒸湿，脚为之肿弱挛痛，于沂州取得獐骨汁，川中得真酥，遂合成半剂，服之即应。细详此方，通四时，括众虚实、寒热，率皆主对，乃知孙真人之用心处疗有如此者！世之人，或有药品繁多、求索难得，遂于受疾而惮于修治，良可叹也！

　　论曰：风，阳物也，性上腾。脚气厥之人，气多上行不顺，薄而生热，内枯津液，遂为秘滞。如肥泽壮实、热风盛者，当以神功丸、麻仁丸、大黄汤之类；如老人津液少，及素虚遇秘者，当服三仁丸、五柔丸、润肠丸、橘皮丸、三脘散之类。此二候不同，切宜斟酌而用也。

　　论曰：足经受卑湿之气，及膀胱宿有停水，甚者攻注肿破，皮肉顽紫，世所谓下注肾风者，乃其候也。亦有成疮，但肿痛、痹弱者，宜独活寄生汤、薏苡汤；其已攻注者，宜茴香丸、天麻丸、乌蛇丸，及陈元膏摩之。

　　论曰：凡脚气人，足经留滞，淋渫蒸熨最为要。然当先煎煮成诸汤，欲淋渫时，自膝下至踝，以故衣裹数重，随将温汤徐徐沃汤在膝下，慎不可先渫两足，须自膝渫至足。盖风气从足甲出，若先渫足，即风毒上行入腹，切宜慎之！渫讫后，去足甲为良。当用丑日，或十二日一去之。

　　论曰：夫人法天地之形，禀阴阳而生，四时寒暑推移，人气不定。脚气发动，必由天之五气、地之五行治之，虽其间变易，小有不同，而大法不过如此。故谨序《月令》，条法于其下：凡正月、二月，天气正方，地气始发，人气在肝。宜导和气，加厚袜以暖足，宜进地黄粥补虚，防风粥以去四肢风，紫苏粥以去壅气，及桑皮煎、竹沥防风引、续命、风缓、越婢、独活、海桐皮、八风等汤，以除风。及宜淋渫蒸煨足膝，以利关节，导引按跻以舒壅滞，针石以开发邪气。三月四月，天气正方，地气正定发，人气在脾。宜食薤以散结气、利病人。又取楝花和粉，粉身以固阳气、除邪，亦宜前治风药以除邪气。大抵春三月，天地俱生，万物以荣，夜卧早起，广步于庭，被发缓形，以便志生，生而勿杀，予而弗夺，赏而勿罚，此春气之应，养生之道也。及宜进温食，尤宜丸、煎，以除风热之疾。五月、六月，天气正盛，地气高，人气在头。宜服独活寄生汤以凑风湿气，宜木瓜浆以解渴、利腰脚。大抵夏三月，此谓蕃秀，天地气交，万物华实，早卧早起，无厌于日，使智无怒，使华英成秀，使气得泄，此夏气之应，养长之道也。七月、八月，阴气始杀人，气在肺。宜温下、频易袜履以防湿气。宜独活寄生汤、海桐皮散、薏苡汤以温下，除湿毒之气。大抵秋三月，此谓容平，无外其志，使肺气清，此秋气之应，养成之道也。九月、十月，阴气始冰，地气闭，人气在心。脚气正是小歇，当饮金牙侧子酒、肾沥汤、牛膝、石南、木瓜、八味等丸小小补之，不可导引按跻。十一月、十二月，冰冻地气合，人气在肾。宜前诸补药以益元真，及诸灸腰肾御寒邪气也，亦不宜导引动气。大抵冬三月，此谓闭藏，水冰地坼，无扰乎阳，早卧晚起，必待日光，使志若伏若匿，若有私意，若已有得，去寒就温，使气涵养，此冬气之应，养脏之道也。

治验：嘉祐二年正月二十六日，殿直郭中立来求孙殿丞兆诊脉。久患脚气，疼痛、身发寒热、胀满气上，服热药即甚。兆与九味延年茯苓饮子以下其气，每用六物麻仁丸以泄其热。后又上气呕逆、烦热，遂令服局方紫雪，大效。（延年茯苓饮、麻仁丸方见本门）

熙宁年间，崔郎中直病脚气，肿弱枯瘦不能行。汲作《千金方》天门冬大煎服之即差，永不发。方见后。董文思中行为汶上驻泊日，忽觉两脚赤肿疼，足下隐痛，汲与食前丸、食后丸，即差。即冬月令作金牙酒，并淋渫，遂不复作。

梁承议子谅病膝痛，不能跪，翰林医官杨文蔚处海桐皮散服之，遂愈。吴宣义密在汶上病脚气、中满，宣义郎席公延赏处顺气丸、麻仁丸、神仙丸，遂愈。冯侍郎宅十五小娘子病脚弱不能步，翰林尚药奉御孔元处《千金方》独活寄生汤，遂愈。

汲熙宁年间，因冬月行大雪中，至春雨，脚忽然赤肿、疼痛，痿弱不能行走，遂服犀角饮及韶脑汤、蜀椒汤、淋渫，得差。经月再作，自脚及通身肿，气渐上入腹，心烦，腹满，气促，面如上色，大小便不通，遂以槟榔一枚为末，诃子炮去核取末一钱，生牵牛取末二钱，以童子小便二盏，生姜一钱切，煎一沸，去姜，调前药末分二服。小便大利，肿遂消尽。后两脚作疮，久久不愈，以天麻丸、乌蛇丸，摩以陈元膏，疮遂愈；但觉脚弱无力，冬月进以木瓜丸、食前丸、金牙酒，脚遂有力。

《脚气治法总要》卷上终

脚气治法总要·卷下

宋董汲撰

裘吉生刊行

独活寄生汤 治腰背痛。夫腰背痛者，皆由肾气虚弱，卧冷湿地、当风所得。不为速治，气流入脚膝，为偏枯、冷痹、缓弱、疼重，或腰胁痛、脚气挛重，宜急服此汤。

独活三两（一本作二两） 桑上寄生（如无，以续断代之） 杜仲（锉炒令丝断） 牛膝酒浸 细辛 秦艽 白茯苓去皮 桂去皮 防风 川芎 人参 甘草炙 当归 白芍药 熟干地黄各二两

上为散，每服三钱。水一大盏煎至六分，去滓，温，日二。服讫温身，勿令冷也。气虚下利者，除干地黄，服汤。取蒴藋叶火燎，厚安席上，及热脱上冷，复燎之。冬月取根，春取茎，熬，卧之佳，其余薄熨不及蒴藋蒸也。诸处风湿，亦用

此法。妇人新产竟，便患腹痛，不得转动，及腰脚痛挛，不得屈伸，痹弱者，尤宜服之，除风消血也。

薏苡汤 治风湿毒气攻，两脚痛重或即浮肿，或皮焦毛悴，肉色紫破，筋骨抽痛，心闷，气胀，头旋，多睡，眼暗。

薏苡仁微炒，八两　白茯苓去皮，五分　防风五分　牛膝酒浸　桂去皮　五加皮各六分　独活五分　玄参五两　石膏五两　枳壳四两，面炒去瓤　升麻六两　羚羊角四两　汉防己十两　麻黄去节，五两

上为粗散，每服三钱，水一盏半，先浸一宿，平旦煎至八分，去滓。温服，不以时日。

绛官丸 治心经热，小便淋涩不通，及诸淋。

生地黄四两　木通　黄芩各二两

上为细末，炼蜜为丸，如梧桐子大。服三十丸，温水下。

白皮小豆散 治脚气小便涩，两脚肿，气胀。

赤小豆半升　桑白皮二两，锉　紫苏一握，锉　生姜半两

上，水三升，煎至豆熟，取豆食，去滓，余汁饮之。

红雪 治脚气气毒，身内外烦热、疮肿、狂叫，及诸丹石毒，瘴疠时行，一切风热方。

升麻三两　大青三两　桑白皮二两　犀角屑一两半　羚羊角一两　诃子三十枚，去核　槟榔三十枚　苏木六两　山栀子三十个　槐花末一两　淡竹叶四两

上并锉细，以水二斗，浸经宿，煎取一斗，下上好朴硝十

斤，又煎，以柳篦子搅。于新瓦盆中贮，又经宿，去余煎不尽水，即成红雪。

神功丸 疏解诸秘滞，及交气下流，腰脚疼肿胀满。

大黄 三两　人参 半两　诃子 泡去核，二两　麻仁 别研，五两

上杵研为细末，炼蜜为丸，如梧桐子大。每服三十丸，温水下，不以时，以通为度。未通，更加丸数。老少虚气，以意加减。

石南丸 治肾气虚，客风湿阴，脚气筋急拘挛，湿痹缓弱，下气；除筋骨间邪气，湿不仁，寒厥痿痹，腰脊脚痛，膝冷转筋，脚腿紧不能久立，及如履物隐痛。

石南叶 炙，去毛　桂 去皮　附子 炮　防风 去芦，各六两　牛膝 酒浸　白茯苓 去皮，各八两　熟地黄　菟丝子 酒浸，各二两　薏苡仁 六两　五加皮 六两

上为细末，用木瓜一枚，去皮、子，蒸熟，研成膏，和前药末为剂。如干硬，入少热蜜。和剂为丸，如梧桐子大。空心木瓜酒下三十丸，日二。

金牙酒 治瘴疠毒气中人，风冷湿痹，口㖞面戾，半身不遂，手足拘挛，历节肿痛，甚者少腹不仁，名曰脚气，无所不治。

金牙石 一斤　苁蓉 去鳞，酒浸　白茯苓 去皮　侧子 炮，去皮　附子 炮，去皮、脐　天雄 炮，去皮　当归　人参　防风　黄芪　薯蓣

细辛　桂去皮　草薢　葳蕤　白芷　桔梗　黄芩　远志去心　蔓荆子　川芎　地骨皮　五加皮　杜仲炒，锉　厚朴炙　枳实麸炒，去瓤　白术各三两　独活半斤　茵陈　石南微炒　狗脊去毛，各二两　牛膝　丹参各五两　磁石十两　薏苡仁　麦门冬去心，各十两　石斛八两，去根　萌蘿四两　生地黄切，二升

上三十九味，锉，以酒八斗，渍七日。温服一合，日四五。一合药细研，别绢袋盛，共药同渍。药力和善，主治极多。凡是风虚，四体小觉有风痫者，皆须时服。一依方合之，不得辄信人大言，浪有加减。

八味丸　治虚损不足，大渴饮水，腰脊痛，小腹拘急，小便不利，及脚气上少腹不仁。

熟地黄八两　山茱萸　薯蓣各四两　泽泻　牡丹皮　白茯苓去皮，各三两　桂去皮　附子各二两

上为末，炼蜜为丸如梧桐子大。酒下三十丸。张仲景云：久服，去附子，加五味子。

海桐皮散　治风湿两腿肿满、疼重，及一切风顺凝滞气阴，百节拘挛痛。

海桐皮一两　羚羊角屑　薏苡仁各二两　防风　羌活　筒桂去皮　赤茯苓去皮　熟干地黄各一两　槟榔一两

上为散，每服三钱。水一盏，生姜五斤，同煎至七分，去滓，温服。

木香饮子 治阴脚气，冷积于脏，胀闷冲心，呕逆。

木香八分　吴茱萸　桔梗各六分　大腹子五个　大黄四分　厚朴八分，姜汁浸，炙

上为粗散，每服三钱。水一大盏，入生姜三片，同煎至七分，去滓，温服，如人行十里，再服，良久气通，乃瘥。

松节散 治脚气冷搏于筋，转筋挛痛。

松节（取茯神中根心子用）一两，锉如米　乳香一钱，捣碎

上用银石器中，炒令焦，只留一二分性，出火毒，研细。每服一钱至二钱，热木瓜酒调下。应是病治之。

木瓜丸 治风湿脚气，两足缓弱，转筋疼痛。久服步履如飞。

木瓜大者一枚，破为两段，去瓤子　入通明乳香一两，研　青盐二钱，研　甘菊花头子研为末，二两

上除菊末外，都入木瓜内，以线系，入饭甑内蒸，候木瓜烂为度，取出研成膏，入菊末，即丸如梧桐子大。每日空心酒下三十丸，盐汤亦可。服百日，欲出汗，身亦自香。如未能干，更入甘菊末，直候可丸即丸。

木瓜丸 木瓜约及四两者四枚，先渫熟，去皮、核，捣；与熟艾四两相和，蒸烂、研匀，以备合后药。

木香　白附子　羌活　没药　白术以上各半两　舶上好茴香炒　川楝肉炒　白牵牛炒熟，以上各七钱半　威灵仙（折之内有白

点者即不用，须子播净，称）一两

上为细末，先以前木瓜、艾和溲，俟少干，徐入少熟蜜，和丸如桐子大。每服二十丸，食饮空时，以木瓜汤或酒吞下。地道稍秘滞，即空心服；有小壅，亦可空心服。

食前丸 调补，寻常服之，不令脚气发动，疏散荣卫气血，风气通行。

木香　白茯苓去皮　羚羊角屑各八两　熟地黄十二两　桂去皮　旋覆花各四两　楮实十二两　薏苡仁八两　槟榔八两　大黄一两

上为细末，炼蜜为丸，如梧桐子大。每服三十丸，空心酒下。

食后丸

治寻常脚气欲发，先大便秘涩，腹中气满，两胁妨闷，不思饮食，小便赤黄，肉多蠕动，痰涎不利，烦热缓弱。

前胡　黄芩　防风　犀角屑　蔓荆子　栀子仁　人参　车前子　麦门冬去心，各一两

上为细末，炼蜜为丸，如梧桐子大。每服二十丸，食后温浆水下。

麻仁丸 解秘不通，胀满气闷，两脚痛重，风气不顺。

麻仁一升　白芍药八两　枳实麸炒，去瓤，八两　大黄一斤　厚朴五两　杏仁去皮尖双仁，一斤

上为细末，炼蜜为丸，如梧桐子大。每服三十丸，温水

下。以通为度。

三脘散 治三焦气逆，解大便秘滞，下胸膈胀愆气，除风气；或已服诸药、大便不通者，依法煎服，就腹中药，便通，大效；若体虚人脚气，心腹胀闷、大便不通者，宜服此方。

大腹皮酒浸一遍，更以大豆汁洗三遍，焙干用，一两　白术　木香　甘草微炙　槟榔　陈橘皮汤浸去瓤　川芎各三分　独活　紫苏并梗　沉香　木瓜干者，各一两

上为散，每服称一分，水二盏，同煎至一盏，去滓，温服。温服取大便为效。

三仁丸 治风虚，老人津液少，大便秘滞。

柏子仁一两　松子仁二两　麻子仁三两

上研成膏，以蜡为剂。每服称半两，嚼吃，米饮下。或为丸如梧桐子大，随虚实服之。

润肠丸 治一切风秘。偏益虚人及老人津液内枯、不得传送者。

凌霄花干　天台乌药　人参　皂荚子炒熟，去粗皮，各半两

上为细末，炼蜜为丸，如梧桐子大。每服三十丸，或五十丸，不以时，温水下。至百丸亦不妨，不损气。以通为度。

木通散 治脚气服补药太多，小便不通，淋闭，脐下胀。

当归　栀子仁　芍药　甘草炙（一本作生用）　赤茯苓去皮　木通各二两

上为散。每服三钱，水一大盏，煎至七分，去滓服之。

牛膝丸 治风毒流注腰腿，两脚疼重挛痛，及肾虚目见黑花方。

牛膝酒浸 川芎 续断 萆薢 丹参去芦 黑狗脊去毛 杜仲锉，炒去丝 独活 白术 枳壳 当归 白芍药 防风 干木瓜 熟干地黄各二两

上为末，炼蜜为丸，如梧桐子大。每服二十丸，空心木瓜汤下。稍加至三十丸，酒下亦可。

天门冬大煎

天门冬切三斗半，杵压取汁尽 酥三升，炼 獐骨一具 白蜜三升，炼 枸杞根切三斗，锉、研，以水二石五斗，取一斗三升，澄清 生地黄切，一斗

上五味，并大斗铜器中，微火先煎地黄、门冬汁，减半，乃合煎取大斗二斗，下后散药，煎取一斗。内铜器重釜煎，令稳当可圆。平旦空腹酒服如梧桐子大二十丸，日二，加至五十丸。慎生冷、酸醋、猪、鸡、鱼、蒜、油面等物。择四时王相日合之。散药如后：

白茯苓去皮 柏子仁另研 桂去皮 白术 葳蕤 菖蒲 远志 泽泻 薯蓣 人参 石斛去根 牛膝酒浸 杜仲炒，锉 细辛 独活 枳实麸炒，去瓤 川芎 黄芪 苁蓉 续断 狗脊去毛 萆薢 白芷 巴戟去心 五加皮 覆盆 橘皮汤浸去瓤 胡

内科秘本六种

麻　大豆黄卷炒　白茯苓神去皮　石南炙,各二两　阿胶十两,炒　大枣一百枚,煮作膏　鹿角胶五两,炙　蔓荆子二两　甘草炙,六两　蜀椒炒,一两　薏苡仁一两

上三十八味，为细末，内煎中。牛髓、鹿髓各加三升，大佳。小便涩，去柏子仁，加秦艽二两、干地黄六两；阴痿失精，去葳蕤二两，加入五味子二两；头风，去柏子仁，加菊花、防风各二两；小便利、阴气弱，去细辛、防风，加山茱萸二两；腹中冷，去防风，加干姜二两。无他疾，依方合之。凡此煎，九月下旬采药，立冬日合而服之，至五月上旬止；若十二月腊日合者，经夏至七月下旬止。若停服，经夏不坏，当于舍北阴，入地深六尺，填砂，置药，中上加砂覆之，则经夏不损也。女人先患热者得服，患冷者不得服。

五柔丸　治津液虚闭，大便不通，结燥后重，饮食不生肌肉；补虚损，调补三焦。

大黄四两　前胡一两　半夏洗,七遍,片切,焙干　苁蓉酒浸　芍药　细辛　白茯苓去皮,半两　当归　苦葶苈炒,各半两

上为细末，炼蜜为丸，如梧桐子大。温水下二十丸。以通为度，渐加之。

橘皮丸　治脚气有风，人气不顺，致生热而大便秘。此药通秘不损人，进饮食、散胀满，调中下气，偏宜脚气神方。

橘皮去瓤,四两,末干　生姜取末,二两

· 278 ·

上二味，以蜜半斤炼，化去上沫，下药末在内，熬成膏，可丸即丸如梧桐子大。每服三十丸，生姜汤下。每日服之，即不生壅滞。

延年茯苓饮 治脚气肿，气急上气，心闷热烦，呕逆不食。

白茯苓去皮　紫苏叶　杏仁去皮、尖，双仁，麸炒　橘皮去白　升麻　柴胡去苗，各三两　生姜四两　槟榔十二枚，并皮　犀角屑二两

上为粗散，以水二升五合，去滓，温服，分三服，如人行十里，再浸一服。忌醋物。

天麻丸 治气毒湿脚气攻注两腿，肿破重疼，皮肉顽紫；或上攻头面，皮肉发热。

天麻　地龙　羌活　附子去皮、脐，生用　桂去皮　没药研　荆芥穗各一两　麝香一两，别研

上为细末，研匀，以生蜜为丸，如樱桃大，磁器盛。每服，荆芥蜡茶嚼下一丸。如足破至甚者，不过二十日。上攻者，则食后服；下痒者，食前服。

独活汤 治脚气膝腿疼痛，乍肿乍瘦，缓弱不能行，喘满气上。

独活　丹参　细辛　五加皮　牛膝酒浸　川芎　白僵蚕汤洗，焙干，面炒。各半两　桑白皮一两半，锉、炙　麻黄去节，一两　甘

草炙，三分　杏仁去皮、尖，面炒，三分

上为散，每服三钱。水一盏半，煎至七分，去滓，温服。

茴香丸　治风毒湿气攻疰成疮，皮肉紫破、脓坏，行步无力，皮肉焮热。

舶上茴香炒　地龙去土，炒　赤小豆炒　川苦楝去皮，炒　川乌头炮，去皮、尖　乌药锉　牵牛炒，取末。以上各一两

上研杵匀细，酒煮面糊为丸，如梧桐子大。每服空心盐汤下十五丸，日二。

木香散　治偏风、瘫缓、脚气等疾。

羌活一两　麻黄去节，水煎少时，去沫，焙，一两　防风三两　木香　槟榔　附子炮，去皮　白术　川乌头炮，去皮　草豆蔻和皮用　陈橘皮去白　牛膝酒浸一宿　杏仁去皮、尖　当归酒浸一宿　人参　茯苓　甘草炙　川芎　官桂去皮，不见火。以上各半两

上药一十八味，锉如麻豆，每服一两。水一碗，姜七片，煎至一盏，去滓，得七分，温服。药滓二服并作一服，用水一碗半，煎至一盏服。此药福唐陈氏者鬻以自给，郡人极神之，人未有得其方者。一日为其亲戚攘得，与予，予作官处，即合以施人。如法煮服，以衣盖覆取汗，不过三五服辄瘥。所至人来求药者无穷，其验如此。大肠不通，加大黄末，每服一钱，以老少加减；如久不通，加至三五钱不害。心腹胀，加葶苈并滑石末，每服各一钱。如上膈壅滞，亦宜服之。

大黄汤 治脚气，大便秘涩，服诸药不通，风毒攻心，气闷，心欲狂，热闷口干，喉中如火生，秘涩不通。

红雪研　大黄锉,各一两　木香锉　黑豆各二两

上以水一升，煎取八合，将药汁浸大黄一炊久，去滓。不限平晚，温分三服，以通为度。

乌蛇丸 治风湿脚气攻注脚膝，疼痛或即痒痹，生疮，中黄水不止。服之大效，诸药不及。

乌蛇肉四两,酒浸,焙干　虎前胫醋浸,净刮洗了,涂酥炙,二两　黄松节酒浸,炙干　天麻酒浸一宿

牛膝酒浸一宿　石斛另取末　萆薢　杜仲锉、炒。各一两　菟丝子酒浸　巴戟去心　独活　防风　桂去皮　肉苁蓉酒浸　金毛狗脊去毛　续断　荜澄茄去蒂、子　当归　附子炮,去皮脐。各一两　木香半两　乳香另研,半两

上为细末，研匀；用大木瓜去瓤、子，蒸令烂，研如糊，以法酒化开，银石器中熬过，和剂前药为丸，如梧桐子大。温酒空心下三十丸，日二。一月和愈。

淋渫沙节汤 治风毒脚气下注，两脚疼重。

沙木节　木通　羌活　川椒以上各半两　川乌头一分　葱白一握　橘叶半两,如无,以橘皮代之。上各为散

上以水三升，煎至减半。通手淋洗。再暖，可两日淋渫之。

脚气渫法 疗风毒壅滞作疼痛，及荣卫气结涩诸风毒。

檀香　零陵香　藿香　木香　白胶香捶碎　川升麻　麻黄去节　蛇床子　荆芥　藁本　白芍药　威灵仙　地椒　地榆　当归　官桂　枳壳　蒴藋

上皆等分，取细锉，相拌匀。每取一两，水二斗、赤皮葱五茎、白矾半两、川椒小半合，同煮十来沸，乘热嘘痛处。通手则淋渫，热透则干把。就寝如不受渫，则取《千金》苍梧道士陈元膏摩之，其方所说甚详也，更不烦喋。

杨皮汤 淋渫脚气挛疼、缓弱，消肿毒。

白杨皮　莽草　羌活　独活　杜仲锉，去皮　防风　蒺藜　夏枯草　荆芥穗　地椒　威灵仙　白矾各一两

上为粗末，每用半两，水五升煎至四升，乘热淋渫两足。

淋渫脚气 两足寒热、肿痛、胀满、挛缓。

龙脑（不以多少，研）

上，每用半两，以水一斗煎。主渫滞湿足膝。

道人深师增损肾沥汤 治风虚劳损挟毒脚气，痛弱或痹不随，下焦虚热，胸中微有客热，心虚惊悸不得眠，食少失气味，日夜数过心烦，逼不得卧，小便不利，又时腹下痛。相东王至江州，王在岭南病，悉如此，极困笃，余作此汤令服，即得力。病似此者，服无不差，随宜增损之。

黄芪　甘草炙　白芍药　麦门冬去心　人参　肉苁蓉酒浸

熟地黄　赤石脂　地骨皮　白茯神去皮　当归　远志　磁石　枳实麸炒　防风去芦头　龙骨煅，一两　桂去皮　川芎各二两　半夏五两，汤洗七次，片切，令干　五味子三两　生姜四两，切　大枣二十枚，去核

上咬咀；以水二斗，煮羊肾一对，去筋膜，取汁一斗二升，内诸药，煮取四升，分为五服，日三夜二。不利下者，除龙骨、赤石脂；小便赤涩，以赤茯苓代茯神，加白术三两；多热，加黄芩一两；遗溺，加桑螵蛸二十枚。

五枝汤　淋渫风湿，一切筋骨疼痛，

桑枝　槐枝　楮枝　柳枝　桃枝各一斤

上各锉细，更以蓖麻叶一把，水三升，煎取二升，去滓。淋洗足膝。

蜀椒汤　治脚气肿挛，消赤肿。

用蜀椒四升，以水四斗，煮取二斗半，瓮盛，下著火暖之。悬板为桥，去汤上二寸许，以脚蹋板柱脚坐，以绵絮密塞，勿令泄气。若天冷，即出，入被以粉摩之一食久，更入。瓮下火不绝，勿使汤冷。如此消息，不过七日，得伸展多矣。

治脚气初发，从足起至膝骨肿疼者

取蓖麻子叶，切，捣蒸。薄裹之，日二三易，即肿消。若冬月无蓖麻子叶，取蒴藋根，捣碎。和酒糟三分，根一分，合蒸熟。及热，封裹肿上如前法，日二，肿即消。亦治顽痹。

治毒风流于脚膝，行立不得方

海桐皮　五加皮　独活　防风　枳壳　杜仲锉,炒。各一两　牛膝酒浸　薏苡仁各二两　干生地黄半大升　藁本五两

上咬咀，以绵裹，以无灰酒二斗，春浸七日，秋二七日。每日空心温服一盏，常令酒气相接，勿令大醉。重者不过两剂即瘥。忌生冷、蒜等。如盛热，特恐坏，即宜浸半料。江南多有此疾，号为脚软。博陵崔公信，官吴兴，得此疾凡半岁，百药无效，朱仲邕为处此方，服之立效。公信云：其疾退状如蛇，数条奔走，自足而出矣。后传之，无不效。

趁痛丸　治脚气毒攻，两脚痛不可忍。

甘遂　白芥子微炒　大戟　白面

上为细末，滴水和作饼子，炙黄色，为细末，醋煮面糊为丸，如绿豆大。每服十丸，冷酒下。利则止后服。

传信方　疗毒风腰脚无力、肿疼，腹胀心烦。

咽喉头面浮肿、呕逆一候同，当日服之。

旋覆花头子　白茯苓　橘皮　桑白皮锉,炒黄色。各三两　犀角屑一两　紫苏茎二两　豉三合　生姜四两,切　枣十三枚,去核

上除姜、枣外，细锉，都以水八升，煎至三升，搅去滓。分三服，每服如人行十里。

地黄粥以补虚方

取肥好地黄四两取汁，去滓；作粥，候粥半熟即下之。以

绵裹椒一百粒、生姜一片投粥下，候熟，出之。下羊肾一具，取脂膜，细切如韭叶大，同煮熟，加少盐食之。

防风粥以去四肢风

取防风二分，去芦头，煮取汁，去滓；如食法作粥食之。

桑枝煎

本草云：桑枝不冷不热，可以常服，能疗遍体风痒，干燥，脚气，四肢拘挛，上气眼晕，肺气咳嗽；消食，利小便；久服轻身，利耳目，令人光泽；兼疗口干。仙经云：一切仙药，不得桑枝煎不服。出《抱朴子》孙真人方。取桑枝如箭直者，细锉三斗，熬令微黄，以水六斗，煎取三斗，去滓，以重汤煎取二升，下白蜜三合、黄明胶一两（炙），作米煎成，入以不津器封贮之。每一服一匙，汤化服之。

《脚气治法总要》卷下终

三三医书

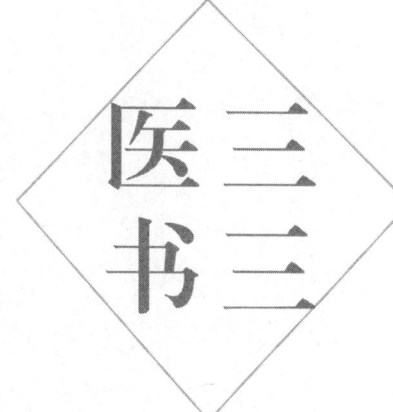

驱蛊燃犀录

清·燃犀道人 撰

驱蛊燃犀录

提要

《驱蛊燃犀录》一卷，书题燃犀道人著，不详其姓氏，乃本《周官》"庶氏掌除毒蛊，圣人所以重民命也"之义而编著之。清光绪丁丑，有妖人剪楮为兵，截人衣襟，或以五色印人肌肉，南北喧传，咸以为异。道人以此乃中毒遇病者，投以试蛊之方，辄验。施治日久，瘥者渐多，远迩之求方者益众，恐力不暇给，爰刊其法。人心险诈，近世尤甚。得此一编，有备无患，且亦为吾医所不可不知。

序

《周官》"庶氏掌除毒蛊,圣人所以重民命也"。其法一失于列国,再湮于秦汉。华佗治疾,类多蛊证,又故秘其术,不轻授人,而造蛊者遂盛行于世,如汉季之张角,明之唐赛儿、徐鸿儒,其尤著者也。顾或谓张角诸人,乃以妖术惑众,奚知其为蛊耶?不知妖术惑众,毒蛊亦能惑众也。泛言之,则为妖术;切言之,则为毒蛊也。毒蛊隐形似鬼神变乱人之元气,妖术能外是乎?是妖术即毒蛊也。知妖术即毒蛊,而治法可施矣。知治蛊之法,即降妖之法,而法愈无穷矣。盖毒蛊以害人为喜,以盗财为能。金蚕药思,天生之毒蛊也,而妖人所造之蛊,其种类尤繁。后世人心愈漓,为术愈巧,始犹盛于南徼,近则延及中华。考之古今方书,俱有附载,而人多习焉不察。光绪丁丑,有妖人剪楮为兵,截人襟袖及发,或以五色印人肌肉,南北喧传,咸以为异。余谓此乃中毒耳。遇病者,投以试蛊之法,辄验。遂按《周官》庶氏所掌施之,无不立效。而人犹未之深信也。迨施治日久,痊者渐多,远迩之求方者益众,余恐力不暇给,爰次其治法著于篇,颜之以《驱蛊燃犀录》。子夏曰:虽小道,必有可观者。此其小道之可观耶?余虽为之而弗泥,或不见异于君子。即以是传诸世人,质诸博雅,亦庶几不谓无稽之言,而谅余济世之苦心也夫。

光绪十九年仲秋之月燃犀道人书

驱蛊燃犀录

凡例

——医本小道，开卷引用经史以冀取信儒者，非敢妄为附会。

——伏读御纂《周易》《周礼》诸书，发明蛊字之义与治蛊之法，极为精确，敬录御案与经文并重，一尊经，一崇圣也。

——证治采自方书，俚俗在所不免，志存救世，不徒工文，识者谅之。

——驱蛊随方土所宜，各有能者，故不喜引用成方。譬之诗文，录旧即非佳作，咒语亦然。至于药性针灸诸穴，自有专书，兹不复衍。

——此录原为治病而作，攻妖术而不害人，即可相安。区区之意，只在救人，非寻衅也。

——术士专恃符箓，往往不灵，此则纯用药物，人人可解，且经典煌煌，无须秘之。

——目睹灾黎，不忍袖手。摘奸发覆，势所必至。妖人本自理屈，余遂不惮词烦，谅非察见渊鱼之比。

——此录注意在教，匪之纸人纸马即是造蛊之术，苦心研究，全从阅历得来。

——医案中，字字皆实，方能取信。人勿疑为弄笔炫奇，幸甚幸甚。

——说部中志奇志怪，每有毒蛊而讹为鬼狐。卷末即人所习见者辨论数条，采取未博，不无挂漏。

——近时猘犬甚多，实为毒风所感，经验良方载之附录。

目录

驱蛊燃犀录 / 295

 原蛊 / 295

 避蛊 / 305

 验蛊 / 306

 蛊证 / 307

 蛊脉 / 310

 治蛊 / 310

 蛊案 / 315

 论蛊 / 336

 附录 / 341

 跋 / 343

驱蛊燃犀录

燃犀道人著
绍兴裘庆元阅
临安胡昌缄校

原 蛊（三三巽下艮上）

蛊，元亨，利涉大川。先甲三日，后甲三日，

王弼注：蛊者，有事而待能之时也。可以有为，其在此时矣。

孔颖达《正义》：蛊者，有为之时，拔拯危难，有事待能之时也。物既蛊坏，须有事，营为所作之事，非贤能不可。

朱子《本义》：蛊，坏极而有事，蛊坏之极，乱当复治。

御纂《周易述义》：卦自泰变乾变巽而弱，坤变艮而止，不能事事，故泰坏而成蛊，今欲治之，必反其道，巽复乾，艮

综震，故元亨用乾也，健以起其弱也。利涉大川，用震也。动以振，其止也，先甲后甲，兼用乾震也。甲，乾也，乾纳甲也。先甲三日，先乾三卦也。先乾三卦为震，后乾三卦为艮；艮阳终则震阳始，乾行不息也。任天下之事者，用其震动，以符乾行，尽变巽止之习，则无蛊矣。

敬按：此论蛊卦之义与治蛊之道，极为精确。用其震动以符乾行，良相以之治国，良医以之治病，其理同也。

山下有风，蛊。君子以振民育德。

朱子《本义》：山下有风，物坏而有事矣，而事莫大于二者，乃治己治人之道也。

御纂《周易述义》：风之在天上与地上、水上者，皆行而无阻。山下有风，则为山所阻，旋转而不畅。蛊者，风之族也。故风字从虫，风郁则山木滞，淫而虫生，蛊之象也。饬蛊之君子以之振起，其民养育其德，民不振则风俗皆痛而有蛊。振民者，取风在下而振动山木之象。德不育则人心惑乱而有蛊。育德者，取山在上而涵育风气之象。夫蛊之时，百度未举而独先民德，圣人施为气象，亦可见矣。苏氏《易传》云：器久不用而虫生之，谓之蛊。人久宴溺而疾生之，谓之蛊。天下久安无为而弊生之，谓之蛊。序卦曰：蛊者，事也。夫蛊，非事也，以天下为无事而不事事，则后将不胜事矣，此蛊之所以为事也。而昧者乃以事为蛊，则失之矣。器欲常用，体欲常劳，天下欲常事事，故曰：巽而止蛊，蛊之灾非一日之故也，必世而后见。故爻皆以父子言之明，父养其疾，至子而发也。君子见蛊之渐，则涉川以救之，及其成，则不事王侯以远之。蛊之成也，良医不治。

按：此发明蛊卦之义尤为尽致。然则因病服药，干蛊之方也。讳疾忌医，裕蛊之道也。蛊成不治，悔无及矣。

《周礼》：秋官庶氏下士一人，徒四人。

《正义》郑氏康成曰：庶读如药煮之。煮，驱除蛊毒之意。刘氏彝曰：毒蛊病人，非一种，仅下士主之者，盖掌其方书治禁之法。

御案：害人之物，莫酷于猛兽，故首冥氏以攫噬，莫之能避也。蛊毒次之，其发较迟，而死伤则一也。

庶氏掌除毒蛊，以攻说禬之，嘉草攻之。

《正义》郑氏康成曰：毒蛊，毒物害人者。律曰：敢蛊人及教令者，弃市攻说，祈名，祈其神求去之也。嘉草药物攻之，谓熏之。郑司农云：禬，除也。贾氏公彦曰：攻说禬之，去其神。嘉草攻之，去其身。郑氏锷曰：《左传》于文皿虫为蛊，谷之飞亦为蛊，皆谓其腐坏也。毒物能腐坏人之心腑，故谓之蛊。《大祝六祈》有攻说，皆以辞责神也。此曰攻、曰说，又曰禬，非六祈之所谓。禬，当读如溃，痈之溃，谓以辞责之使其毒溃散。凡驱蛊则令之比之。《正义》郑氏康成曰：

使为之又校次之。刘氏彝曰：凡驱蛊者，随其方土之所宜，各有能者，人有病则令驱之，已乃比其忧劣。

御案：此官仅下士一人，故人有能驱蛊者，则令之而比次其术之高下。

《礼记·月令》：大傩旁磔。

注：磔，攘也。厉鬼为蛊，将出害人，旁磔于四方之门。桂氏曰：风动蛊生，故磔狗止风以御蛊。

《左传》：成公十一年，晋侯梦大厉，被发及地，搏膺而踊曰：杀余孙不义，余得请于帝矣。坏大门及寝门而入，公惧，入于室又坏户，公觉。召桑田巫，巫言如梦。公曰：何如？曰：不食新矣。公疾病，求医于秦，秦伯使医缓为之，未至，公梦疾为二竖子，曰：彼良医也，惧伤我，焉逃之？其一曰居肓之上膏之下，若我何？医至曰：疾不可为也，在肓之上膏之下，攻之不可，达之不及，药不至焉，不可为也。

按：晋侯梦见之鬼，非必出于赵氏，乃平素所为过当，元气既衰，鬼蛊乘之，托言赵氏，所谓心虚生暗鬼也。今世此证甚多，十三鬼穴，皆其所伏，不独膏肓也。

《左传》：昭公元年，晋侯有疾，求医于秦。秦伯使医和视之，曰：疾不可为也，是谓近女室，疾如蛊。

按：晋侯乃晦淫惑疾，非中蛊也，故曰如蛊。余常谓中蛊则惑矣，而惑于谗言，惑于女色，则心昏志乱，倒行逆施，如中蛊然。故凡暗中害人，曰下蛊；损人利己，曰投蛊；摄取财物，曰蛊盗；挑唆起事，曰蛊动。皆此义也。中蛊则惑，惑字亦有两义，其引为同类，结为死党，亦可云惑，初非害之，迨至谋逆不成，聚而歼旃，则其被害更酷，尚不如中蛊者之犹能施治也。

《史记》：封禅书秦德公作伏祠，磔狗邑四门，以御蛊灾。

按：伏祠，即取暑伏，可以伏鬼之义。

《通鉴辑览》：汉武帝征和二年，巫蛊事起。

是时，方士及诸神巫，多聚京师，率皆左道，惑众变幻，如所不为。帝尝梦木人数千，持杖欲击帝，帝惊寤，因是体不平，遂苦忽忽善忘。

《后汉书·礼仪》：仲夏之月，以朱索莲，荤菜弥牟朴蛊钟，以桃印以施门户。先腊一日，大傩逐疫，黄门唱，侲子和曰：穷奇腾根，共食蛊，追恶凶，赫汝躯，拉汝干节，解汝肉，抽汝肺肠，汝不急去，后者为粮。

《正字通郝敬》曰：弥牟，御止涂抹之义。《博雅》：朴，大也、捽也，《广韵》钟，当也。

按：荤菜，即大蒜，能杀蛊，今人犹沿用之。

《说文》：蛊，腹中虫也。枭桀死之，鬼亦为蛊。

段氏曰：中、虫，皆读去声。虫，食物也，亦作蚘。腹中虫者，谓腹内中虫，食之毒也。

· 299 ·

臬,当作梟具之借字也。桀者,磔之古字也。

《后汉书》：华佗尝行道,见有病噎者,因语之曰：向来道隅有卖饼人,萍齑甚酸,可取三升饮之,病自当去。即如佗言,立吐一蛇,乃悬于车而候佗。小儿戏于门中,逆见,自谓曰：客车边有物,必是逢我翁也。及客进,顾视壁上悬蛇以十数,乃知其奇。

按：萍,水上浮萍也。《魏志》及《本草》并作：蒜齑,酸能伏蛊,辛能杀虫,故皆治之。南史李道念病已五年,丞相褚澄诊之曰：非冷,非热,取蒜一升,煮食,吐出一物,涎里视之,乃鸡雏,翅足俱全。澄曰：未尽也,更吐之,凡十二枚而愈。

按：此亦中毒,蒜能吐蛊,故效。调食白沦鸡子所致,恐未确。

《魏书·灵征志》：太和元年五月,有狐魅,截人发。熙平二年自春,京师有狐魅截人发,人相惊恐。至六月,灵太后召诸截发者,鞭之于千秋门外。

按：截发,即蛊所为,捕之无踪,即讹为狐魅,召而鞭之,乱政也,人生此时,不幸甚矣！《随园随笔》未解其故。以随园之博识,而犹未解,宜世人之有言不信也,至谓有蚕蛾吃人百十,乃正始二年事,连类记之,随园偶误耳。

《北齐书》：武平四年正月,有狐媚多截人发。

《通鉴辑览》：隋文帝十八年五月，禁畜猫鬼，蛊毒压魅野道者。

独孤后之弟延州刺史陀，有婢事猫鬼，能使人杀人，会后与杨素妻郑氏俱有疾，医皆曰猫鬼疾也，上意陀所为，令高颎等鞫治之，具得其实。诏陀夫妇，皆赐死。后为之请，于是免陀死，诏自今有犯者，投四裔。

《独孤陀传》：陀婢徐阿尼，本从陀母家来，常事猫鬼，每以子日后祀之。言子者，鼠也。其猫鬼每杀人，所死家财物潜移于畜猫鬼家。陀尝从家中索酒，其妻曰：无钱可酤。陀因谓尼曰：可令猫鬼，向越公家，使我足钱也，阿尼便咒之。居数日，猫鬼向素家。陀又于园中谓尼曰：可令猫鬼向皇后，所使多赐吾物，阿尼复咒之，遂入宫中。杨素乃于门下，外省遣阿尼呼猫鬼，于是夜中置香粥一盆，以匙扣而呼之曰：猫女可来，无住宫中久之。阿尼色正青，若被牵曳者，云猫鬼已至，先是有人讼其母为人猫鬼所杀者，上以为妖妄，怒而遣之，及陀得罪，乃诏诛，被讼行猫鬼家。

《隋书志》：江南数郡，往往畜蛊，而宜春偏甚。其法以五月五日聚百种虫，大者至蛇，小者至虱，合置器中，令自相啖，余一种存者留之，蛇则曰蛇蛊，虱则曰虱蛊。行以杀人，因食入人腹内，食其五脏，死则其产移入蛊主之家，三年不杀他人，则畜者自锺其毙，累世相传不绝。亦有随女子嫁者，千宝谓之为鬼。自侯景乱后，蛊家多绝，既无主人，故飞游道路，中之则殒焉。

杨慎云：此俗移于滇中，每遇亥夜，则虫飞出饮水，其光如星。鲍照诗所谓"吹蛊痛行晖"也，尝亲见之。

按：畜蛊不独江南，亦不止移于滇中，南省苗蛮皆畜之，今北方亦有能者，山左尤多。

《宋史·太祖纪》：徙永州诸县民之畜蛊者，三百二十六家，于县之僻处，不得复齿于乡。《宋史·窦贞固传》少时中蛊，若赘在喉中，常鲠阂，及为相因，大吐有物，类蜥蜴，落银盆中。

按：此知蛊毒害人，有速有迟，不皆致死，故可治也。

《宋史·五行志》：建炎二年，天雨纸钱于营中，厚盈寸，明日与金人战，城下败绩。

按：《明史稿·五行志》从宋中例谓：天雨纸钱，为金之妖主，旱主讹言，不知妖人放蛊，其术宜晴，即用此以反风止雨，故多旱。民间惊恐，故多讹言。光绪三年，亢旱喧传，妖人剪发，每逢欲雨，往往落下纸钱即止。或于雨后拾得之，大如车轮，小如鹅眼，遇病蛊者，投以败鼓皮于亥时，问之自云，以纸钱为宝，及擒获纸人，果挟纸钱，故知之。

《元史》：韩林儿，栾城人也。以白莲教烧香惑众，其父名山童，与颖州刘福通、杜遵道、罗文索、韩皎儿等谋起兵，官捕山童杀之。子林儿逃入武安山中，聚众十余万，据亳州国号宋改元龙凤，元兵来伐，败走安丰，明祖挟还金陵，三年殂。

按：此则白莲教之名，元时已著，与山童同时，又有僧莹玉，以妖术与徐寿辉、邹普胜、倪文俊等作乱。

《通鉴》：明永乐十八年三月，蒲台妖妇唐赛儿作乱，讨平之，赛儿自称佛母，知成败，得石函中妖书、宝剑役鬼神，剪纸作人马相战斗，衣食财物随所需，以术运致。

按：古今以妖术惑众者，每云知成败，能祸福，人如置盘，照水即见人祸福、事成败之类，皆诈也。盖谓人将有祸，即以蛊祸之祸，果至，谓己能转祸为福，即呼蛊去祸，果。己谓人事有成，即以蛊成之，谓人事必败，即以蛊败之。至于运致赌财物，即蛊盗之术也。役使鬼神，即隐形之法也。呜呼，教匪以妖术，愚人终归于败，而不知己为天下之至愚也。吾愿世人皆知其愚，不为胁从，教匪且自悔其愚而不为祸首矣。

《明大事记》：嘉靖三十六年，妖人马祖剪楮为兵，以骇众，民间多悬乞其足，定四字以厌之。

按：此符已载字典。

《通鉴辑览》：天启二年五月，山东白莲教徐鸿儒作乱。

鸿儒钜野人，迁郓城。万历末，以白莲教惑众，深州王森云得狐传，以狐尾招人。闻异香多归附之，号闻香教。森死，

· 303 ·

其子好贤，有异志，结徐鸿儒。鸿儒败，森子走苏州，又挈家南走至扬州，事露就擒。

按：蛊毒亦香，王森自云：得狐传狐尾，故香也。尝治初中蛊者，取出未及消化之毒丸，闻有异香，如鸦片烟，故知之。

《刑律》：凡造畜蛊毒，堪以杀人及教令者斩。造畜者，财产入官，妻子及同居家口，虽不知情，并流二千里安置。若以蛊毒，毒同居人，其被毒之人，父母、妻妾、子孙，不知造蛊情者不坐。告获者，官给赏银二十两。

按：蛊律甚严，而世人不察，宜乎蛊毒之盛行也。《律例辑注》云：蛊甚多，有蛇蛊、鹅蛊、小儿蛊、金蚕蛊等名，以蛊毒人，刻期必死，有期在数年之后者，惟金蚕最毒。《洗冤录》云：蛊能隐形似鬼神，其毒不一，皆变乱元气。金蚕，一名食锦虫，屈如指环，食故绯帛锦如蚕之食叶，取其粪置饮食中，毒人，人即死。蚕得所欲，则曰置他财，使人暴富，然遣之极难，水、火、兵刃，都不能害。必倍其所致金银锦物，置蚕于中，投之路旁，人偶收之，蚕随以往，谓之嫁金蚕。又有药思蛊状，似灶鸡虫，如蚕豆大，能变幻作小孩形，遣嫁之法，仿佛金蚕。此外又有十二时蛊，出南海，如蜥蜴，一日一夜，随十二时变其色，乍赤乍黄，伤人立死。至于牛皮蛊、犁头蛊、石头蛊、席篾蛊、针蛊、鼠蛊、虾蟆蛊、泥鳅蛊、癫蛊、肿蛊、疳蛊，以毒物合成之蛊，种类尤繁，难以枚举。或谓之放害神，亦谓挑生毒蛊。为鬼毒，故或谓之虫鬼。苗人多能之，故又谓之猫鬼。千宝谓之为鬼亦宜，然则白莲教之纸人、纸马，实藉人之元气以养成，但目为妖术犹泛也，直谓之纸人蛊，焉可也。

避　蛊

《山海经·南山经》：青邱之山，有兽如狐而九尾，食者不蛊。

注：不蛊，令人不逢妖邪之类，或曰蛊，蛊毒。

按：蛊，亦妖邪也，非两义。

《峒溪纤志》：蛊祟有神，夜出摄死者之魂，光如曳彗，流入人家，当知防御畜蛊之家，其居必洁，觉之，为女字坐，则其蛊不灵。

《易简方》：如入蛊乡，饮食潜于初下筯时，收藏一片在手，尽食无妨，少顷隙，将所藏之物，埋于人行十字路下，则蛊反向其家作闹，或食时让主人先下箸，或明问主人云，莫有蛊否，以箸筑棹而后食，则虫不能为害。

按：以箸筑棹，咒曰：恭请神降，临唵嘛呢叭吒，则蛊不为害。此咒并载《瘟疫汇编》，极简便。畜蛊者，多供瘟神，避蛊与避瘟，固无殊也。

《验方新编》：将食时自带大蒜，食有蛊必当场吐出，不吐则死。主人畏累则不敢下蛊。又荸荠不拘多少，晒干，为末，每早空心白汤调下二钱，入蛊家无害，此神方也。

按：良医治未病，不治已病，故备载避蛊诸方。然此皆避饮食之蛊，今之放蛊奇妙莫测，古则人入蛊家方能为害，今则蛊入人家亦能为害，但依古方无济也。或用庚蒿悬之庭户，或用朱砂、雄黄预和大剂，佩之衣襟，纳之枕中，或择执日、除日用避瘟丹于室内熏之。惟带薄荷油一瓶，最为捷便。尤不如保养精神，以固元气，为避蛊要术也。至于符咒，本于攻说，非诚不灵。胡文忠公云：思之，思之，金石可开，鬼神可通，此乃诚字真诀也。然非人人所能，且世间符咒，传抄多讹，亦欠雅驯，故不详载。

验　蛊

夏子益《奇疾方》云：人头面上有光，他人手近之，如火炽者，此中蛊也。

按：金蚕飞行有光，凡蛊皆然，即今世之纸人飞行，亦往往放光。

《东医宝鉴》：令病人朝起，取井华水，唾水中，唾如柱，脚直下沉者，是蛊；浮者，非蛊。入蛊乡，见人家门限屋梁无灰尘蛛网，必畜蛊。遇饮食以犀角搅之，白沫浮起者，是蛊也。又煮一鸡卵去皮，日夕含口中，勿令破，夜吐出，著露中，朝看色青者，中蛊也。

按：室中洁净，乃蛊死之鬼为之拂拭，此验畜蛊之法，非所论于中蛊之家也。

《医书汇参》：令病者含黑豆，豆胀皮脱者，是蛊。食白矾不酸涩者，是蛊。

《验方新编》：一觉腹不快，即以生黄豆或生绿豆食之，入口不腥者，中蛊也。又以制甘草一寸嚼之，咽汁，若中蛊者随即吐出，不吐出者，非蛊。或煮一鸡卵，插银器于内，含入口约一时许，取出，卵银俱黑者，即是蛊也。

按：中蛊，顶心有红发，疔毒有红发，猘狗伤有红发，亦一验也。宜拔之。凡验法俱宜，勿令病者知，知则不应，久病往往不应，盖由病者旁观、窃听，若为不知，而实已知之也。

蛊 证

《千金方》：凡中蛊，心闷腹痛，面目青黄，或吐鲜血，或下脓血，或大便黑如漆，或坚、或薄、或微赤，病人所食之物，皆化为虫，侵蚀脏腑，尽则死，急者仓猝，缓者延引岁月，死后病气流注，染著旁人，谓之蛊疰。

《东医宝鉴》：中蛊者，面色青黄，是蛇蛊；面色赤黄，是蜥蜴蛊；面色青白，腹内胀满，吐出成蝌蚪形者，是虾蟆蛊；面色多青，吐出成蜣螂形者，是蜣螂蛊。

《医书汇参》：中蛊毒，心腹绞痛如有物咬，或吐血、下血如烂肉，或好卧暗室不欲光明，或心性反常，乍嗔乍喜，或四肢沉重，百节酸疼，或乍寒乍热，身体习习如痹，胸中满闷，或头痛，或吐逆不定，或咽中如茅刺，甚者十指俱黑。

《验方新编》：凡中生蛇蛊，腹痛吐泻，皮内有物坚实，夜卧以手按之，则腹内有物跳动，心烦，涎溢，得食肉则止。或移入胁下，或跳心上，时有时无，年深作咬，则通身发热，如有发刺蚁咬，夜间更甚，其蛇无形，亦无数，此乃蛊家之外蛇，从风而至者也。中阴蛇蛊，吐泻腹胀，口腥，一目常赤，头面上筋起，如虫行、蚓行，或耳鼻内如虫行，服解毒药，毒重则粪黑，轻则粪蓝。兼癫蛊，则人多昏愦；兼肿蛊，则一耳常塞，一耳少厚。中癫蛊，心昏头眩，笑骂无常，或饮酒毒发，忿怒凶狠，不可制；中肿蛊，腹大肚鸣，未服药如在脏外鸣，服解药则在脏内鸣；疳蛊者，匪人谓之放卵，又谓之放蜂，端午日取各样毒虫、头发等物，研末，其人常刻一小五瘟神，即以毒末供之，每借饮食害人，亦有放在路上，踏着则飞入人身，粘于脏腑，毒气上冲，则耳鼻内如有虫行，日久静坐，发内如有蚁咬，以手搓之则无。或夜卧，面上如虱行，口角如发缠，或肉忽跳动，一手一足麻极，未有不疑为风证者也。盖毒气行于周身，到处即如虫咬，非真虫也。毒入既深，周身如虫行,顶心发凉,极如有虫出入肉内,此时蛊家所毒之冤魂与其阴蛇阴蛊随而附之,病者如闻飞集之声,旁人不闻,当风更甚,周身如麻布通风,或唇掀,或手足指扯开,加以闷香,则面起紫泡,迨见白浊,虫生于内,则真有虫矣。中害神,则额焦口腥,神昏性躁,目见邪鬼形,耳闻邪鬼声,如犯大罪,如见恶役,持链来捕,如有健卒持刀追赶,常思自尽,皆其证也。

按:近时人心愈薄,为术愈巧,则放蛊愈奇。教匪剪纸为人,即用以放蛊,各带毒物,而羊毛、席篾为最多,飞行变化,潜入人家,乘虚为害。或因人饮食,随其呼吸而入,或从耳鼻入,或从毛孔入,不尽剪发打印也。既入人身,据为巢穴,一切毒物,以类相聚,教匪家之纸人,亦相引而来,或伏经络,或伏脏腑,或伏膏肓,问其所苦,与中蛊一辙。更多怪异,或门窗无故自开,或器皿无故自动,或衣服无故翻转,或财物无故聚散,或食少甚至三四十日不食,以蛊鬼与之食也;或食多,一人兼数人之食,以蛊鬼代其食也。怪怪奇奇,莫可殚述。且各因病者性之所近,变证百出不止,时哭时笑,一例疯癫也。毒既大发,即不欲生,或自戕,或投井而自缢者,尤多。所以《太平御览·虫部》有"缢女"之名也。

蛊 脉

《东医宝鉴》：凡中蛊毒，脉类钗股。又脉浮洪者生，沉细者死，洪大而迟者生，微细而数者死。

《验方新编》：中蛊之脉，多系阳分盛，盖蛊家毒物皆于端午日制之，乘阳气极盛之时以制蛊。故中其毒者，脉皆强旺，所以利用凉清之剂也。迨至六脉和平则愈矣。

按：此皆论其初病之脉，日久则变。故诊蛊必察其平素之元气盛衰，当时之毒气轻重，中蛊之为时久暂，方为定论。

治 蛊

《铁围丛谈》：金蚕毒，始黔中，及湖、广、闽、粤，多有。尝见福清县有讼金蚕毒者，县官治求不得踪，或献谋，取两刺猬入捕必获矣。盖金蚕畏刺猬，入其家，则不敢动，虽匿榻下墙罅，必擒出之。果然。

《本草纲目》：中蛊毒欲知蛊主姓名，取败鼓皮焙焦，为末，调服一钱，酒引尤妙。须臾，病人自呼蛊主姓名，令取蛊去即愈。又白蘘荷叶，密安病人卧席下，病者自呼蛊主姓名。凡用此，勿令病者知，知之则不效。

按：败鼓皮，久服最妙。不但能呼蛊主姓名，韩文公云：败鼓之皮，医师之良也。夫两军对垒，一鼓作气，而援桴者之精神注于鼓皮,皆合震动之义。故为驱蛊良药。柳州种白蘘荷。诗云:庶氏有嘉草,攻袶事久泯,炎帝垂灵编,言此殊足珍。《本草》云:叶似甘蔗,根似姜,可以为菹,南北皆有之,并能治瘟。余臆是俗名,地瘤之类,未敢自信,偏询无知者,录之以俟博识。

《峒溪纤志》:有中蛊而卧病者,烧病人所卧之簟,则病者能自言下蛊为何人。

《范石湖集》:蛊在上,则服升麻以吐之;在腹,则服郁金以下之。或合升麻、郁金,服之不吐则下。

按:此方治初病极效,药必用至两许,轻则无济。陈修园谓:郁金为药,中恶劣下品,庸医每喜用之,不知郁金实为治蛊要药,谓人为庸,适自形其庸已。

《验方新编》:初中蛊,在膈上者,用归魂散吐之:白矾、建茶各一两,为细末,每服五钱,新汲水调下,顿服一时,久当吐出各色毒物,用火焚之,则反著放蛊之人死矣。

按:此说甚奇,然多验,所谓害人如害己。

东坡"雄黄丸"治蛊毒:雄黄、明矾各等分,端午合研细,溶黄蜡和丸梧子大,每服七丸,默念药王菩萨七遍,或云药王万福,白汤送下。

按:蛊为热毒,不宜用热药,巴豆尤不可用,亦不宜轻用补药。惟以散毒杀虫,安神驱鬼为要。散毒如藁本、升麻、紫苏、薄荷、菊花、白芷之类，杀虫如雄黄、朱砂、白矾、郁金、菖蒲、金银花、预知子、诃子、雷丸之类，安神如黄精、百合、沙参、茯神、降香、犀角之类，驱鬼如庚青蒿、山甲珠、鬼箭、鬼臼之类。初中毒宜吐，如胡荽、大蒜、土常山、马兜铃之类。行旅仓卒，头垢、吐蛊尤捷。日久不愈，或误服他药以致变证歧出，则治药非治蛊矣，或元气不支，不得不加补药，以扶正除邪，参、芪、归、芍，势在必须，则善后之事也。但此证最为缠绵难解，前人云蛊毒入心，如油入面，终身摆脱不去，不治固多死伤，治之虽难，或不至死。人之寿夭，各有定数，妖人实不能操其算也。常譬人如树，树有空虚之处，虫蚁入而居之，或去或留，不过添一病处，而于树之生死无关也。世人勿畏其难，斯蛊可驱矣。

光绪三年传抄药方：藁本、银花、朱砂、诃子、独头蒜。

按：此方用意极妙，藁本能治百六十种鬼风毒疰，故以为君。大蒜最能杀蛊，故以为使。不著分两，以备视毒之轻重加减，中毒重者，药必用至两许方效，惜世人用不过数钱，杯水乌能救车薪之火哉？尝制一方：黄精、百合、菖蒲、银花、郁金、白矾、降香、山甲、庚蒿、茯神、预知子、败鼓皮、朱砂、雄黄、诃子肉，因证加减，名之曰镇心驱蛊汤，施以吐下之后，毒仍不净，服此最妙。中蛊日久，为痰血所裹，鬼气据为巢穴，非山甲不能直达病所也。方中惟预知子、庚青蒿，最为难得。预知子,一名圣知子,出川中,药肆多未备青蒿,到处有之,惟伏内庚日采者,可以伏鬼。肆中售者多杂蒿,不堪用,如无此药,去之,亦可取效。补药中惟黄精能杀虫,仙家以为芝草之类。《华佗传》名为青黏。《别传》云:一名地节,一名黄芝,其实即黄精也。佗秘其术不轻示人,故鲜知者,宜其卒以贾祸也。治蛊用雷火桃木针亦妙,或按穴,或随其患处针之。咒载《景岳全书》,但易其百病消除,万病消灭,为针蛊,蛊死,针鬼,鬼绝,即是切题。《佳文》用蕲艾隔蒜灸之亦妙,宜灸鬼哭穴及乳后三寸,肺俞、三里,均百壮,而膏肓尤为要穴。孙真人云:医缓未暗此穴,故晋侯之病不治,如得此穴,隔蒜灸之,或百壮,或五百壮,二竖子不难驱也。余仿此,兼取震以治蛊之义,以绛囊尺馀,实以雄黄筑坚缚紧,按膏肓穴震之,或随其患处,震数计十万时,须年月震动周身,蛊不能居,亦良法也。针十三鬼穴亦妙,但鬼藏一穴,男在会阴,女在玉门,头为溺孔之上端,与男不同,故全穴施针最难。余易以薄荷油点法较捷,且病家自能为之。薄荷油,药力猛烈,最能杀蛊,透入肌肤,无微不入,故点之取效极速,随其患处点之,亦可。又不独按穴,乃神也。灸灼成疮,点之更妙。古人用薄荷水逊此远矣。或用杀蛊诸药加透骨草,拌面和醋,砂锅炒热,布包更换,随处熨之亦效。又羊毛瘟,古无此证,至明万历间始有之。用荞麦面搓之,羊毛自落,说见

《瘟疫汇编·寄园寄所寄伏读》。

《御纂医宗金鉴》中备载"羊毛疔"一证，谓肺主皮毛，风寒入内，郁而为毒，清虚之府，变为秽浊之区，而羊毛生矣，有五色者，有长至丈者，治法投以五味消毒饮，即用青布包雄黄末，蘸热烧酒，擦前后心。先擦大圈，后擦小圈。擦前心则羊毛奔至后心，擦后心则奔至前心，反复擦之，羊毛乃出，掘坑埋之。敬按：此法屡试屡验，其证头痛，发热，心烦欲吐，昏迷，不省人事，甚至牙关紧闭，不必皆有红黑斑点也。且有擦出各色杂物者，不独羊毛也。蛊之性如蚁，凡物皆拖入人身，遍塞经络，以及脏腑，非治之不出也。或云羊毛何以能奔，不知此奔字，形容尽致。盖羊毛乃毒气化生，见药知避，奔行最速，引伸其义，不独奔前奔后，即上下左右无处不奔，而施治之法，亦可无处不擦之也。近世妖人合成蛊毒，多以羊毛裹之。盖羊毛有毒，即羊过水有人随之过者，必中毒作痒可知也。且凡毒物皆奔，又不独羊毛也。当此蛊毒盛行，随风变幻，人感风邪，毒以类化，非蛊亦可以治蛊之法施之；是蛊亦可以治羊毛疔之法施之也。且无论内治、外治，必力足而后效，如灸、擦、搓、熨诸法。病者云：心烦即是，中病切勿遽止，致令蛊觉，再施不灵也。

蛊 案

尝治一人，被剪发一缕，当时扑获纸人，侧形持刀，焚之，仍觉烦闷，嘱令口含黑豆一粒，少顷，皮自尽脱。饮以归魂散，吐出羊毛、烂纸等物，兼有黑星，详谛之，乃蛊毒丸也。或块，或片，皆以羊毛团之，复有麻绳寸许，一头结，一头散，上粘干虫无数如小蛆，因忆《窦太史外科》载造蛊一条云：奸人于端午日取毒虫精液合成针蛊，针皆无孔，即其亲属养蛊者，以毒入饮食中，日久腹内生虫，居于心肺，苦楚难堪，惟饮百沸汤少安，迨其人死，虫从七窍出，死者心肺如蜂房，入火不焚，取虫阴干，合成毒蛊虫，入人腹得血即活，盖即此也。遂投以解毒之品，加以养正之方，调理得愈。

一人身被蓝印，自以秽布拭之，其色已落，仍觉未快。余曰：毒未除也。令尝白矾，味甜不涩。嚼甘草咽汁，有羊毛自喉间出。遂以甘草三两，生姜四两，浓煎服。外以避瘟丹熏之，毒解神清而愈。

一人衣襟被割，当时扑获纸人，一与以胆矾二钱，茶冰冷服，吐出纸球十余枚，拾置新砖上，半干展视之，纸人也。盖纸人飞则展开，落则团伏，各带羊毛、席篾，并挟纸钱，至晚为灸鬼哭穴，缚定病者，两大指去甲分许，骑缝隔蒜灸之，病者欲哭，终灼之顿醒，觉耳中热气坌涌，有物飞出，直扑窗

内科秘本六种

间，幸窗间施以重帘，涂以雄黄，悬以庚蒿，不得即出。扑获之乃以血点纸，僧高五寸许，血红活色，凡人血点于纸上，淡则黄，浓则黑，不能如此鲜红也。另有血点七星剑，一纸胡芦，二以发系之，内有沙土一撮，羊毛尘尾一柄，随即拘入瓶中，镇以雄黄，蜡纸封口。夜静于十字路口，掘深坑埋之，取车马往来，震以治蛊之义，而病仍未减。余曰：毒未尽也，再灸乳后三寸穴百壮，通身大汗，沙土、羊毛随之以出，肋下出烂纸一团，随现红紫斑点。余曰：毒深矣！闻纸人有雄有雌，其必有雌伏乎，为制败鼓皮三钱，以酒为引，夜间自呼其名，为白莲教某人之妻，曾经官捕，无左证，未罗法网，不幸败死于此，悔无及矣。再治之，更获一女像纸人而愈。如其言，访之果然。

一小儿，尚未留发头，头上似有烧痕一片，即觉昏迷。余曰：是中蛊也。内服解药，外以菖蒲、雄黄、大蒜，重剂煎汤洗之。身上进出麻绳寸许者，无数不即毁之，转瞬遂杳，此儿今已成人矣。

一人被截发，与以解毒之方，并嘱以青布包雄黄末，加山甲、皂角末，蘸热烧酒擦之。出羊毛无数，耳目中皆有羊毛团进出。再灸乳后三寸穴，即有小虫弯环色如姜汁，从毛孔出。又有如鼻涕成条者，乃大虫已死，其皮壳从大便出，精液仍从毛孔出故也。虫形弯环，故知毒中有金蚕粪，再为灸之，被截发端，出脓而愈。

一人被剪发，家多怪异。尝见巨蛇，即之则杳。令先服败鼓皮。一日病者腿上，肿起如桃，以薄荷油点之，病者大言曰：汝汉教甚是利害，竟能制我。复与雄黄酒擦，法出火石碎块无数，守者以纸包之，持求余验，行至滋河滩中，隔纸飞去，止留一块。其家求医不诚，无从深治，至今其人无恙。

一人烦闷似中毒。余曰：可治。病者忽大言曰：汝不能制我。余笑应之曰：孽蛊何敢尔？即汝教主我亦能制之。举手作欲击状，病者觉心中如有石坠，霍然顿醒，问及前言，茫然不记，令以薄荷油点十三鬼穴，并点巨阙、乳后三寸、肺俞、膏肓诸穴。点讫，加红灵丹等物杂治之，病者复昏不知人，又大言曰：我去，我去，汝不放我，奈何！再点之，从襟下获一纸人而愈。

一山西贾人，十五六岁。在北苏镇见一乞丐逼近己身，急避之，赶至厨内，强以羊毛塞口中，求诊。令先服败鼓皮，至晚自呼为晋州人。其主人胆小，因而不治。

一人未经剪发，自来求诊。问所苦则常行入井，不需人救，昏迷之中仍出井外，再问之，则口中常吐麻团，腹中觉有病块，知其元气未衰，与以解毒之方，十数剂而愈。

一人被割鞋底，初不知也，病作，求诊。与升麻一两，吐出砖瓦、灰土、碎块无数，再吐葱须一团。因忆方书所载，一人肋下肿起如桃，服升麻，泻葱一株，根须全具，即此类也。复为灸膏肓百壮，倏有一物，飞扑窗隙碍帘而止，获之，乃纸人，短小精悍，血点双目，甚工如法，拘之。至晚，病者觉枕中有异，拆而视之，搜得纸球如豆二三枚，展之皆纸人也。夜间，又觉有物飞起，止触承尘，簌簌然为余诉之。遂授以熏药，严闭门窗，施以重帘，熏久之，启扉搜捡于鼠穴中，得纸人无数，皆死矣。病者遂愈。每获纸人，以雄黄绛囊震之，咒曰：震天天开，震地地裂，震蛊蛊死，震鬼鬼绝，吾奉太上老君，急急如律令。往往见血，震之无血，故知其死。

一人见门首募化者，云济南僧，施以米，谓之曰：近来妖幻甚多，汝等异服人宜远避。僧作指点状而去。归即病作，投以解药，病者梦见红鞋僧乞食，闭户御之，醒言其异。余曰：元气已固，邪不能侵。试搜之床下得一纸僧，血点双足，宛如所梦，按法治之，得痊。故凡云游僧道、医卜、星相来路不明之人，均宜严防。而诈称逃荒者，尤属可恶。是则为民上者之责也。

一人病蛊，屡治屡效。忽大言曰：我十八名高弟子尽败于此，特来相会。病者急延余至。叱之曰：汝来，将擒汝矣！倏有一物，将灯扑灭，欲遁触窗棂，铿然声甚厉，持烛至，见纸人高尺余倚窗而立，血点变睛，眈眈视人，如法拘之，病者遂安。俗传：白莲教剪纸为人。一寸变象一尺，一尺即变一丈，

驱蛊燃犀录

此物变象殊觉骇然。一秀才为人训蒙，适游学者过此，取茶饮之，觉有沙土入咽，遂生烦闷。其主人用我法，以石榴皮煎浓汤，令服，得吐而愈。询其主人见异物否？曰：吐一毡片，已弃之矣。余笑曰：非毡片，乃纸人所挟羊毛也。毒恐未净，复询之，一腿常肿，按之作沙土声。再服解毒之药而愈。

一小儿常见室中有鸟，觅之不得，问于余。令门窗悉罩以网，庚蒿熏之，倏有物飞起，挂网而止。乃一纸鸟，撕纸作翅，捻纸作颈，纸尖作啄，血点作目，灯烟作色，以火焚之，寂然。盖庚蒿可为熏药，亦可单服，能疗奇疾，而于财无损最宜贫者。

一人病蛊，授以解药，服之梦见二竖子，雌雄各一旁，一竖子称为哥嫂。云此处不可居，盍归乎？遂捡其家具，以袋装之。其雌语病者曰：居久情洽，今去盍相送。病者许之，行至外室，畏余不敢由户，拟从窗间出，病者谢不能，雌曰：试为之。上攀窗棂，于袋中取刀割窗纸如矩，伸足即出。病者从之，微觉窗棂有刺伤胁下，送至大门不敢出，再绕别院，始出，路遇村人，往来皆识之。至村口，雌曰：请勿远送，宜速归。遂醒，胁下犹痛，为余述之。余曰：蛊真去矣。试验之窗纸，果有裂痕如矩式，棂有芒刺，棂纸爪痕宛如所梦，询之村人，所见皆实。次日，病者闻屋上登然足音。余曰：须防之。至晚，病者复迷，即以薄荷油点至胁下。病者哀求曰：我误信伯父言，学白莲教害人，已随哥嫂去，失一胡芦，不忍舍之，来取，被擒，头痛不可忍，其死于此乎！音似冀州人，兼京腔，随获纸人，头脑皆裂，犹带薄荷油味云。

一人病蛊，服败鼓皮。闻二竖相语，如在楼上下者。一呼曰：去，去。一答曰：否。为余诉之。余曰：药力不及也，加其剂，适值雷作，从病者上星震落一纸人，带一丸，羊毛裹之，嗅有异香。上星，即鬼信也。蛊伏此穴，往来与众蛊报信。至夜半，病者恍惚中见巨人背负小儿曰：去，去。病者心知其异，强起力扑之，获纸人，如所见，犹啧啧作声，并如法毁之。

一人忽见被发人貌极凶恶，觉不快，授以熏剂，果获纸人女象，被发亦纸缕为之满面血痕，殊骇人，目又见小儿跳跃入耳中，取视之，亦纸人。病遂痊。

一人病蛊，内服解药，外用点法，腿上忽肿起，成疮。余曰：非疮也，再点之，复以雷火针针之，随有物飞扑窗间，旁一猫极雄伟，跃而攫之，获一雀。食讫，复于窗隙爪探一物，夺视乃一纸球，展之，人也。血画满面，象极凶悍，乃悟，猫能杀蛊，然非壮不能此。后病者仍觉心中蠕动，以雄黄绛囊震其背，进出一巨蛹而愈。按：蛹能化蝶。此证往往于室中见蝶如鬼祟，即此物也，亦有纸剪成者，《华佗外传》治出针棋黄雀等物，明是毒蛊，乃秘不肯言耳。

驱蛊燃犀录

　　一人病蛊，服败鼓皮等药，见二竖获其一，乃夹布人，雌象侧形极凶悍，怀抱小儿，以针缀之，一手以针为指，以绛囊震之，头裂血出。复震之，胸裂心出，审视乃以芝麻一粒为之，犹带血也。加其剂用黄酒引。至夜静自言：某处人、某名、某年来，甚悉。又云：在庙后住，或在楼上。余曰：心为神庙，心包也。楼，髑髅也。加引经药，再饮之。次日，病者觉有物入袖中，刺胁作痛，取出亦夹布人雄象。以针作指震之，亦见血。因忆《三冈识略》载明季南方有纸狐夜入人家，抓小儿扑获之，乃以针为爪，亦此物也。再加剂，且灸之，病者变声大言曰：我傻，误听哥嫂言学白莲教，欲得好处，致困于此，悔无及。问居何处？曰：太阳经。问带何物？曰：点心一匣，已食其半。针一束，以线穿之，已失数枚。及获，乃蓝葛布人，通身血点碎瓮一包，虫所喜食也。经人心真火煅炼置手中，热透手背，一针以红线级之，并余针四十余枚，缚为一束，封之瓶中，埋十字路口，病者遂安。

　　一人病蛊，觉膝盖内旋转如风轮，砭之触拨有声，起针随落，席篾针眼宛然。至晚，喉痛，以薄荷油点之，随落一物，详谛乃合千百小蛆，结成一团，洁白如水角状，喉痛立止。少顷，膝盖内复动。余曰：此内针不易及，药不易达，有物未可猝获。令以药熨之。久之，病者曰：内又旋转甚急，我力不能支，恐不得生。余诊之六脉和平，曰：无妨，试忍之。俟落一物，病者霍然，检视乃纸人，面身有血，画如法拘之，病遂安。

一人病蛊，家人见白猫红目窜入室内，寻之杳然。余闻之曰：是所谓猫鬼也。授以熏药。次日，病者恍惚中见一红目白发老者跳吼于前，惊以告余。嘱其家多备药物，严闭门窗，施重帘涂雄黄。所备甫齐。有物扑窗欲遁，获之，乃以高粱秸去皮刻人形，以大针为两臂，上服白纸衫，下服白布裤，周身粘极细白毛，两目皆赤，急以缝囊震之血出。病者梦见一女子云与人作妾，夫死，当寻自尽。持绳匆匆而去，醒言其异。余曰：可于室内觅之，门插庚蒿似悬一物，即之乃蓝葛布人，以青丝一缕作套，缢死。复加败鼓皮重剂投之。夜半，自呼曰：我是死者，某人妻，年八十余，世传白莲教来此已久。今果败死不足惜。问汝何嫁一红眼子。曰：我亦眇一目，又问谁家一妾在此自尽。惊曰：勿怪，不见他是我家小婆子，竟先我死矣，随飞落一滑石猴，食已过半，乃小儿要物蛊盗去者，又一物飞出，久之得一人亦束秸穰为之，以针作臂，上服纸衫，下服古铜色摹本缎裙。眇一目，周身围以白毛，亦于庚蒿上以白发作套自缢。庚蒿可以伏鬼，盖死于其所伏也。急解下，以绛囊震之，微见淡血，盖气犹未绝也。俗传：白猫红眼行踪如鬼者为八狐子，善搬运，不知即是此物。夫畜蛊本为搬运起见，但有主之蛊，即为畜蛊；家置财无主之蛊，亦为病蛊，置财运衰则复搬去。所谓：蛊盗人家不安也。前贤著录多谓：隐形为狐魅，纸人为妖术，实皆造蛊法也。惟千年老狐始能隐形工妖术。故教匪往往诈称得狐传。今之蛊害数倍于昔，如谓狐也，安得如许多狐，散布闾阎，蔓延天下哉？此说可为老狐鸣冤。

一人病蛊，家中多怪异且不和，求法于余。嘱令合家忍耐，勿忌妒，勿忿争。复授以药，服之，间日以药熏之，获纸人千百，竟平复。此所谓：邪不侵正，和气致祥也。或谓邪不侵正之说未确，不知此乃要终言之，自古正人受害千百，世后其冤可白。善家中蛊，数十年后，其毒可驱，如谓善家必不中蛊，将何解于小人之害君子也。害正方为邪，此理甚明。

一人尝见异禽入室，飞行变幻。余曰：是蛊也。李士材谓：传尸虫，能变禽兽形，妖人造虫兼用尸虫，即谓之传尸也。亦可以药熏之，有鸟一双，飞扑窗间，触帘而止获血点，纸凫一雄一雌，再服驱蛊之剂，从顶心飞出一真瓦雀，见血少许，又获一雄鸡，夹纸为之内，夹红绒作冠，余绒垂至后作尾，震之血出，无论物之真假，纸人皆能挟之，以入人身，服药力足，加药熏之，则邪气渐衰，设法可获，否则飞行最速，变化最奇，即复壁密室，亦不能禁，未易擒也。

一人病蛊，室中窗纸多孔，谛视之，有出入痕。嘱令严防，以药镇之，乃知纸人纸鸟往来所经。复熏之，获纸鸡等物而愈。

一人中蛊,掌中尝觉蠕动,求余诊。密嘱其家长者佯以戒尺责之指缝中,打落球数枚,展之,人也,为灸鬼窟,逾百壮,觉手背作痒,坠一物亦似纸团,色微黑蚕形,头尾相接,屈如环,知为金蚕毒所化。此后凡蠕动处灸之即出,不便灸者易以雷火针,皆能取出,猫喜食之。一人中蛊,身上衣服无故翻转,且往往有火光。余曰:是易治也,投以解药,随获纸人而愈。

一人病蛊,治已愈矣。惟室中未净,复以药熏之,倏有物飞起,粘于窗隙,摘视乃一纸包,内有纸人,皆双髻,并有纸钱、纸瓶、纸剪、纸圈、纸胡芦、纸腰子,并羊毛桴炭各色杂物,如法毁之,室中遂安。

一人坐床上,倏若有人推之下,问于余。嘱令熏之,获一纸人,复于床上悬帐折叠中获一纸包,内有羊毛桴炭等物。一家患蛊,其长者至夜不寐,束衣执剑秉烛危坐,更深时屋上足音跫然者三,即闻内室窗纸作裂帛声,急趋视之,窗纸已破,犹带湿痕,再听寂然。次日,又闻夹壁内如飞鸟扑跌声,求法于余。密嘱多备熏药,随以火盘入夹壁,加药于上,将壁扉四围封固,中留一隙,窃听之。往来趋走声甚繁旋,有一物推扉作响,探头出获之。乃纸人,高尺余,血点耳目手足,以法拘之,将壁隙并封完固。约三日后如其期,开扉细检纸人死者甚多。一磁壶有尸臭,揭视之,纸人为药气所迫,相偕遁壶中,已尽化血水矣。其家遂安，至今子孙繁盛。

一家突遇山东逃荒妇人头裹蓝巾，持其家人之手，以一手拍顶心夸曰：好，好。即去。次日，其人忽仆，问之似癫。延余友诊之。友妇谓余曰：是蛊也，我不能治，君盍招其父兄而授之法，其父亦余好友也。遂授以吐蛊法，服药至夜半，吐纸团数十枚，其父用草墩盖之，意至晨再毁，比晓已尽飞去，至午，病者在院中乘凉，忽来纸人剪髮一缕腾空飞起，共见众人，病者晚餐惊曰：饭中有发一缕咽下，奈何？问方于余。授以雄黄酒擦法。从前心擦出发一缕，再授败鼓皮服之。病者闻二竖相语，一山东音，如在村外遥呼曰：宜去矣！一答曰：即去。其兄为余述之。曰：蛊易驱矣！授以解药重剂，嘱其兄守之，必见异物，询有热气从耳鼻中垄出，速擒之，勿令逃遁，时酷暑，其兄畏热未施重帘，病者曰：热气出矣！一鸟从鼻中飞起，穿窗而去，病遂愈。

一时喧传妖人用五色印人家灶神殆遍。余曰：是所谓惑乱人心也。有求方者，授以熏法，获得纸人，各带纸袋内装红绿各种颜料，木刀一柄，纸人即以此刀蘸色印之，旋复寂然。

一妇每觉寒噤，顶心生红发一缕色甚鲜，拔落复出。一日其母持红发求诊。旁观惊骇远避，余授以攻药，狂发，其母不能制，令常服败鼓皮，遂愈。

一妇因夫坠崖死改嫁。忽见前夫作闹，合家不安，其后夫求法于余。授以熏药，前夫求去且索饮食，后夫以酒食送之村外，为余述之。余曰：未可信也，后果复至，授以擦法。病者自呼不可支矣！灯忽灭，其夫取灯复擦而病者已苏，语其夫曰：勿徒费事，恍惚中见众竖子共扶一物，周身皆足，从窗中出，其夫遂止而病者仍觉不快。余以郁金一两方，连服三剂，下物如漆、如靛、如车辖脂，中有纸包滑秸升许，从此遂安。

一人中蛊，尝觉肩背如有物压，授以绛囊，震之屡获纸人，犹未尽。余曰：世俗有抓病法，姑试之。遂从其肩背上用力抓之，病者喜曰：已抓出矣，启衣视之，乃纸一张方尺余，遂愈。

一时惊传妖人截发，获鹿县有被灾者。当时捕获妖僧背黄袱中有纸物，送县究治。适某公署理到任，仁人也。研讯之，不服，刑之，当堂呼其师曰：许救我，今遭难，曷弗来？次日，复重刑之，遂詈其师曰：许救我，今不来，欺我乎！痛骂之。公曰：此真口供也。月余瘦死。余尝密禀某公，十年内畿辅近地必有教匪滋事，须预防之，今复质之某公，当谓余不谬也。

一人从外村归，手执金鱼一瓶，路遇一人不相识，诘之曰：汝身上衣衫何在？自顾已脱，尚未知也。望之在前当路相距数十步，后亦无恙。因忆《明季北略》载，都中人身上衣服往往被摄至西山顶挂树杪，即此类也。盖人之中毒与否，以元气之盛衰为准，不关乎善恶，又不关乎老幼也，明被害而不受毒者，未被害而受毒深者有之，中毒与否亦不关乎剪发也，此毒蛊，惑人之妙用也。

一人病蛊年久，一膝臃肿如鹤，内常翻动。医者皆谓鹤膝风，而药多不效。余曰：是蛊也。授以雄黄、菖蒲、大蒜重剂，加白芷、银花之类洗之，仍觉未快，再授以擦法、熨法间用之，其毒物如针、如钱，暨羊毛、席篾、线头布缕、头发、枣核之类悉遁入枕中，尽搜毁之而终未获一纸人，乃中毒日久结为巢穴，纸人伏于穴中，治之中病即出。各物塞责，如流贼败走之沿路弃金帛也。病往往见获异物，惊为奇效而不疑其毒未净，虽有良医，亦难强以再治，故纸人终不肯出。

一贾姓家有停柩，俗忌犯七届期，请乡邻夜间击鼓，铙钹齐鸣，名为救七。至晓，门外墙上及亡者妻头上皆有血痕如泼，来问余。余曰：汝村中数年前各家门口有鸡爪血印，即血蛊也。今已震破无妨矣。因此益知古人傩祭之礼，为驱蛊之要。一家有女孩九岁，四十日不食，一旦伤食，大吐肉片、干粉之类，问从何食此？曰：有两妇引到外村赴席，其家有楼阁，富室也。遍访乡邻，日内并无作此食者。其父士人也，执剑叱之曰：是何妖魅迷乱我家小儿女。四围斫之，背后响声厉如洋炮，复有砖瓦投至不伤人。其父为余述之且求方，余授以诸法杂治之。一日，病者言曰：我去矣。其父疑非实，曰：愿焚香誓之，如不去者，雷击死。此后病者遂复食。

一人尝闭气且思自尽，绳索往往无因而至。余授以擦法。觉前心有芒刺出活蜘蛛一枚，为余述之。令搜室内见异物，即如法毁之。家人搜之无所获，遂出。留一守者，憎室中暗，揭去重帷，甫见明一物飞扑窗上，急擒之，乃一纸蝶巨如扇。余索观，已焚之矣。今世病蛊死者往往见蝶飞去。俗传尸蛾者，即此类也。有真蝶乃巨蛹所化，盖飞潜动植各物既入人身，即随人元气变化生长，就人之饮食，为饮食如小儿科中蛊证，或食土炭砖瓦碎瓷等物，人不为怪，而独昧此，何也？

一铁工在茶肆倦卧，倏有一缕黑风猝至，惊起，到家即病。头痛、发热、咳嗽、吐黑痰如风色。医家治以中风，不效。余曰：此即所谓鬼风毒疰也，投以汤剂。藁本为君，解毒诸药佐之，数剂而愈。

一木工妻，梦中产一小儿，寤即不见，尝于梦中乳之，验其乳如真，病渐作，为余述之。余曰：是蛊也，与汝驱之。授以解药，一剂而其儿瘦，再剂而其儿死，其妻犹哀怜之。迟数日，其妻头肿如瘟，复为治，病遂痊。

一叟六十余，妻缢死。邻村演剧往观，晚归路遇女子，年及破瓜，眇一目。与偕行，谓之曰：苟爱我，当从汝。答曰：貌诚佳，何眇一目？女曰：汝村成先生针坏一目，至今犹恨之也。成先生者，罗庄人，性忠厚，学博品端，工符咒，驱鬼、狐,已隔世矣。女与叟红鞋一钩约寸许,纳之袖中,归而玩之,女即至,劝其自缢,叟惑之,每寻自尽,子孙迭守之。其第三媳为叠被,得红鞋曰:妖在是矣。宜翁之欲死也,以斧斫之,投诸火,傍晚入室声不详,其嫂趋视,见娣伏床上带纱,其手束入肌里,猝不可解,扶其首,口中有物,急探出之,乃绵花苞插一枚,复有,再抽之,仍不能言,详谛之,喉中仍有一苞,探出之极长,是两枚并为一,接处绝无痕。始能言,问之,云入室,见其夫怒视之,随昏仆,他不记忆。询其绵花苞,在门后瓦罐中,盖石板,揭视之,则散一把少四枚,口中抽出乃三枚,其长者两枚并一也。转瞬即变幻如此,非蛊毒不能。次日,其家人以车载其媳来,望之若呆。诊之脉数,知其因惊致疾,授以驱蛊安神之剂。嘱令常以药渣熏室内,并可救其翁,后果安,其翁以善终。因忆《聊斋志异》载莲香一则亦此类也。第文人弄笔润色过当,遂致失实耳。

一士人尝应童试,甫毕,即思自尽,其父求诊。曰:此子乃继母,倘不测,何以自解,请为治之。余见其皮肤硗疏,毒易从表出,授以外治诸法,果治出各色毒物而愈。旋赴郡试,取第一入泮。盖瘦人腠理密,毒易从里出,宜内治;肥人腠理疏,毒易从表出,宜外治。因是愈知毒蛊之不能祸福人也。其家用一绩麻者,病咳,每夜咳甚,则室内无故抛掷砖瓦,至晨常满筐。以手拾之辄麻木,代求治,并授以解药而愈。

一年老妇人，倏觉有若猫者登床，遂病。每日恍惚中有人报信，促其自缢。余曰：是所谓病猫鬼也，投以解蛊之方，稍安。其家富而悭于药资。余闻之曰：惑深矣！恐乘间窃发，终难救也。适值其子赴郡试，遂缢死。

一家书馆尝见怪异。一日先生散馆锁门，及反，封锁如故而书籍皆失，意谓盗也，旋于井中得书数本，后数年复于间室柜中得之，皆谓狐也。余曰：不然，是蛊也。试观之。又迟数年学生已长，父母俱存，别无兄弟，家道甚和，忽于暗室挽绳作套，吐舌瞪目，作缢状，固未死也。问之曰：渠等教我如此。余语：其姻家许以能治。腹中有块时上时下，盖即蛊之巢穴也，调治半年而愈。

一妇无故自缢，已救还矣，但不能言，作声如唱，滴水不能下咽，诸医束手，势将毙矣，求救于余，曰：是为鬼气所缚也。授以解蛊之剂，其夫曰：滴水不下咽，奚能服药，余曰归试服之，饮药少许闭口即下矣。试之果然腹中觉有病块。余曰：蛊已入穴，不易除也，见其性情变，常投以解药不至再缢，屡来求方，至今无恙。

一小儿登高，一儿在下以竹竿承之，戳伤其臀。隔数日伤已无痕，肋下忽肿起，成疮不出，脓疮内多布缕，延女巫视之，诈曰：前日，某小儿以竹竿戳入者也。其父母即向前小儿家作闹，共质于余。因述《验方新编》奇疾中疮内出瓜果鸟

· 330 ·

雀杂物，以狗粪之白而干者熏之，出尽自愈。名为鬼祟，实蛊毒也。授以治法，其争遂息。

近世妇人中蛊自尽，兴讼者多，夫家往往破产。为上者，照《洗冤录》各法验之，以释其疑，功德讵可量哉。

一人为长者寿，而祝以哭，家人怪之，求余诊曰：六脉微细，不可为也。即治亦不过为后人除害耳。治出蛊虫以千百计，一口，以绛囊震之，喷出火光一道，迫而视之，乃枕中荞麦皮也。盖人之灵气通于枕中。元气既衰，则鬼气来伏，因而运入人身，经真火煅炼，故震之有光也，侍者复见异禽巨蝶而未能扑获，可知用药治病，必藉人之元气乃灵，元气衰不能助药，犹之乎药力微不能治病也。

一妇十九岁，疯癫不省人事。其家以牛车载来求诊。六脉不迟不数，浮沉皆得。元气充实也。授以杀蛊重剂，病遂已。一日觉鼻中有物，呼人视之，乃蝇从鼻出，又觉耳中有物，则蜂从耳出。时固未启蛰也，其家述于余。复授以外治诸法。一日目中蠕动出一小虎，绵绒为之，跳跃而下，捕纳玻璃瓶中。又觉额上作痒，跳下一小西洋狗，黑白花，项系金铃，捕未获。又觉胁如针刺，擒得之，乃纸人纸马也。并拘入瓶，乡邻聚观，非马乃狮子象，犹颤动如生。次日，晚有巨蝶从门隙飞入挟瓶欲遁，家人共扑以帚，瓶落蝶乃飞去，遂掘坑埋之。此后寂然，病良已。

一妇六十余，尝见床上有小儿手足重叠以百数，侍者亦往往见之。求诊，六脉皆实。授以杀蛊重剂，嘱勿多服，恐气血衰，不任攻伐也。其甥观其效，擅取十余帖，服之竟愈。

一妇病癫，母家来省，乃持刀作闹，翁姑锁之室内。少顷，远邻来呼曰：快唤！汝家疯媳妇在我家作闹多时矣！封锁如故，不知其何以出也，其家怪之，以牛车载来求诊。六脉皆实，投以重剂而愈。

一士人患鬼迷，目赤、耳焦、脉如钗股。授以杀蛊之剂，其亲友吓之曰：必治汝矣。病者惧，傍晚欲卧已退裈，侍者进药，失病者，遍觅不得迹，至安平相距二百余里，转瞬至，著一破裤。问之，云：一老人与以遮羞，倏不见。家人欲面谢，遍访无知者其家。再求诊，病者曰：如强我服药，又去矣！家人惧而止，因知俗言鬼驾，亦中蛊也。

一时惊传妖剪鸡翎，是仍剪发，故智也，预以雄黄、朱砂拌杂粮饲之，当免盖鸡羽烧灰扬之，可召天风、黑狗皮烧灰扬之，可止天风妖人，或剪此以资呼风之术欤。

深泽县某路遇卖剪者，以钱四文易一铁剪，喜甚，归示家人，乃纸剪也。余闻之曰：徐观其异，其家必有中蛊者。隔年余，忽失一媳，遍觅不得，访舍下，令归求诸井必得之，后果然。

一士人见逃荒者纷入客庭谈笑大作，其长者趋视之，竟阒然，访之邻佑并无见者。急归家而鬼已入腹矣。然心终不惑，遍求治法。尝见多人往来识其妖也，力疾捕之后渐以少。闻余名求诊，六脉如钗股，而年逾五十不易治。暂以薄荷油点舌下腹中，二竖相语，一操蛮音曰：汝出，迎看如何？一操北音云：我出，被伤归。遂饮泣，为针诸蛊穴，拨针作响，盖蛊带席篾等物伏于经络，针已及蛊，蛊不能脱气血，往来冲动故作响也。旁一厨夫素习符咒，愿治病者许之及作法。二竖大言曰：汝法尚不及我，奈我何？厨夫惧而退。余复授以解药而去，今闻病渐减，为人训蒙师，是即所谓邪不侵正者欤。

一学生病瘟初愈，元气未复，适闻余与江西黄姓妖人为敌，出而观之，遇妖妇，以指点之，归家病作，其家未暇求诊也。迨妖人已逐出境隔数日矣。始求诊，余曰：中蛊矣。何不早言？合取药略为施治，怪异迭见。病者欲饮，其祖母为取凉水，方置椅上而水已翻滚，其母瞥见床下有黑犬，病者即呼逐犬，觅之无踪。授以擦法，出犬毛丝线等物纳诸瓶中，牙缝复出一虫，海参状四足，其祖持以视，余未及入门，转瞬飞去。再诊，嘱其家人曰：元气败矣，恐弗救。一旦气绝肋下，犹出犬毛无数，死之状与《洗冤录》所载悉符。合家惊惶未暇，埋其瓶弃水中，至夜，瓶仍还故处。问计于余，嘱令熏之乃安。

近来蛊证甚多，皆系旧病复发，投以解药无不立效。而巢穴既深，根株难拔，且病家类多柔懦不能自振，近有人晨睡倏不见，旋于隔邻柜中得之，邻不知也，其象凶狠，家人缚以求治。授以吐下诸法。约次日改方，隔数日杳无音信，闻其母不忍强令服药。盖阴之为性，安无事而恶有为。故易爻以干母之蛊为难。由此观之，溺爱者不能治其子之蛊，惧内者不能治其妻之蛊。

光绪八年，有妖人率众诈称逃荒，衣服饮食奢侈无度，伪造路票，各县求用印信，男女头目各带小镜，名卜财镜，伞笠自障，以镜照水即知财物所在。以法摄取，人皆知为妖。失事者则闭目摇首，讳匿不报，官亦不能捕也。一日余他往，妖人适至，速归。呼家人检点失银若干，钱票若干，妖人固未入室，银封未动，钱票在匣未开也。妖人速行将遁，余呼家众乡邻共追之，不约而会者数千人，擒其仆从，浑身刀瘢，皆百战余孽。诘以盗，不服，诘以放蛊，即服，甘以原赃奉还妇女。口供沿路害人，暗带铜炮、洋枪等械，有闭眼沙，能迷人目，以冷水噀之即开。并有退兵法。或谓赃贼俱获，且有实供，宜送案究，治禀已具矣。县主谕以省事差饬出境，县主面禀府宪，行知各县不准给用印信，百里内颇觉安静，稍远则故智复萌矣。余尝论衣服褴褛沿街行乞者，真难民也。纠众同行如僧道恶化以逃难为生意者，非难民也。身带路票诈为大言，直入人家不顾羞耻，乃藉逃荒以放蛊者，是乱民也。古今来始以放

驱蛊燃犀录

蛊害人，继以妖术聚众酿成逆案者，多矣。初起时兵勇，为敌所骇，猝不及防，往往致败，旷日持久，始得平之。夫善用兵者，平日登坛讲授，令兵勇，晓然于妖术之不能成事，纸兵之不能杀人，咒禁枪炮之不能持久，一旦临敌则严阵以待之，出奇以挠之，乘其懈以击之。贼势虽张，军心已定，即令呼风作雾，走石扬沙，暗有阴兵，前有猛兽，皆幻象也。或用喷筒加药以熏之，或于营门磔狗以御之。主将身先，士卒有进无退，前队如是，后队复然。此知己知彼，百战百胜之道也。善用药者，亦宜于平日讲明驱蛊之义，令世人晓然于蛊毒之不能使人生死，一旦临证，初则吐之，继则下之，病久则和解之，或针之，或灸之，或擦之，或搓之，或震之，或熨之，勿诧其异，勿畏其难，且一切治法俱，勿令病人知，所谓出其不意，攻其不备，而蛊可驱矣。然后知良将用兵与良医用药其理同也。此录成已付手，民时有中蛊者，病作投以汤剂，授以针法。乃一雌蛊，力不能支，遁去。次日，病复作，云老师到决不畏针，针之果无益，遂以败鼓皮重剂，复授以灸法，蛊惧，灸乳后三寸至四十壮乃泣，逾五十壮乃大哭。问其籍贯，曰：深州，某村，某姓名，传习白莲教，村中同教共几家。雌者乃女弟子，名某，孀居，三十二岁，不守贞节，习此术，因道力尚浅，针之即败，归而求援。故随之来问带何物，曰：宝剑一枚。灸至百壮，加以震法，即言腹痛欲裂，肠已断矣。病者霍然，云：

恍惚中见一人腹破肠出，其雌纳肠入腹负之以逃，病遂痊。

一人病蛊，为灸诸鬼穴，获二纸人：一三头相接状甚奇，一飞扑帘隙，擒，还视之。书款一行，字迹极劣，云天下不敢治。大言无忌，可笑也。

论　蛊

明崇祯时，于公连斫纸人土木偶蒲留仙，但目为妖术而不知，即是毒蛊。近时此类甚多，世人胆气不及于公，故弗获耳。卜人设法吓人，以神其术，冀酬重谢，未必能死之也，刀落断裾，技止此耳。至于矢能贯壁，刀能断石，乃操觚者抑扬太过。吾愿世人皆勿畏其狰狞，而不敢驱之也。执卜者付有司而杀之当矣。明巡抚韩公失饷金事，留仙以为神意在，儆贪而不知，即是蛊盗之术。盖韩公血气既衰，教匪之黠者因而玩弄之，其中蛊则在爱姬剪发时也，至于卜瞽入山署中王者，皆妖人之幻象，殆如海市蜃楼矣。不然贪婪胜韩公者不少，乌得如此王者而尽攫之哉。某县某公有廉称，曾给妖人路票，钤印未几，调署他邑，民感公之廉，以车送之，甫半途车自覆，行囊封志如故，而失数百金。余闻之曰：某公气衰，中蛊矣。果以疯癫卒。此事与韩公相类，故并论之。

《聊斋志异》曰：白莲教某已经捕获，解都路遇巨人吞其全家。篇末作未了语，是明知为幻术矣，尔时兵士拔剑逐之，巨人当应手而仆,惜乎其未也。

刘海石驱逐之妖确是蛊鬼。盖中蛊拔出白毛则病减。李士材治传尸,亦以红巾覆手,用乳香烧烟熏出白毛为验。至谓海石为仙,叙述离奇,绝不类蛊,非传闻之误,则留仙之用笔失之也。

尝论滕县赵旺惑于徐鸿儒,以至旋灭,而其女小二乃以聪慧得脱,至于纸鸢、纸卫、纸判皆白莲。故智特正用之,故不觉其可憎耳。吾愿习白莲教者,勿羡赵旺之称,善人而以小二为宗焉,可也。

魇媚之术不一。或投以饮食则人迷惘,相从而去。俗名打絮巴。江南谓之扯絮或谓之高脚骡子。北方则曰拍花。其在途也,男女多至数百口,托词贩卖,俗名术拐。间有免者,问之曰:被迷时觉天地昏暗,两旁皆虎豹或皆江河,只中间一线路,遂不觉随之走也。今则改称逃荒,不必拐骗而其被祸更酷。因忆《秋坪新语》载某兵部侍郎叶公之婿于康熙甲午年出门送客,忽狂奔入城内,见道旁水,掬入口即仆,其仆追至。以车载归而辫发已剪。醒乃言此初送客升车欲返,见一人戴笠对之而笑,心已无主,渠复招手前行,遂从之。身两旁皆肉红色,中只一线路,渴极瞥见道旁水,饮之而仆,其人来晚,有一拄杖老人喝之逐不见,据此两旁皆虎豹或江河皆一类也,剪发岂有异术乎?

陆云士《峒溪纤志》：广南苗民，其妇人能变为羊，夜出害人，有能为幻术易人骨肉者。明时有幕客被苗民易以木腿，官究其事，苗民惧，各还其腿。因忆袁子才记某军门有裨将极骁勇，倏失一腿，悬榜募医，能治者赏千金，一人以纸腿补之，遂如初，即此术也。苗民善造蛊，故能之。

赵寄元云：沅江土司善造蛊，凡郡守莅任例必设宴，迎风毒已久入腹，在任理事毒不即发，但两目变蓝，面色微黄，类浮肿。离任十月则阖门皆死，宦游南方者，皆宜如此。

又云：缅人之蛊不用药而用鬼，世传神咒，能于四十九日咒牛皮犁头铁如芥子，藏于指甲，对人弹之，蛊已入腹，复诵神咒则毒发，腹胀而死。土司中有杨招把者，亦能诵神咒则拔蛊毒，活汉人而杀缅人。佛书所谓：毒药乃药物还加于彼人也。近时传诵之咒，亦是此煎，但心不诚则不灵耳。

又云：永平县一老妪号萧，歪嘴，有异术，能解蛊。以药取吐，大吐二三日，毒尽乃止。年逾五十者不治，以气血既衰，不任吐药也。按此妪无他谬巧，即吐蛊法耳。万历丁亥，金台有妇人以羊毛遍鬻于市，倏不见，未几瘟疫大作，死者甚众。一道人授法以凉水和荞麦面周身搓之，应手可愈。或谓此妇为散瘟，而不知实为放蛊，今之感此证者，则余所谓毒以类化也。

滇中有留人洞，其人善造蛊。俗传山左贾人留洞中，忽思家，洞人许其归，克期必返，否则死。归语其妻，其妻曰：见伊家何所畜？曰：多畜鼠。其妻曰：是矣。家有一猫杀而食之，下鼠数升而愈。此生蛊也，吐之亦效。

袁子才云：畜蛊能粪金银获重利，此说恐未确。盖蛊能摄取金银，不能粪金银也。放蛊有光如电，则凡蛊皆然。至于朱依仁之顶上虾蟆即生蛊也，以金针刺之可愈。他如蒋生以周易扑获纸人，李侍郎之子焦孝廉之妻鬼狐入腹，储公子之几上弓鞋，张孝廉之婢入鼠穴，皆蛊类也。

纪文达从兄懋园，有朱漆藤枕，买多年矣。常闻有声，剖之，一蜂飞出，枕四围无针芥隙。文达以为理不可晓，不知此即蛊也。余见蜂从耳出，蛹从胸出，一切杂物度其必不能入枕。终从枕中搜出者，多矣。独何异于此蜂乎！如谓数旬不食，何以存活！则中蛊之人亦有数旬不食者矣，又何异于此蜂乎。

徐公景熹，官福建盐道时有清廉称，署中箧笥常见火自内发，炯论如故，又窃剪其侍姬之发，文达谓此公气衰，山鬼作祟，不知其实为毒蛊也。世人每云邪不侵正，观此则敢于侵正者，乃所以为邪欤。

文达又云：鬼在腹中，余所闻见凡三事，一为云南李编修衣山与腹中魅相唱和，所谓因其性之所近也，正一真人劾治弗能遣，竟疯癫终身；一为宛平张鹤友之幕宾史某鬼入腹中；一为平湖尼有鬼在腹谈休咎，此亦因其性之所近也，或云狐媚或云夙冤，不知皆中蛊也，即云狐也，亦狐蛊也，真人劾以符咒，故不效，投以杀蛊重剂即愈矣。盖用符譬如传檄，用药譬如开仗，贼势盘踞未深，主帅先声夺人，传檄可定。迨贼势已炽，必须扎硬寨打死仗，方能成功，然不免玉石俱焚之虑，李编修工诗，蛊亦工诗，邪正混淆合而为一，第用虚喝，终属无济，攻之太猛，蛊去而元气必伤。如云为后人除害，非病家主持不可，良医不得专之，故真人亦不能劾之也。

纪文达之从舅善鸟铳，尝见小旋风裹一物，火光荧荧，举铳中之，乃秃笔一枝，管上微有血渍。明人小说载牛天锡供状事言，凡物以庚申日得，人血皆能成魅。余谓以点纸人之血点于笔管则为笔蛊，故能乘风放光也。然则伏内庚日采取青蒿即能伏鬼，理亦相同欤！

文达云：有人患狐祟，延术士禁咒，狐去而术士需索无厌，时遣木人纸虎之类作扰，赂之暂止。隔旬复然，此亦造蛊法也，以药驱当已。

又云：孺爱先生尝见一蝇飞入人耳中为祟，能作人言，惟病者闻之，或云非蝇作魅，乃魅为蝇，不知此亦蛊也。近时此证颇多，按蛊治之，无不立效。又何疑乎！凡说部中诸如此类不可枚举，勿诧其异，勿畏其难而以药驱之，是在良医之善悟耳。

附　录

近时毒蛊盛行，狾犬较多于昔，其中毒亦不在咬伤之轻重，有伤极重而不中毒者，有仅伤衣襟而中毒深者，顶心见有红发即拔去之，其毒七日一翻，头痛、发热、神气昏迷，每翻加重，不急治，过期必死，《经验良方》详录于下：

一方用枯矾四两、黄丹四两、胡椒（男八女七）十粒，共研细末，以陈醋和药作窝如釜，隔纸七层覆肚脐上，纸间剪一小孔露脐，病者（男以左手，女以右手）覆之，加被取汗，汗透即愈。

一方用胡桃半枚挖作空壳，以小儿粪填满覆患处，隔姜一片，灼艾灸之。病者心慌即止，改日再灸，毒即入心，亦能拔出。

一方用防风七钱，浮萍七钱，真虎骨七钱，伤头用头，伤足用足，或加杏仁、银花、庚蒿、雄黄之类，或因证加减，或以打死狾犬之棍头作引尤妙。此方可常服，病愈乃止。

一方用牛角一枚，以麝七厘纳入角尖，以面糊口，于山灰火中烧灰存性，取尖研细，黄酒冲服，汗透即愈。

一方用荞麦面，加淡豆豉末，以水和匀，蘸香油，环搓患处或搓周身，搓出犬毛为度。日日搓之，毒净自愈。

以上诸方，内治、外治不妨并用。治之得效，亦无禁忌。

寻常犬伤以热牛粪涂之极妙。即涂猘犬伤亦有愈者，但不如汗灸，服药数方，尤为得力也。

《驱蛊燃犀录》终

驱蛊燃犀录

跋

　　光绪丁丑，民间有妖人，剪发之异，燃犀道人直指为蛊。智者信之，愚者昧焉。燃犀素有胆识，取法周官，力除毒蛊。阅历既深，集成著录，为医家别辟奇境。其折服黄姓妖人一事，士林谈及，至今为快，前人未有指纸兵为蛊者，兹经燃犀一言道破，允足发千古未发之秘，巨眼人当不以方书例之也。

三十六峰山人跋

三三医书

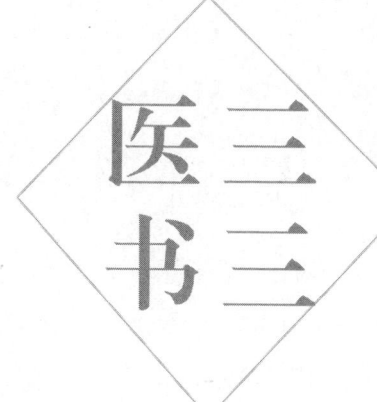

疝癥积聚编

日·大桥尚因 撰

提要

《疝癥积聚编》一卷，张洲海西大桥著。内分疝作诸症说、诊疝法、诸疝、诸积、治验、寒疝诸方、积众治方论、药说八节，为疝症之专著。而末节辟下剂，治积聚之非，尤有心得。海氏少时肄业于京师驹御医，生平治验，奚啻千万，尤精疝症，爰著此书，以诏来学。其自序云：《外台》之石疝、盘疝等症，即今之腹痛，照法治之良效，然亦有不除根者，乃自制专方治之得愈，可见其用心之苦矣。

序

　　夫世有病腹痛者，诸药无验，遂为痼疾连绵，常苦不知其由也。予尝用心考究之《外台》有石疝、盘疝等说，《要略》有寒疝之论，就阅之今之腹痛，多其症也。余因此治之而得效甚多矣，实似得其术，然犹未为得也，何则？痛愈后经百日或越一年有复发者，然则不可谓绝根竭源之法也。彼积聚之症，病根难断，世医或欲以下剂断之，非其治也。今余论疝亦类之，虽非可果断者，然若果不治则何一治乎？能一治则不可无治，是未得其真故尔。然欲一治之，亦不可得其法则难治，假令再发，复以其法，则足凌痛楚矣。有用古方不治者，余新制方，施之屡得效矣，徭此终身不发者不鲜也。今编集其论其方得奇效者以为一卷，至使其病果不再发之治者，俟后之良工耳。

　　　　　　　　安永七戊戌春三月张州海西大桥尚因著

疝癥积聚编

凡例

——诸书谓疝者多矣，然其深痼者，或似他症，疝之真者，古人言不尽意，故初论之。其论与古言照则诸疝可见，吾言可信也，故录古人所谓疝之诸症，又七疝之名，彼是不同，有同名而异状者，有名状俱异者，以此见之，则疝不止七，各以其所见命名者乎，故录诸症以令知疝之万殊耳。

谓积、谓症、谓疝，不知其形则易混同，而误治则无效，故委举诸形尔。

——诸方者，余用之而得效之方而多古人之方也，其古人方而难治者，余别制方以疗之，其方则称家方，以附录焉。

——全类他病而吾为之疝者，记其治验以证焉。

——世医有以下剂治积者，吾力之撰论以辨惑，故不记方。知其法，则于众书中自可采用也，惟于疝之方，试之奇者，特录此耳。

疝癥积聚编

目录

疝癥积聚编／353

  疝作诸症说／353

  诊疝法／355

  诸疝／356

  诸积／357

  治验／358

  寒疝主方／363

  积众治方论／368

  药说／369

  跋／371

疝癥积聚编

张州海西大桥尚因著
绍兴裘庆元吉生氏校刊

疝作诸症说

大凡治病，先当正其名，不正其名者，犹缘木而求鱼也。病欲治之者，先当论其因，正其名，盖有积聚、癥瘕、腹痛诸症，历数年不愈者，吾能见之，疝病十居八九，然人不知而治之，何得愈矣？盖不正其名，不论其因故也。疝之诸症，虽古人所言许多，然心腹痞硬如盘，或如袋盛瓜；或痛或不痛，经数年而不愈者；心下痞硬而呕吐清水，或年年吐食似反胃者；或小腹微疼，泻利不止，其病绵连者；小便淋沥，阴茎痛而出脓血者；腰脚麻痹，或脚弱走痛难久立者；腹中不和，懒言语动作，身体羸瘦，不欲饮食，五心烦热似虚劳者；或腹中卒如鼓胀昏倒，四肢逆冷欲死者；或恶寒发热，舌上有白胎，不入谷食，四肢拘挛者；午后发热，蒸蒸汗如流，上逆目眩者；或游走胸背；或暴呕吐；或卒恶寒战栗咬牙，顷刻而止者；或痛甚而为角弓反张者；或腰足痿不动者。此等诸症，皆疝之所为，而古人所不言也。至如此者，世医不知何病，猥与药，或中脘久痛则曰脾胃虚，胸膈痛则曰痰，腰卒痛则曰风湿相搏，虽偶知之，药非其药，以此疾愈盛，连年不愈，遂为不治，而服饵都废，束手俟死者甚多矣。夫疝者，阴病而发动者也，其主则肝肾也。其患先起于肝而入肾，遂成二脏病。其主二脏，而先谓肝者何也？肝易动难静，婴儿无心亦动者，惟肝而已矣。故肝者，寒湿易侵易客也，而非无依热者，虽然其热非温柔之阳气，故寒又易客也。虽原属热极则为寒是其常也，伤寒硝黄之症亦有久而用姜附者，诸积久而为疝，则其寒不可全无也。其诸积变为疝何也？肝急速而能动矣，故走而接之，遂为已病，肾、膀胱、小肠为之所迫，自病则盘肠气等症起焉。肝以他之病者，譬如侠客之救他之斗以他之敌为己之敌也。疝之为诸症，肝惟动，故所蓄之寒冷结气横行腹中，冲上至心下则痞硬呕吐，下降至小腹则疼痛泄痢矣。塞气则如劳瘵，塞膀胱则为淋沥。肝主筋，故挛急，或筋缩屈伸不便。又其肝肾二脉病则为麻木痿弱等症，外以经脉谓则起于足大指，交出太阴后，循股入阴中，抵小腹，属肝，络胆，上贯膈，布胁肋，连目系，上出额，与督脉会于巅，是肝之所循也，肾又起于小指之下，循内踝之后，别入跟中，出腘内廉，上股内，贯脊，属肾络膀胱。其直者，从肾上贯肝，上膈入肺中，循喉咙。如此其经从足至头，则其元虽在腰腹而脚腨项背之病争起可知也。疝之所成，惟寒而已也，故非乌附以败癥散寒，栀子以行结气则难治矣。世人偏用木香、槟榔、乌药、香附、青皮、枳壳等，不问寒热新久，一例施之，彼槟乌之辈，何足败癥散寒？是以累年不愈者，盲惑众盲故也。医者岂可不选哉！汉高得三杰而兴矣，蜀主得孔明而安矣，凡患疝者，得以乌附治者，应自安矣。唯有麻木、挛急、五心烦热等证，则他病而何谓之疝？果见有疝之诸疝所为而后可以疝治之，故以诊疝之法别书之。

诊疝法

诸积各有部位，惟于其疝也，虽无有定位，然多皆绕脐动气，肠间奔鸣，惟似蛙鸣者也。或自歧骨至横骨如建竿，或自胸下至小腹大筋一条相贯者，或脐傍一块奔突钩痛者，或其元在脐而胸胁苦满心下痞硬者，或睾丸连小腹急痛者，或结聚脐腹则腰痛，上冲胸胁则彻背痛，或腹痛则脚挛急及转筋，此等诸状，非有常者，朝见此症，夕见彼症者也，是此诸症皆疝之候也。虽无显然其形而必有动者，有鸣者，皆此疝也。其元如此，而虽有似痿痹及反胃者，为疝无疑，药饵如法，可自愈也。虽似他病，皆疝之所为也，以此诊察则是非明也矣。

诸　疝

水疝，囊肿如水晶，或囊痒而流黄水，阴汗自出，小腹按之作水声。

筋疝，阴茎肿胀，或挺长不收，或痛痒。

狐疝，状如仰瓦，卧则入小腹，如狐书出穴而溺，夜入穴而不溺。

尸疝，心腹厥逆不得气息，痛达背膂。

石疝，心下坚痛，不可手近。

寒疝，脐下坚痛，得寒冷食辄剧，或绕脐痛，若发则自汗，手足厥冷，或腹中痛及胁痛里急，或身痛手足不仁。

盘疝，胁下坚痛，大如手，时出见若不见。

脉疝，小腹胀满，引膀胱急痛。

气疝，上连肾俞，下及阴囊，或难于前后溲而溺，赤病见寒气则遗溺使人腹胀。

牡疝，在脐下，上连肺。

血疝，脐下结痛，女人月事不时，或如黄瓜在小腹两傍矣。予按：李挺曰：如黄瓜在小腹两傍，俗曰便毒，疮家之一病而与疝不同。便毒不日而脓溃，或又其部位不限腿胯小腹间，其症虽不速脓溃，然非无脓溃者，虽非无其溃与便毒之溃不同，治方又不同。便毒之未脓溃者，与下剂则辄愈，至血疝之症者难以下剂治，与疝之以诸剂自愈者甚易辨，何混而谓之乎？然其书之意令人易知耳。为易知则可也，谓俗曰便毒者，而实非便毒，则岂如斯书之说乎？如斯书之说，则雅名血疝，而俗名便毒也。便毒与血疝二病，原不同，李子之言不分明矣。

盘肠气，肠中奔气作声成痛。

膀胱气，小腹阴囊手按作声而痛。

小肠气，小腹脐傍一硬块升上钩痛。

肾气，小腹下注上奔心腹急痛。

肠癞，外肾偏坠肿痒或痛。

卵癞，玉茎肿硬引脐绞痛，甚则阴缩肢冷，囊上生疮。

气癞，素有湿热，因怒激起相火昏眩，手搐如狂。

水癞，外肾肿大如斗如升，或不痛不痒。

木肾，睾丸肿痛，或坚硬顽痹不痛。

偏坠，阴子偏大偏小也。

癞疝，在妇人则为阴户突出。

诸　积

肝积，名曰肥气。在左胁下如覆杯，有头足。

心积，名曰伏梁。起脐上大如臂，上至心下。

脾积，名曰痞气。在胃脘，覆大如盘。

肺之积，名曰息贲。在右胁下，覆大如杯。

肾之积，名曰奔豚。发于小腹，上至心下，若豚状，或上或下，无时矣。予按：八门曰：有积聚成块不能移动者曰癥，言坚硬顽固也。或上或下，或右或左者曰瘕，然则积之甚者谓癥，其移动者，谓瘕，与积聚无异，如鳖癥鳖瘕，以其形名者也，岂依吃鳖邪？如米瘕，岂因吃米哉！凡有积聚癥瘕者，其脏腑必不平，故偏好一物耳。世病积者，有好吃果实，有好吃蔬菜，以米瘕等说名之则可，称果实癥、蔬菜癥是不因吃米可知也。如应声癥腹中虽为人语，然吾未见之。古人谓之则虽非决无，然不知其真，故不论。此又诸癥瘕与积同类，故不论列。

治 验

丁未之春，予右足大指痛，物触之痛甚，强踏亦难忍，择方服之无验，以药贴之，以药汤熏洗之，犹无寸效矣。自谓缓风湿痹等症将发乎，然用治风痹方无验，则非其病可知也。一日疝上充塞，心下疼痛剧矣，即服桂枝加附子汤三贴，而腹痛止指痛亦去矣。后历数月复发，治之如初，而指痛忽止，于是全愈，始知疝之患，亦及四末，盖以疝方治其病，故记载以为后助矣。

一妇人吐食甚众，医皆以为翻胃，身体羸瘦，起居转难，十有五年，犹未治，诸医俱束手。予诊脉以为寒疝，根在脐腹，大如覆杯，此痛令人吐者也，是众医所过也，与家制半夏汤五贴便止。止而又下痢，盖寒邪逐水饮上奔则吐也，下行则下利，今也实下行矣，宜先治泻，因与家制苓术羌附汤，泻果止矣。而后以古栀附汤攻病源，不过五七剂而全愈病。妇曰：百年之患为君失矣。傍人又曰：起虢之妙也。

同袍牧子圭过予曰：吾母病心腹痞满疼痛，不饮食，日吐水数升，骨立倦怠也。他医为留饮治之，无验。其年七十余一，以喜其寿一以惧此病。吾子愿治之，予往诊其脉，告曰：寒疝也。病得之寒矣。病母曰：君之言是也，吾一日严冬冒风忽为恶寒，无几此病发。予曰：一朝之邪，何至此乎？是原有疝，外感之邪相促，以使然也。即为之作茯苓汤，饮之药，入腹吐即定，又与桂枝加附子汤平其疝，而病方已。子圭又来曰：曩阿母疾病矣，药治无验焉，仆不胜其忧，足下为吾惠药以起其废深疴，大德何日忘之。

一男子有患天行病者，恶寒发热，头痛烦躁谵语，予治之而病颇愈，虽然犹未了了，腹或微疼，饮食不进，间又发热头痛，余邪似未尽，然无有邪脉，将是劳复乎？用其方无验，用诸调理之剂无有寸效。再诊之心下，有所结聚，按之暗然，有冷气时鸣动矣，是果寒疝也。呜呼！过矣，诸所为非其治，参芪虽尊，非其症，何得其效！遂转方治其疝，五七贴而颇安，继与之，诸症豁然，其方则桂枝加附子汤也。

森村生晚秋患痢疾，甚而口燥溺涩下痢，昼夜二百余行，里急后重，腹硬满疼痛，不欲饮食，予以承气汤等下之，病渐已。虽然，惟精神未复，饮食未进，起居劳倦矣，自以为其脉代也，疲甚矣，恐关性邪邪。傍人又曰：攻击之弊，遂成之邪。即迎予令诊脉，予曰：经曰，脉去来时一止，无常数，名曰结，无常数与脏腑亏损之代不同。是结脉也，结是积也。应有积，便诊腹，则果有矣，按之为蛙鸣，是疝也，与补肾汤，病已，脉又平也。

一男子，严冬之日，卒恶寒战栗，手足逆冷，近火恶寒不止，半日渐退，而心腹胀满疼痛，腰脚挛急，下利不食，舌上白黄胎，众医皆以为卒中寒。予诊脉曰：寒疝也。补肾汤加附子，与一剂，病颇缓，继与之，诸症豁然。此病岂卒中寒为之，旧冷相积以使然也。所以知其病者，其脉紧而结紧，寒也。结，积也。腹鸣，似蛙鸣，是余所以为疝也。

一老翁，手臂疼痛，自以为痰。予诊脉曰：疝也。他日心腹痞硬，或腹中应拘急。翁曰：然。予曰：臂与腹其本同矣。与桂枝加附子汤病已。

一男子患腰痛三十日，不能起，药饵针灸皆无验。一日迎予请治，诊其脉滑而急，予曰：是积之脉也，非有积邪。病者曰：无有矣。予曰：如疝痛则虽其形不显，然或引睾丸，或脐边有动气，或为腹中雷鸣，耳病者。曰：然虽无引睾丸等症，时雷鸣，或以积在腰下。予曰：果疝也。疝伏而不显，反著腰以令痛，与补肾汤，其病寻已。

予曩客蓬北有人过予之旅馆曰：吾久患下痢，众医皆经为脾胃虚治之，数年而无愈，愿吾治之。予诊脉曰：脉无虚候，岂为脾胃虚乎？若果虚，则数年之病，形体何不衰乎？其人小腹有块雷鸣。予曰：是寒疝也，吾能，可治之。即制剂与之，果验，其方家制苓术羌附汤是也。

有人患心痛三年，百药无有验，予诊之曰：石疝也。痛甚故痛及心也。痛者，殆虚不可攻击，以建中汤养中焦加附子以和疝，继与苍术汤和心下，不过十贴全已。

一妇人病，众医为鼓胀，治之无效，予诊其脉曰：疝之湿症也。先与三白汤，下如豆汁者数升，胀颇愈。继与桂枝加附子汤，全愈。所以知其病者，鼓胀则无消长，今病缓则消焉，盛则胀焉，时腹鸣响，是所以为疝也。

松山生者患淋疾十余年焉，一日大发，茎中疼痛，小便脓血，小腹有块，牵引胁下，予诊之曰：盘肠气也。便血虽似血淋有块痛者，难为血淋，设使为血淋，亦当利肠气，即作四味茴香散与之，卒痛止，血淋全愈。

一男子，腹中绕脐有块，为鸣动，一日卒得腰脚痿弱不能动，予诊其脉曰：寒疝也。此病寒邪客肝肾二脏，令然其经，亦为寒邪所关，故为此症耳。非乌头以治疝，附子以行经不可治。即与乌头煎一剂，瞑眩甚矣。病夫曰：药增苦楚不堪服。予曰：是将愈之候也。药不瞑眩，其病不瘳是也。曲喻之，强服之，病略愈，再与栀附汤加味豁然。

一妇人有病，接予诊其脉，疝症也。与大黄附子细辛汤下其寒，再与桂枝加附子汤病已。予未往诊时以五心烦热，心气不乐，羸瘦倦怠，众医为虚劳，予独以为疝症何者，心下显然有块，按之有冷气而为鸣动也。劳症之邪在脾者，或虽似之，然劳之痞块，何有鸣动冷气乎？疝亦从七情起，则心热不乐，亦疝之候也。此人果劳，则治劳之剂何不效乎？吾以为疝不亦宜乎。

一老翁，小腹痛，腹鸣血痢，日数十行，自以为痢，尤甚者也。予诊之曰：疝也。夫疝病属肝，肝藏血，正邪相搏，伤其血，故下血也。邪伤血而利则可与血痢同治，虽然是病原自疝来，不治其本不可也，即与补肾汤病愈。

一妇人，患心痛五年，诸药针灸无有效，予诊脉曰：心下痞硬，正是积也。然非五积，部位虽殆如盘疝，然其位高，则难为盘疝，极知疝客心脾，邪正相争奔腾，故上冲心下而痛也，先与桂枝加附子汤和其疝，疝和而后以手法拈散余邪，心脾痛全已。

一男子，常苦疝症，一日大发腹硬满疼痛，予诊之，其脉沉紧而伏，旁人皆为死症，予曰：积聚癥瘕之病，不致卒死，何足恐哉！即与神保丸，十五丸药下咽，病卒已。

寒疝主方

桂枝加附子汤 治寒疝心腹疼痛手足逆冷身体拘急方：

桂枝 芍药 附子各六分 甘草 大枣 生姜各三分 水煎服。

补肾汤（家方） 治寒疝，肝腹疼痛，泄泻胸满，痞塞，或虚火上攻舌胎不食方。

附子 人参 白术 茯苓 黄芪 木瓜各五分 羌活 干姜 沉香各三分 紫苏 川芎 甘草各二分

上水煎服。

苓术羌附汤（家方） 治寒疝，小腹疼痛，泄泻不止，甚则交血利者方。

茯苓 白术 羌活 附子 甘草 大枣

上水煎。

甘草干姜汤（家方） 治诸疝泄利者方。

甘草 干姜各五分 蜀椒 附子各三分

上水煎。

茯苓汤（家方）　治诸疝呕吐不止，饮食不纳方。

茯苓五分　陈皮　附子　白术各二分　半夏　吴茱萸各一分

水煎，临服入姜汁一匙，温服。

生姜半夏汤（家方）　治同前方。

生姜六分　半夏　吴茱萸　附子各三分

上水煎。

姜椒汤（《外台》方）　治胸中疝积，呕吐饮食不纳方。

半夏　茯苓各三分　桔梗　陈皮各二分　桂枝　附子　蜀椒　甘草各一分

上水煎，临服入姜汁一匙，温服。

乌椒汤　治心胃时痛时止，经年月不止。

乌头　蜀椒各六分　干姜　桂枝各四分　大枣一枚

上水煎服。

半夏干姜汤　治心胃痛不可忍方。

干姜　桂枝　半夏　苍术　生姜各等分

上水煎服。

苍术汤　治诸疝心痛，时痛时止，久不已。

苍术八分　藁本五分

上水煎温服。

十味苍柏散　治诸疝肚腹疼痛方。

苍术　黄柏　香附各七分　青皮　玄胡　益知　桃仁各五分

茴香　附子　甘草各三分

上水煎温服。

古栀附汤　治寒疝入心腹卒痛，及小肠膀胱气疠刺，脾肾气攻挛急，极痛难忍，腹中冷，重如石，自汗不止等方。

栀子　附子等分

上水一盏，酒半盏，盐一撮，入煎服，即方也。

乌头（《千金》方）　治诸疝腹痛方。

干姜八分　桂枝六分　芍药四分　乌头　甘草　大枣各二分

上水煎温服。

蜀椒汤（《外台》方）　治寒疝心腹如刺，绕脐腹中尽痛者方。

蜀椒　干姜　附子　半夏　甘草　粳米　大枣

水煎服。

茯苓桂甘汤（伤寒方）　治疝作奔豚方。

茯苓八分　桂枝　甘草各四分　生姜少许

水煎服。

四味茴香散　治疝作淋沥，囊茎抽痛方。

乌药　良姜　青皮　茴香等分

上为细末，温酒调服。

三白汤（家方）　治疝作腹胀满方。

白丑三分　桑白皮　白术　木通　陈皮　茯苓各五分　大枣

一枚

上水煎，临服入姜汁一匙，温服。

厚朴七物汤（《要略》方）　治疝腹痛甚而为胀满者。

厚朴八分　甘草四分　大黄三分　大枣　枳实　桂枝　生姜各二分

上水煎服。

大黄附子汤（《要略》方）　治疝腹胀满痛甚欲绝者，以此方不为下利者不治。

大黄　附子各六分　细辛四分

上水煎温服。

心疝汤　治绕脐痛，上支胁，心下大痛方。

芍药　蜀椒　桔梗　细辛　桂枝　干姜各六分　附子二分

上蜜少入水煎，温服。

良姜汤（家方）　治诸疝心腹绞痛如刺，两胁支满，烦闷不可忍方。

良姜五分　当归　桂枝各三分　厚朴　附子各二分

上水煎温服。

姜桂汤（家方）　治寒疝心胃痛不可忍方。

干姜　桂枝　苍术　半夏　附子　生姜各等分

上水煎温服。

饥疝汤　治饥则心胃痛，得食则痛止者方。

龙胆　附子　黄连各等分

上水煎温服。

奔独汤　治寒疝，手足厥冷，上气腹满绞痛欲绝方。

生姜九分　半夏　桂枝　吴茱萸　人参　甘草各二分

上水煎温服。

硫荔丸　治寒疝上冲塞心，脏痛甚，手足厥冷欲死者方。

荔枝核　陈皮　硫黄各等分

上为细末，以饭为丸，梧子大，每十四丸，温酒送下。

手拈散　治疝塞心下痛甚方。

玄胡　没药　甘草　五灵脂各等分

为细末，每服三钱，温酒送下。

当归茴香散（家方）　治寒疝小腹痛方。

当归　茴香　附子　良姜各等分

上水煎温服。

神保丸　治诸积气痛，项背注痛，宣通脏腑之方。

全蝎七个　巴霜十个　木香　胡椒各五分

上为末，蒸饼丸，麻子大，朱砂为衣，每五七丸用。

乌头煎方　治暴疝闭塞诸方不应者。

乌头二钱

水一盏、蜜半盏，煎一盏取用。

抵当乌头桂枝汤　治暴疝腹痛逆冷，手足不仁，若身痛灸刺，诸药不能治方。

方药略，见寒疝下。

积众治方论

人有五积六聚，有疝、有瘕、有痞，同腹中有形之病而异名者甚多矣，是何因而得之？积聚者，宿食痰瘀血以成块者也。癥瘕者，脏腑虚弱，饮食不消化而结聚也。疝者，湿热凝滞于肝经令然也。是皆古人之论，而非无是理，然痰瘀血宿食则利下，可以治已，利下而不愈，则似难为痰瘀食。予按：是皆一气凝滞结聚而令然也。故《难经》曰：气之所聚名曰聚；气之所积，名曰积，是之谓也。故气之所不平者，则邪之所以相集也。虽言相集，然积聚之地，其邪相依托而已，非其物成病，故气不和则虽攻，其块不消，见其不消者，为痰瘀食。治则至害人命，故恬淡虚无，而理心者无有此患焉。故饮酒人有积者少矣，其气不凝滞故也。是以虚女不出闺门者而患积聚，则百药不治，嫁则自消和矣，其气舒故也。是其相集者标，而其气为本可知也。不治本而治标，非真治也。故节思虑，养性情者，何积之有？然顽愚妇女辈，何以行之，故酒以忘忧，或假丝竹以荡之，如此而不愈者，药不可不以治之，欲治之者，以术、苓、半夏、厚朴、生姜、枳壳、橘皮、木香、槟榔等药，下气行气，解胸腹痞塞郁气结聚。或有热者，和解之；甚者，小通利之；痰食托之为害，则消化之剂并治之自愈也。又疝之症有久而吐泻者，惟此症与诸积不同，客寒内沉，故邪正争而使吐下也。其吐水者，以术、苓、生姜；吐食者，以附、吴、半夏；下利者，以羌、附、术、苓；腹痛者，桂、甘、芍、附。或寒客之深者，以温下之，药少下之，则病虽深痼无不治矣。五积之症，猥以峻下之剂，则反至生他变，世医往往有用下剂者，真救溢而引其足也，可不戒哉！惟女人血块，虽可攻之，然有气和自消者，则不攻亦可也。诸积虽行气之剂可以治，一忧一虑，复正发如初也。故欲断病本先断思虑可也，使之能节思虑者，非医之所能，其不能节者，无如之何。

药　说

病有寒热，药有温冷。非寒病多而热病少，又非热病多而寒病少，故周而不比，不可不节温冷，然而，温冷之药以何为主，是各有其功，优劣难分，然非无优者，参附姜桂硝黄芩连是优者也。以此物为胜何也？百病不能离寒热之二焉，寒热二病不能离此药，此余虽有温冷之药，以此诸药为最也，故特为尊之而已。为治者，宜分此二品，然此症亦有难分者，表热里寒潮热之症，反宜温药也；里热表寒，四肢厥冷之症，反宜寒药也；内伤夹外邪壮热者，有宜温药者，非徒是也；似寒不寒，似热不热者，屡有之，一药违则大害生，是此八物甚难用矣。其余诸药虽间有违失，非忽告变者，只此八味之药最难使焉。若可与姜附者，反以硝黄，则其害不少也。以一匕之药害人之性命，为医者不可不慎。然恐其猛者，而徒用其劣者，则无有验，然古今医人治方有各不周者，或有偏寒者，或有偏热者，如斯则一寒一热不得无过，故分八物之性，寒温不偏，而能治之，可谓良工，君子医其偏者，为下工小人医。凡行医者，无为小人之医。每临百病以八品之药为主，加之以温凉之良药，五六品出入，能用之则其病无不愈，而自达治虢之妙境耳。

《疝瘕积聚编》终

疝癥积聚编

跋

　　海西桥氏为世良医，以其居边徼人不之知也。已少时入京，受业于驹御医。既还，病者麇至，今年七秩其间，所治药者，不知几千万也。最用心于疝瘕一症，奏效最捷；其法其方，世医所不企及也。余曾闻诸门人玄节尔桥生，一日来谒于余，曰：仆生来用工夫于疝瘕一症，似粗有所得者，可谓愚者一得也，唯恐其法其方芜没于后世而无有识者也，因著《疝瘕积聚编》一卷，方将梓之，以传播人间，愿先生赐一言以嚆矢之。余取读之，文字虽固陋而似有所见者也。因语之曰：余观近世方书，犹歉岁之玉，虽美于目，无益于饥也，如吾子斯书，犹丰年之谷，虽为人所贱，而不可一日无之耳，果使其方有益于世邪，何问文字之工拙哉！吾子欲梓之，余何惜一言，遂题其后还之。

　　　　　　　安永七年龙集戊戌夏五月张藩医官滕惟寅撰